養生

豆漿・米糊・蔬果汁

全書

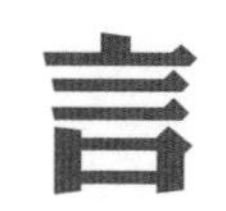

前言

中國人飲用豆漿已有上千年的歷史，豆漿是很多中國家庭的早餐必備飲品，也是一種老少皆宜的營養和保健食品。它含有豐富的蛋白質、卵磷脂、維他命、鐵、鈣等營養素，尤其是其所含的鈣，可以與牛奶等乳類媲美，享有「植物奶」的美譽。

俗話講「藥補一堆不如豆漿一杯」，豆漿營養豐富，具有養生保健的功效。《本草綱目》記載：「豆漿，利水下氣，制諸風熱，解諸毒。」《延年秘錄》上有指常喝豆漿能「長肌膚，益顏色，填骨髓，加力氣，補虛能食。」的記載。

豆漿中所含的膳食纖維，能抑制葡萄糖的吸收，有助調節血糖，防治糖尿病；人體內的鈉含量過高，容易導致血壓升高，而豆漿中含有豐富的鉀，可調節細胞滲透壓，幫助防治高血壓；豆漿中的鉀、鎂、鈣等礦物質，還有助於增強心肌興奮性，改善心肌營養；豆漿還可促進膽固醇代謝，降血脂，降低冠心病、腦梗塞、腦出血、心肌梗塞等心腦血管疾病的發病率；豆漿中的卵磷脂有助於神經細胞膜的形成，可改善腦功能；豆漿中的蛋白質、硒、大豆異黃酮等成分，有助於抑制癌細胞，對胃癌、腸癌、乳腺癌等有輔助防治作用；常喝豆漿，還有助於防治支氣管炎、老年痴呆（腦退化症）、便秘、肥胖症等疾病，並且能夠強壯骨骼，預防骨質疏鬆。

豆漿一年四季皆可飲用。春飲豆漿養肝滋陰；夏飲豆漿生津止渴；秋飲豆漿潤燥降火；冬飲豆漿祛寒暖胃。難怪唐人詩中有「旋乾磨上流瓊液，煮月鐺中滾雪花」之句。

米糊，做法簡單，口味貼近大眾，同樣備受現代人推崇，加入各種穀類和營養素的米糊，容易被人體消化吸收，可以迅速為人體提供能量，能

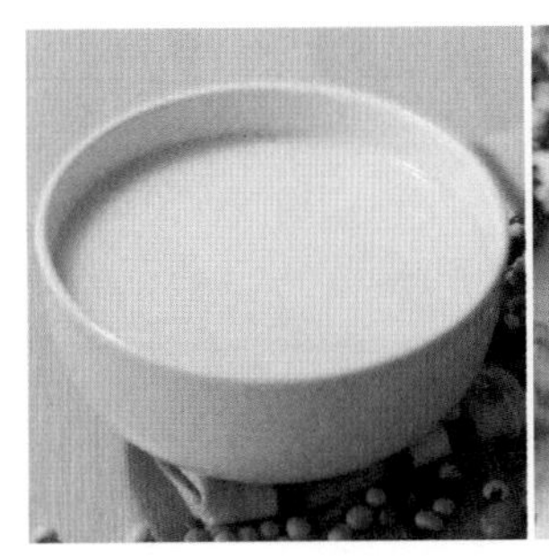
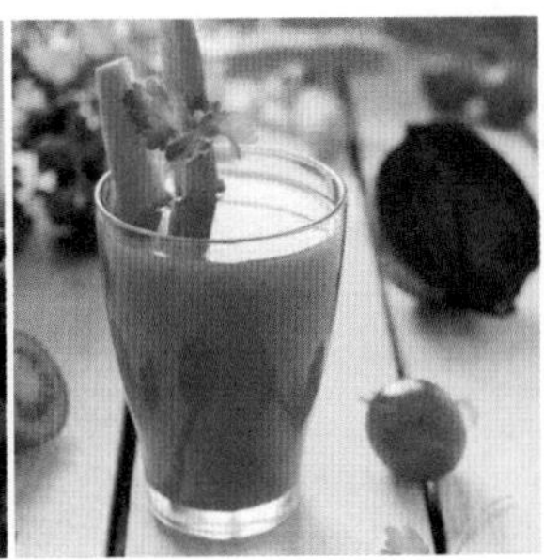
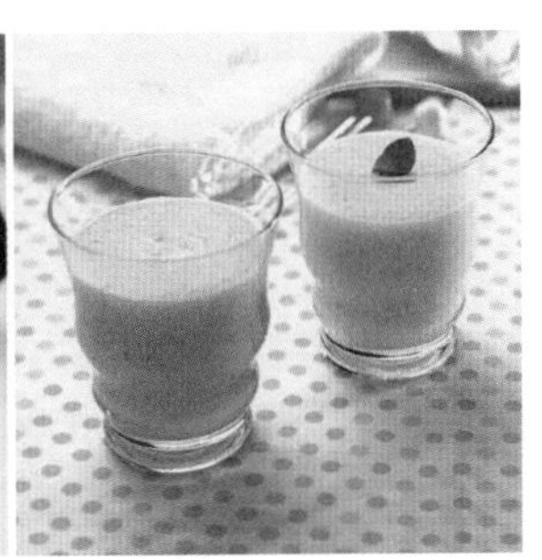

較好地發揮保健作用，並且口感獨特，可讓濃郁的米香充分釋放，增進感官享受，增強食慾。

蔬果汁作為一種集保健、食療、美容於一身的綜合性飲品，也已經走進現代人的生活，自製蔬果汁已經成為一種時尚，它可以依據個人愛好配搭調味，最大的好處是衛生可靠、新鮮自然、營養流失少，且不含任何色素、香料、防腐劑及糖精等人工合成原料，具有百分之百的安全性，可以放心飲用。

蔬果中含有大量的維他命、礦物質、膳食纖維，合理均衡地食用，可促進營養素的吸收，增強人體免疫力，抗氧化，防衰老，促進健康，預防疾病。蔬果汁中所含的膳食纖維可以幫助消化、促進新陳代謝，清除人體內的「毒素」，讓你保持健康；豐富的維他命和礦物質，可改善體質，提高機體免疫力，在飲品升級的同時，讓健康保健也升級。

本書精心挑選了幾百款經典的豆漿、米糊和蔬果汁，口味多樣，配搭合理，營養全面。本書力求關愛各類人群，如兒童、老人、孕媽媽以及愛美女士等，針對不同的人，度身制訂了最合適的飲食方案。書中每一款豆漿、米糊、蔬果汁都有詳細的製作步驟，並配有精美的圖片，文字通俗易懂，即使是新手也可以即刻上手，方便輕鬆地做出美味的漿汁飲品，輕鬆呵護全家人的健康。本書是家庭保健的必備寶典。

陳禹

目錄

上班族

學生

寶寶

老年人

準媽媽

新媽媽

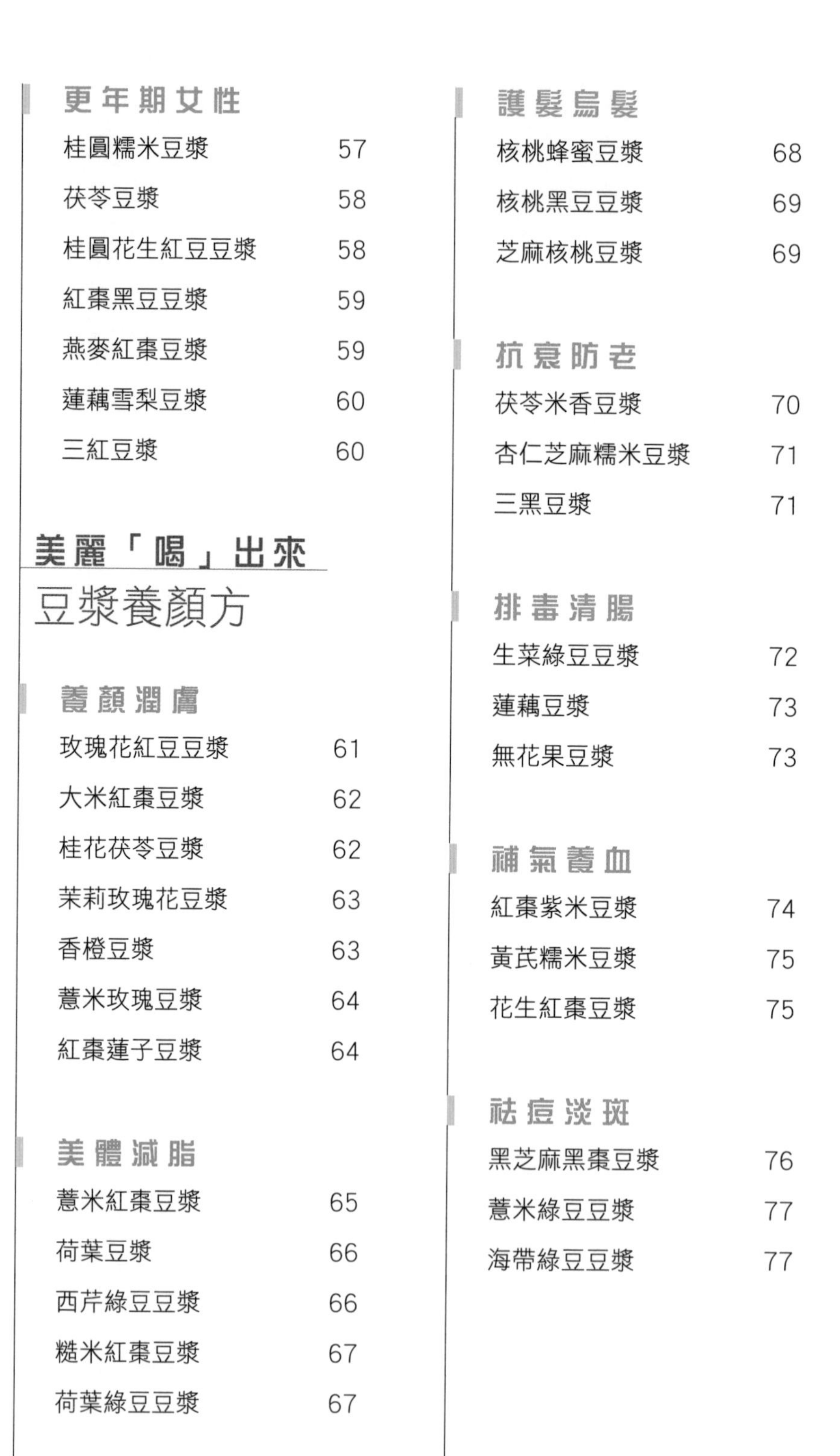

美麗「喝」出來 豆漿養顏方

對症調養身體
豆漿食療方

因時調養
四季養生豆漿

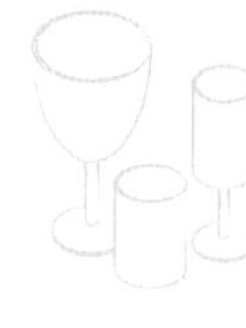

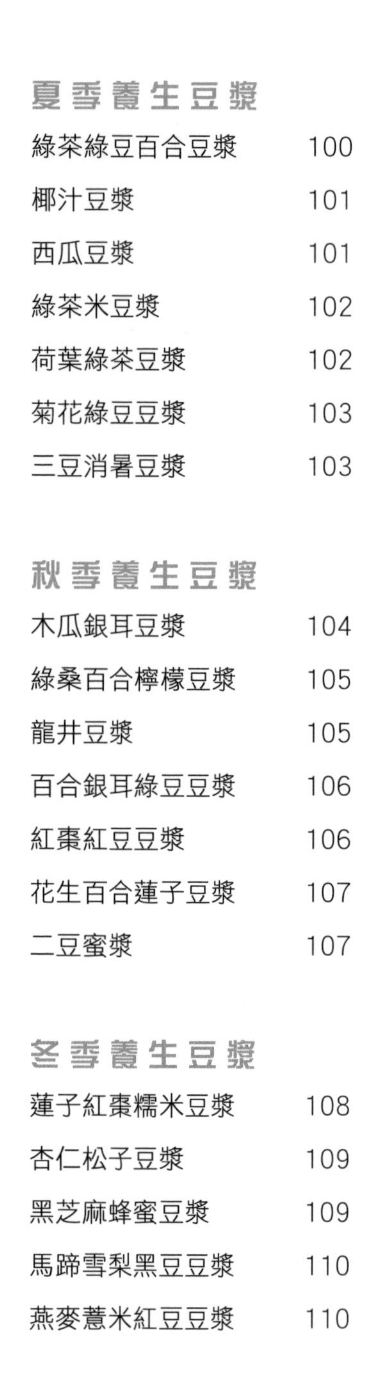

夏季養生豆漿

秋季養生豆漿

冬季養生豆漿

Part 2
五穀雜糧米糊，天然食補方

米糊保健方

米糊養顏方

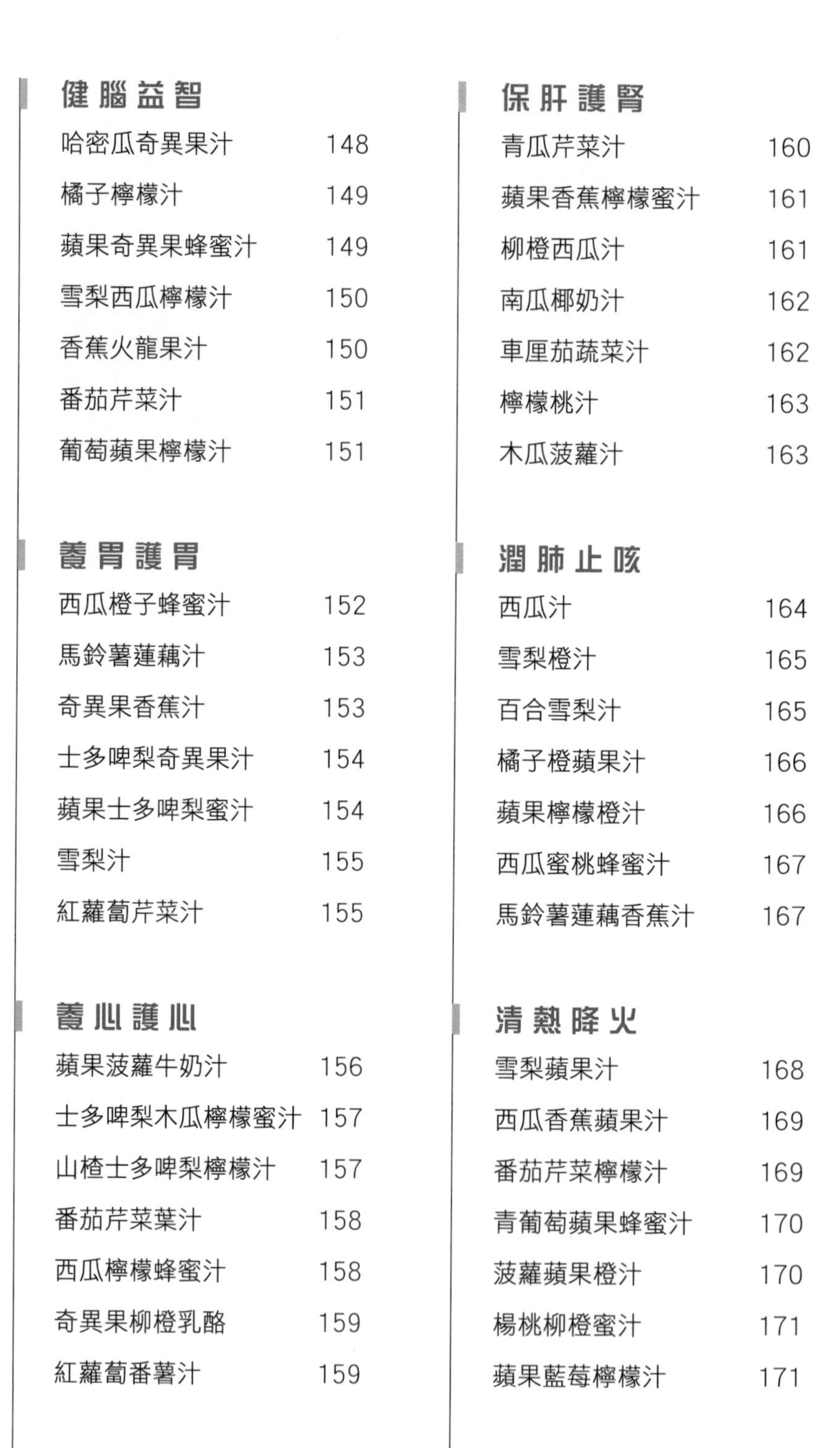

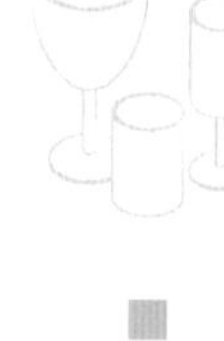

讓榨汁機成為你的藥房
常見病調理蔬果汁

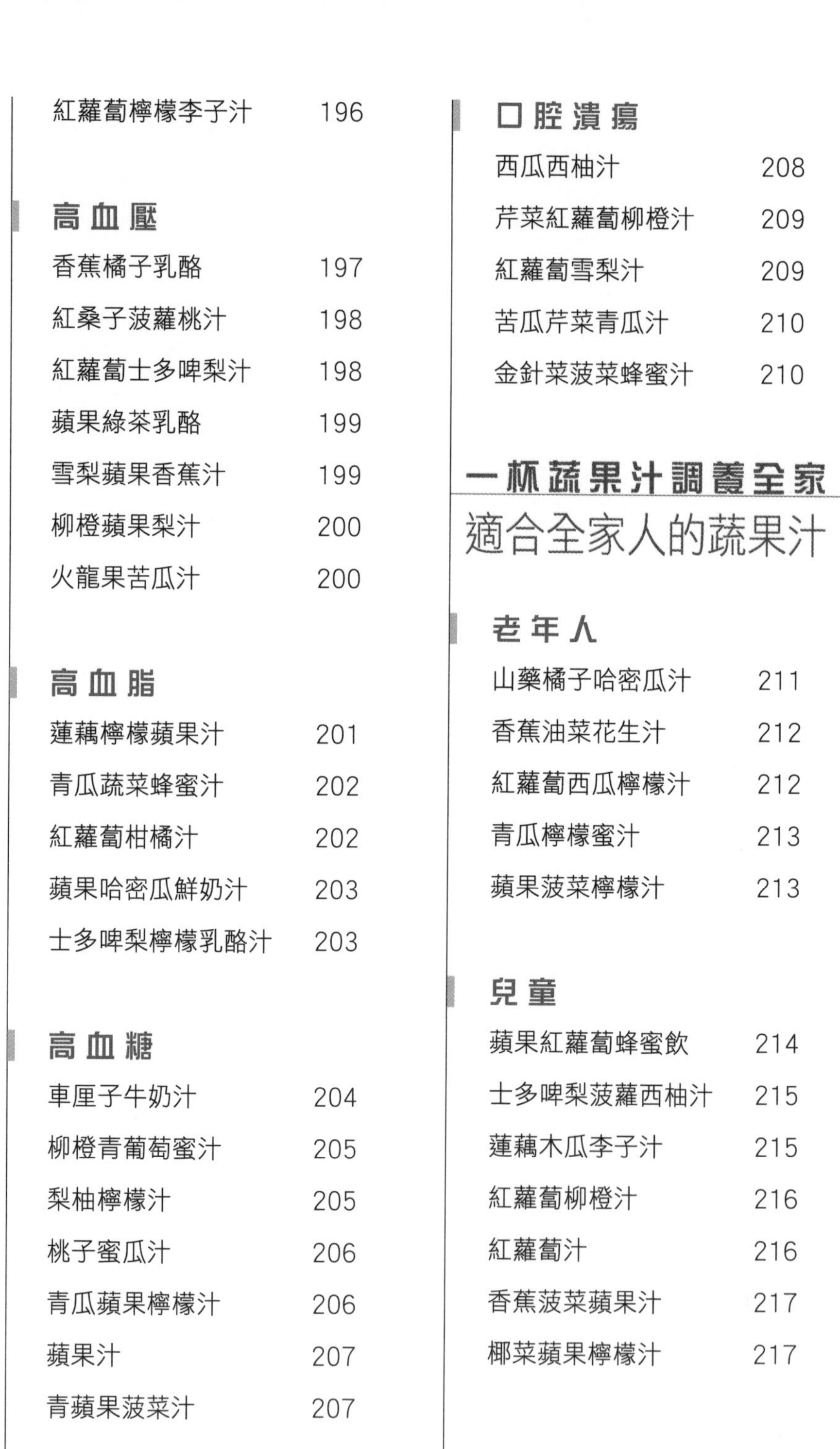

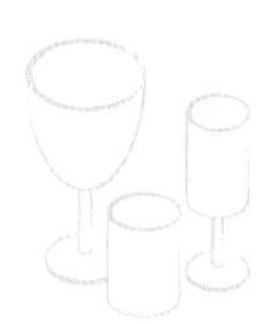

對症喝蔬果汁

特殊人群調養蔬果汁

孕婦

學生

上班族

吸煙族

喝酒一族

咖啡癮一族

在外用餐一族

PART 1

每天一杯營養豆漿，不勞醫生開藥方

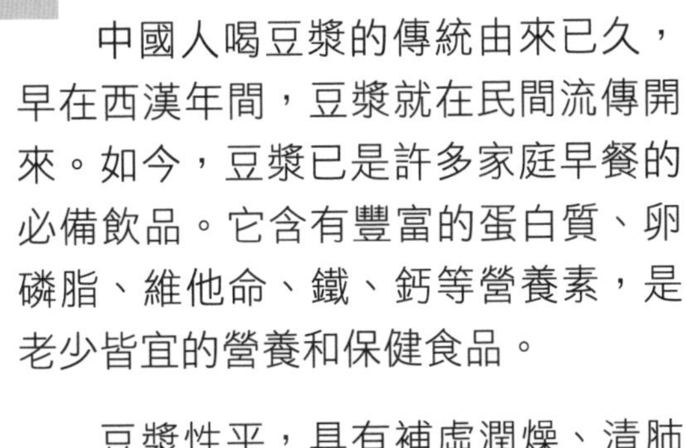

中國人喝豆漿的傳統由來已久，早在西漢年間，豆漿就在民間流傳開來。如今，豆漿已是許多家庭早餐的必備飲品。它含有豐富的蛋白質、卵磷脂、維他命、鐵、鈣等營養素，是老少皆宜的營養和保健食品。

豆漿性平，具有補虛潤燥、清肺化痰的功效。春秋兩季飲用豆漿可滋陰潤燥；夏季飲用豆漿，可生津止渴；冬季飲用豆漿可滋養進補。豆漿中含有大豆異黃酮、大豆低聚糖等植物活性物質，具有保健、促進健康的作用。豆漿還具有平補肝腎、防老抗癌、美容潤膚、增強免疫力的功能，因此豆漿還被科學家稱為「21 世紀餐桌上的明星」。

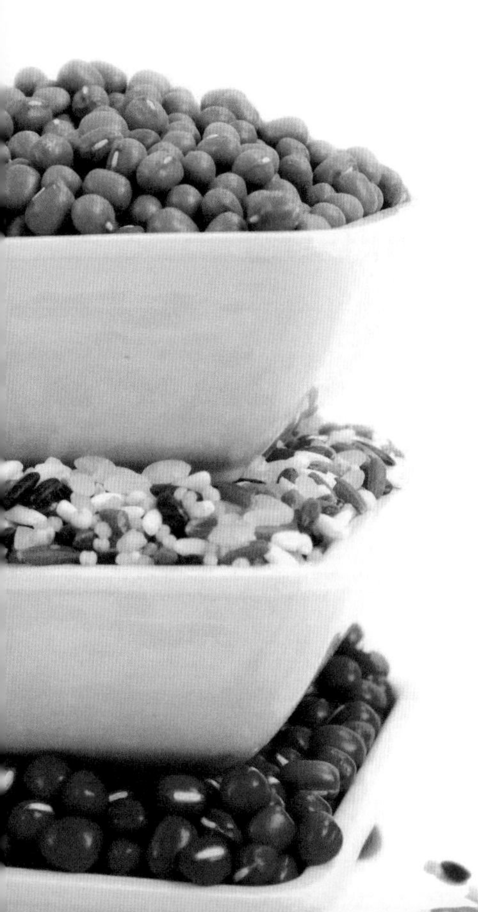

健脾和胃

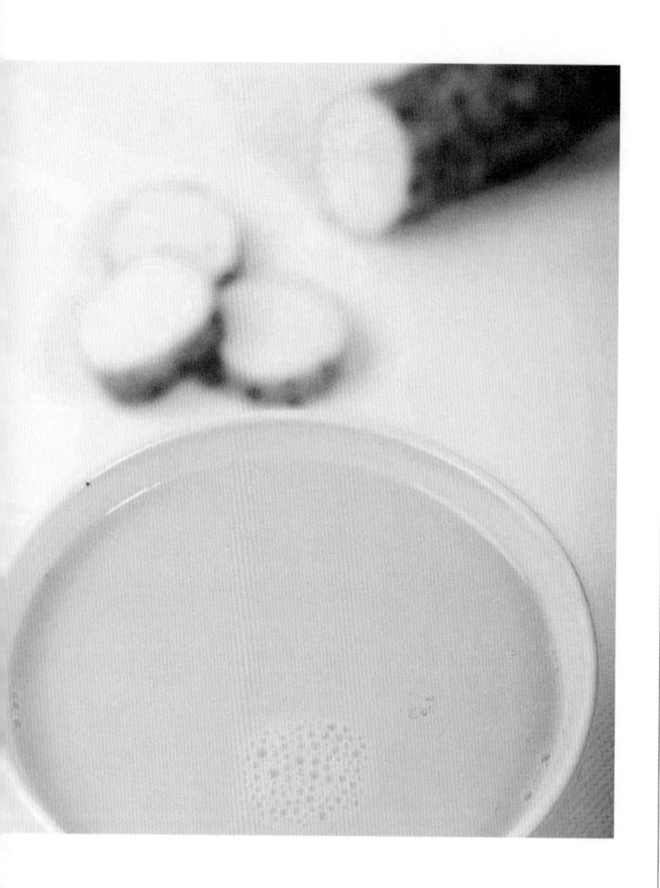

西米山藥豆漿

材料

西米 25 克，山藥 25 克，黃豆 50 克，白糖（或冰糖）適量。

做法

1 將黃豆清洗乾淨後，用清水浸泡 6～8 小時，泡至發軟備用；西米淘洗乾淨，用清水浸泡 2 小時；山藥去皮後切成小件，放入開水中略焯，撈出後瀝乾。**2** 將浸泡好的黃豆和西米、山藥一起放入豆漿機中，加水至上下水位線之間，啟動機器，煮至豆漿機提示西米山藥豆漿做好。**3** 將打出的西米山藥豆漿過濾後，按個人口味趁熱加適量白糖（或冰糖）調味，不宜吃糖者，可用蜂蜜代替。不喜甜者也可不加糖。

養生功效

山藥、西米性平，可健脾和胃，脾胃虛弱和消化不良的人適宜食用，經常吃山藥，不僅可以提高人體免疫力，還可預防胃炎、胃潰瘍的發生，並可減少患流感等傳染病的機率。

貼心提示

這款豆漿也可以做成西米粥食用，先放相當於西米 4～5 倍的豆漿煮至沸，然後將西米倒入煮沸的豆漿中，要不停地攪動西米，煮 10～15 分鐘，直到西米變得透明或西米粒內層無任何乳白色圓點為止。

黃米紅棗豆漿

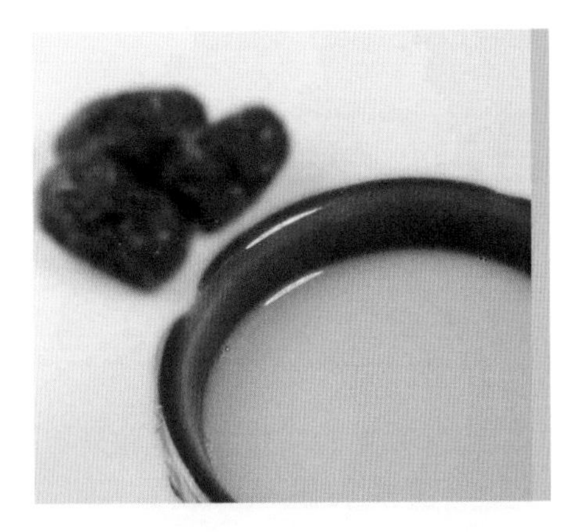

材料

黃米25克，紅棗25克，黃豆50克，白糖（或冰糖）適量。

做法

1 將黃豆洗淨，浸泡6～8小時備用；黃米淘洗乾淨，浸泡2小時；紅棗洗淨去核後，切碎待用。2 將浸泡好的黃豆、黃米和紅棗一起放入豆漿機中，加清水至上下水位線之間，啟動機器。3 將打出的黃米紅棗豆漿過濾後，按個人口味趁熱加適量白糖（或冰糖）調味，不宜吃糖者，可用蜂蜜代替。不喜甜者也可不加糖。

養生功效

這款豆漿可健脾和胃、補益氣血。

糯米紅棗豆漿

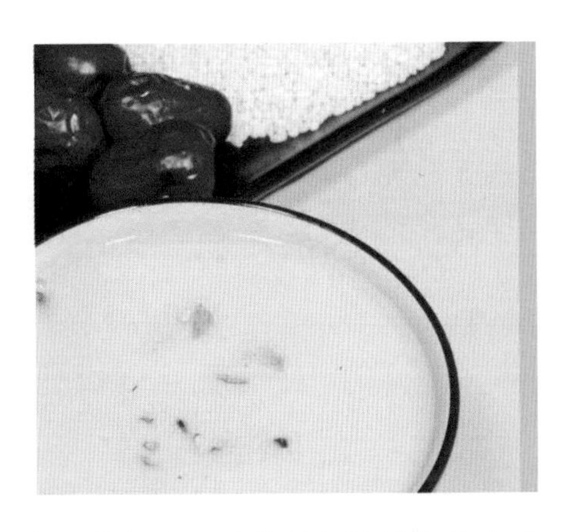

材料

糯米25克，紅棗25克，黃豆50克，白糖（或冰糖）適量。

做法

1 將黃豆洗淨，浸泡6～8小時備用；糯米淘洗乾淨，浸泡2小時；紅棗洗淨、去核，切碎待用。2 將浸泡好的黃豆、糯米和紅棗一起放入豆漿機中，加水至上下水位線之間，啟動機器。3 將打出的糯米紅棗豆漿過濾後，按個人口味趁熱加適量白糖（或冰糖）調味，不宜吃糖者，可用蜂蜜代替。

養生功效

這款豆漿有補氣血、養胃之效。

杏仁芡實薏米豆漿

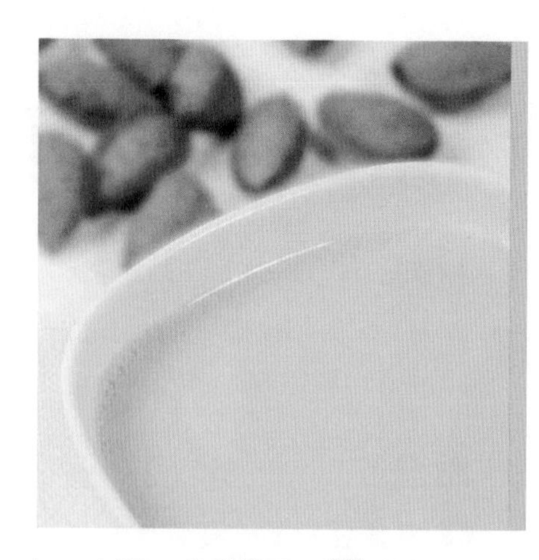

材料

黃豆 50 克，杏仁 30 克，薏米 20 克，芡實 10 克，白糖（或冰糖）適量。

做法

1 將黃豆洗淨，浸泡 6～8 小時備用；杏仁洗淨，泡軟；薏米淘洗乾淨，浸泡 2 小時；芡實洗淨，瀝水待用。2 將浸泡好的黃豆、杏仁、薏米和芡實一起放入豆漿機中，加清水至上下水位線之間，啟動機器。3 將打出的杏仁芡實薏米豆漿過濾後，按個人口味趁熱加適量白糖（或冰糖）調味，不宜吃糖者，可用蜂蜜代替。

養生功效

這款豆漿可潤養肺脾、補腎利尿。

高粱紅豆豆漿

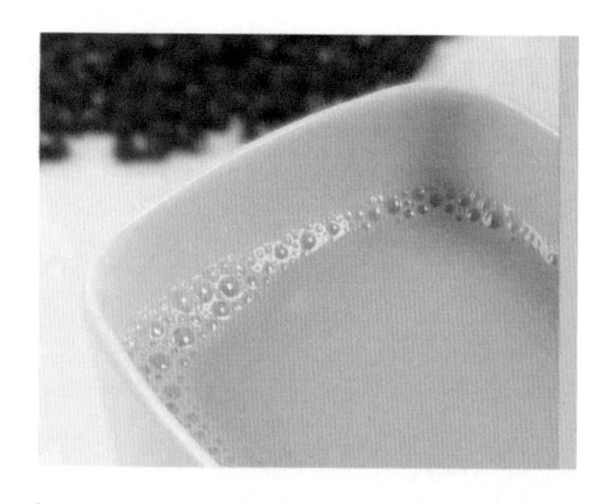

材料

黃豆 50 克，高粱 30 克，紅豆 20 克，白糖（或冰糖）適量。

做法

1 將黃豆、紅豆洗淨，浸泡 6～8 小時備用；高粱淘洗乾淨，浸泡 2 小時。2 將浸泡好的黃豆、紅豆和高粱一起放入豆漿機中，加清水至上下水位線之間，啟動機器。3 將打出的高粱紅豆豆漿過濾後，按個人口味趁熱加適量白糖（或冰糖）調味，不宜吃糖者，可用蜂蜜代替。不喜甜者也可不加糖。

養生功效

這款豆漿可健脾溫中、助消化。

桂圓紅棗豆漿

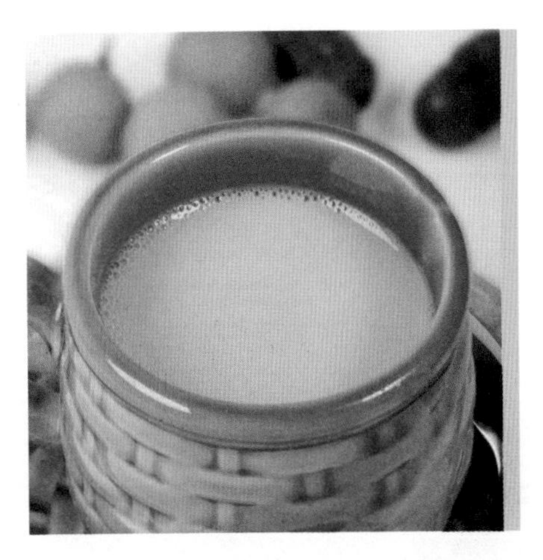

材料

黃豆 100 克，桂圓 5 粒，紅棗 5 粒，白糖（或冰糖）適量。

做法

1 將黃豆洗淨，浸泡 6～8 小時備用；桂圓去皮去核；紅棗去核，洗淨。2 將浸泡好的黃豆和桂圓、紅棗一起放入豆漿機中，加清水至上下水位線之間，啟動機器。3 將打出的桂圓紅棗豆漿過濾後，按個人口味趁熱加適量白糖（或冰糖）調味，不宜吃糖者，可用蜂蜜代替。不喜甜者也可不加糖。

養生功效

這款豆漿可養心安神、助睡眠。

薏米山藥豆漿

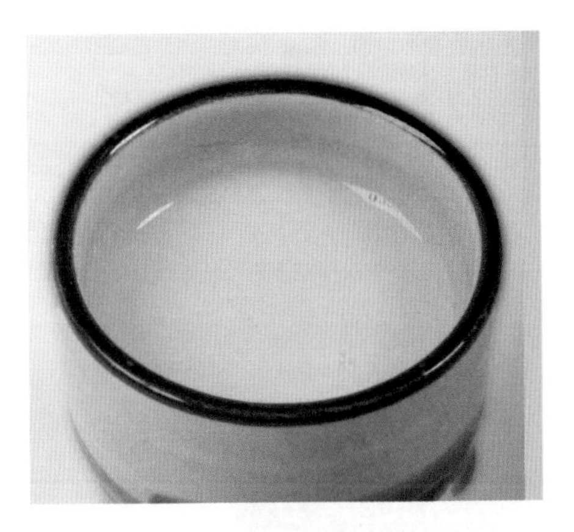

材料

薏米 30 克，山藥 30 克，黃豆 40 克。

做法

1 將黃豆洗淨，浸泡 6～8 小時備用；山藥去皮後切件，放入開水中略焯，撈出後瀝乾；薏米淘洗乾淨，浸泡 2 小時。2 將浸泡好的黃豆、薏米和山藥一起放入豆漿機中，加清水至上下水位線之間，啟動機器。3 將打出的薏米山藥豆漿過濾後即可飲用。

養生功效

此款豆漿有很好的健脾祛濕功效。

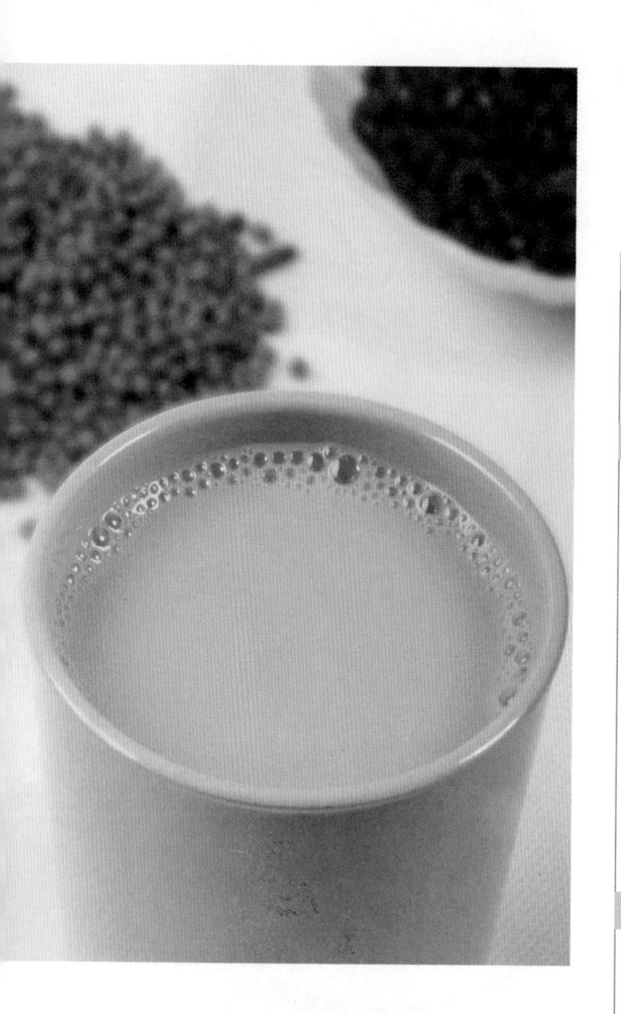

百合紅綠豆漿

材料

綠豆 20 克，紅豆 40 克，鮮百合 20 克，白糖（或冰糖）適量。

做法

1 將綠豆、紅豆洗淨，浸泡 6 ～ 8 小時備用；鮮百合洗乾淨，分瓣。2 將浸泡好的綠豆、紅豆和鮮百合一起放入豆漿機中，加清水至上下水位線之間，啟動機器。3 將打出的百合紅綠豆漿過濾後，按個人口味趁熱加適量白糖（或冰糖）調味，不宜吃糖者，可用蜂蜜代替。不喜甜者也可不加糖。

養生功效

根據五色配五臟的中醫理論，紅豆色赤，紅屬心經，所以李時珍將紅豆稱為「心之谷」， 強調了紅豆的養心作用。紅豆富含膳食纖維、蛋白質、礦物質，可調節血壓、血脂，改善貧血。百合具有寧心、安神的作用，可用於熱病後餘熱未清、煩躁失眠、心神不寧，以及更年期出現的虛弱乏力、食慾不振、失眠、口乾舌燥等症狀。這款豆漿可養心血、潤燥除煩、寧心安神。

! 貼心提示

這款豆漿很適合夏季養心時食用，如果是冬季飲用，宜少用綠豆，因為綠豆本身性涼，不宜在寒冷的冬季多用。

荷葉蓮子豆漿

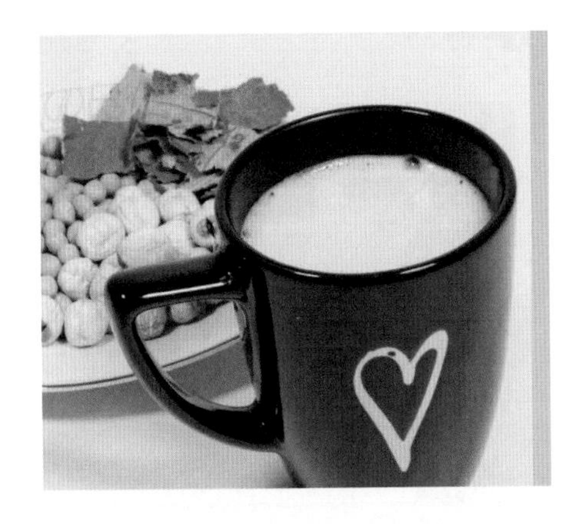

材料

荷葉 35 克，蓮子 25 克，黃豆 50 克，白糖（或冰糖）適量。

做法

1 將黃豆洗淨，浸泡 6～8 小時備用；荷葉洗淨、切碎；蓮子去芯，清洗乾淨後略泡。2 將浸泡好的黃豆、蓮子和荷葉一起放入豆漿機中，加清水至上下水位線之間，啟動機器。3 將打出的荷葉蓮子豆漿過濾後，按個人口味趁熱加適量白糖（或冰糖）調味，不宜吃糖者，可用蜂蜜代替。不喜甜者也可不加糖。

養生功效

這款豆漿能清心解煩、健脾止瀉、降脂去濁，是夏季補養佳品。

紅棗枸杞豆漿

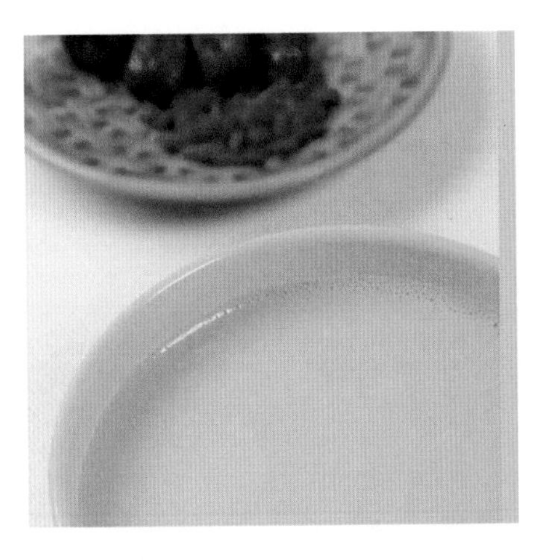

材料

紅棗 30 克，枸杞 20 克，黃豆 50 克，白糖（或冰糖）適量。

做法

1 將黃豆洗淨，浸泡 6～8 小時備用；紅棗洗乾淨，去核；枸杞洗乾淨，泡軟。2 將浸泡好的黃豆、枸杞和紅棗一起放入豆漿機中，加清水至上下水位線之間，啟動機器。3 將打出的紅棗枸杞豆漿過濾後，按個人口味趁熱加適量白糖（或冰糖）調味，不宜吃糖者，可用蜂蜜代替。不喜甜者也可不加糖。

養生功效

這款豆漿可養心血、補腎陰。

小米紅棗豆漿

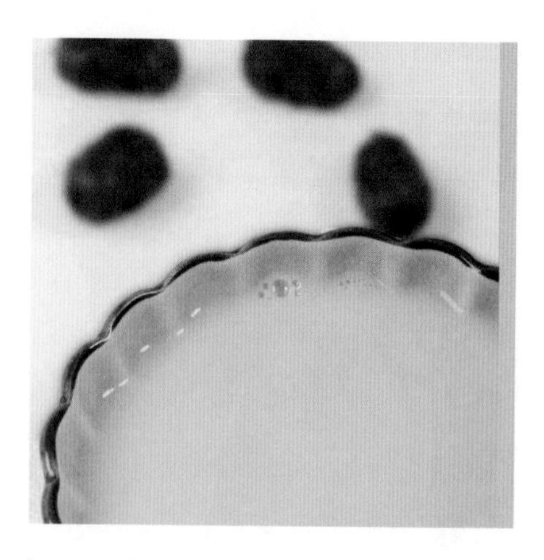

材料

小米 30 克，紅棗 20 克，黃豆 50 克，白糖（或冰糖）適量。

做法

1 將黃豆洗淨，浸泡 6～8 小時備用；紅棗洗乾淨，去核；小米淘洗乾淨，浸泡 2 小時。2 將浸泡好的黃豆、小米和紅棗一起放入豆漿機中，加清水至上下水位線之間，啟動機器。3 將打出的小米紅棗豆漿過濾後，按個人口味趁熱加適量白糖（或冰糖）調味，不宜吃糖者，可用蜂蜜代替。不喜甜者也可不加糖。

養生功效

這款豆漿可潤養脾胃、生津養血。

百合蓮子豆漿

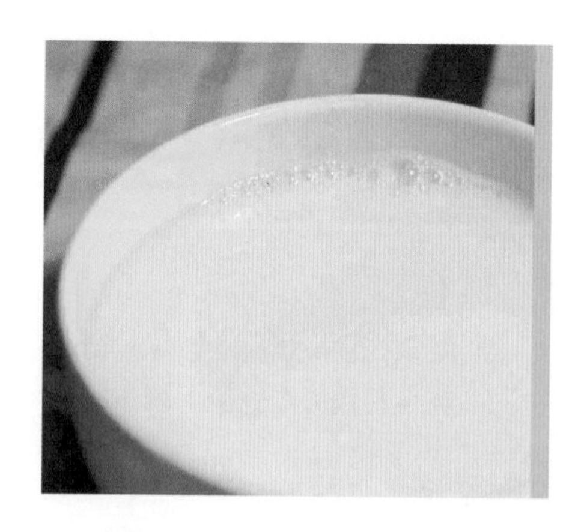

材料

乾百合 30 克，蓮子 20 克，黃豆 50 克，白糖（或冰糖）適量。

做法

1 將黃豆洗淨，浸泡 6～8 小時備用；乾百合和蓮子（去芯）清洗乾淨後略泡。2 將浸泡好的黃豆、百合、蓮子一起放入豆漿機中，加清水至上下水位線之間，啟動機器。3 將打出的百合蓮子豆漿過濾後，按個人口味趁熱加適量白糖（或冰糖）調味，不宜吃糖者，可用蜂蜜代替。不喜甜者也可不加糖。

養生功效

這款豆漿不僅能潤肺健脾，還可以緩解煩悶的心情。

西芹薏米綠豆豆漿

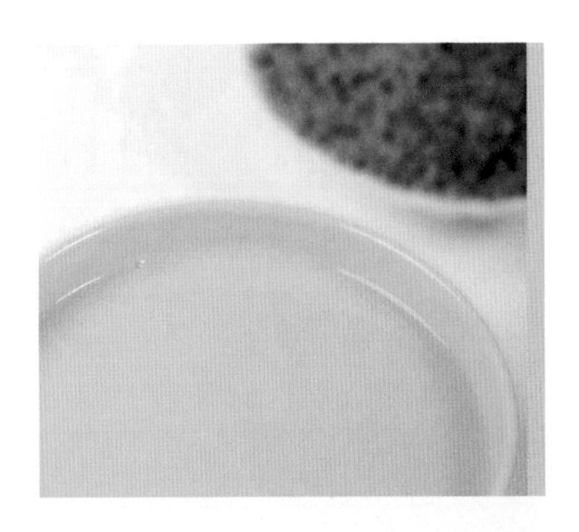

材料

綠豆 50 克，薏米 20 克，西芹 30 克，白糖（或冰糖）適量。

做法

1 將綠豆洗淨，浸泡 6 ～ 8 小時備用；薏米淘洗乾淨，用清水浸泡 2 小時；西芹洗淨，切段。2 將浸泡好的綠豆、薏米和西芹一起放入豆漿機中，加清水至上下水位線之間，啟動機器。3 將打出的西芹薏米綠豆豆漿過濾後，按個人口味趁熱加適量白糖（或冰糖）調味，不宜吃糖者，可用蜂蜜代替。不喜甜者也可不加糖。

養生功效

這款豆漿具有清火、利水的功效。

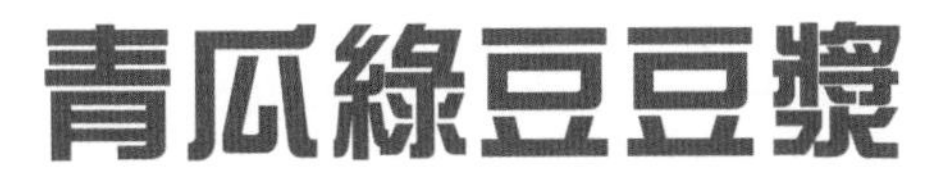

青瓜綠豆豆漿

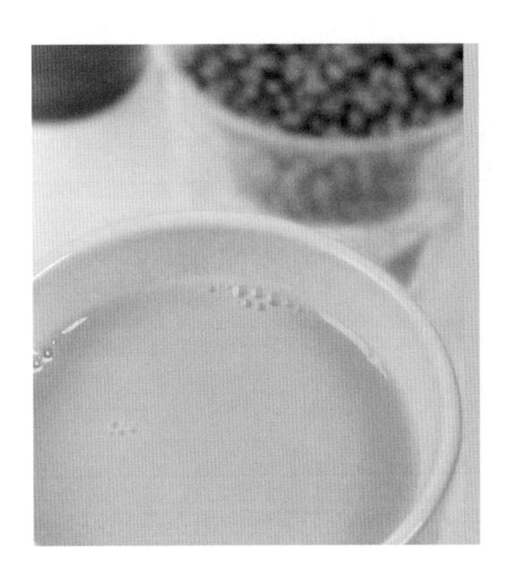

材料

青瓜 20 克，綠豆 30 克，黃豆 50 克。

做法

1 將黃豆、綠豆洗淨，浸泡 6 ～ 8 小時備用；青瓜削皮、洗淨後切成碎件。2 將浸泡好的黃豆、綠豆和切好的青瓜一起放入豆漿機中，加清水至上下水位線之間，啟動機器。3 將打出的青瓜綠豆豆漿過濾後即可飲用。

養生功效

這款豆漿具有瀉火、解毒的功效，很適合夏天飲用。

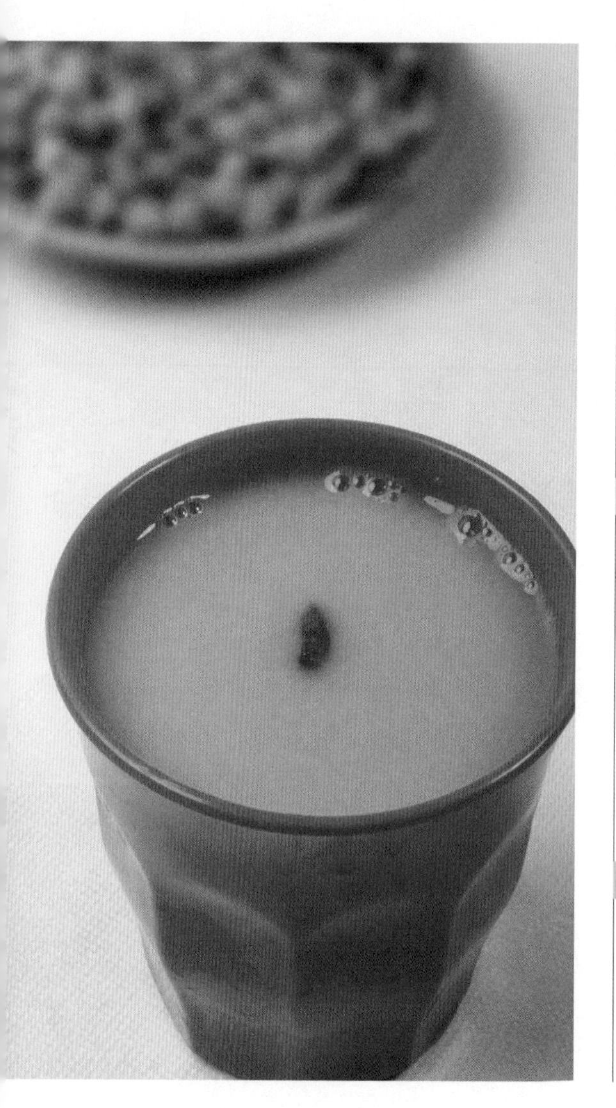

枸杞青豆豆漿

材料

黃豆 50 克，青豆 50 克，枸杞 5 ～ 7 粒，白糖（或冰糖）適量。

做法

1 將黃豆、青豆洗淨，浸泡 6 ～ 8 小時備用；枸杞洗乾淨後，用溫水泡開。

2 將浸泡好的黃豆、青豆和枸杞一起放入豆漿機中，加水煮至豆漿做好。

3 過濾後，按個人口味加白糖（或冰糖）調味，不宜吃糖者，可用蜂蜜代替。

養生功效

枸杞具有補益肝腎、養血明目的功效。現代研究發現，枸杞中含有的植物化學物質具有保護肝細胞的作用。這款豆漿具有補肝腎、潤燥功效。

貼心提示

此款豆漿四季皆宜飲用，春季尤佳，春季為肝氣抒發之時，多食護肝之品，更利護肝。

黑米枸杞豆漿

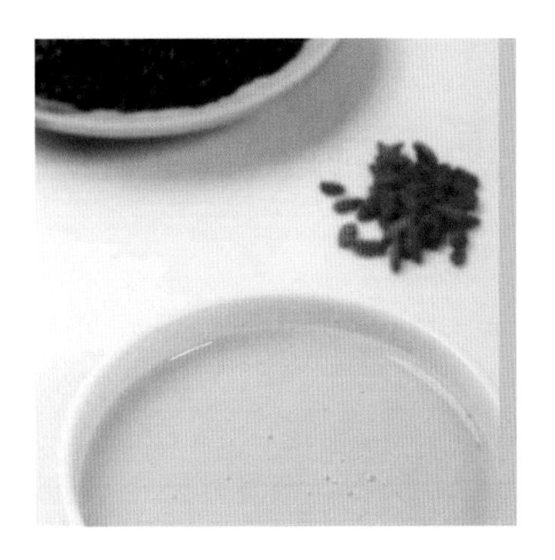

材料

黑米25克，黃豆50克，枸杞5～7粒，白糖（或冰糖）適量。

做法

1 將黃豆洗淨，浸泡6～8小時備用；黑米淘洗乾淨後，浸泡2小時；枸杞洗乾淨後，用溫水泡開。**2** 將浸泡好的黃豆、黑米、枸杞一起放入豆漿機中，並加清水至上下水位線之間，啟動機器。**3** 將打出的黑米枸杞豆漿過濾後，按個人口味趁熱加適量白糖（或冰糖）調味，不宜吃糖者，可用蜂蜜代替。不喜甜者也可不加糖。

養生功效

這款豆漿非常適合在春天肝氣升發時飲用。

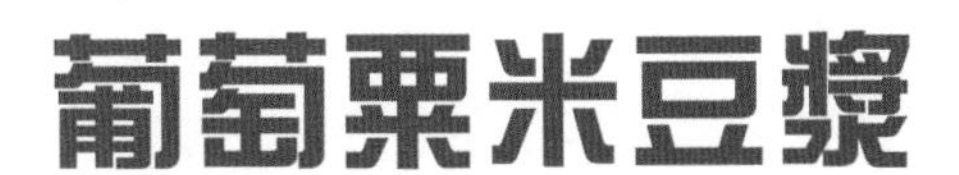

葡萄粟米豆漿

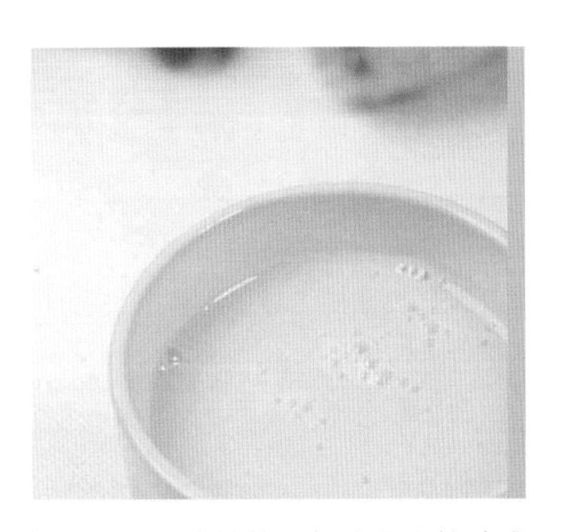

材料

粟米粒30克，鮮葡萄20克，黃豆50克，白糖（或冰糖）適量。

做法

1 將黃豆洗淨，浸泡6～8小時備用；粟米粒淘洗乾淨後，浸泡2小時；葡萄去皮去籽。**2** 將浸泡好的黃豆、粟米粒和葡萄一起放入豆漿機中，添加清水至上下水位線之間，啟動機器。**3** 將打出的葡萄粟米豆漿過濾後，按個人口味趁熱添加適量白糖（或冰糖）調味，不宜吃糖者，可用蜂蜜代替。

養生功效

這款豆漿能夠養肝護肝，預防脂肪肝、肝炎等疾病的發生。

生菜青豆豆漿

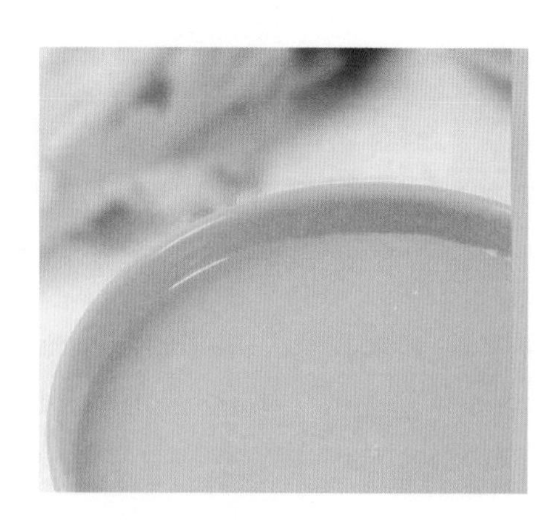

材料

生菜 30 克，青豆 70 克。

做法

1 將青豆洗淨，浸泡 6～8 小時備用；生菜洗淨後切碎。2 將浸泡好的青豆和切好的生菜一起放入豆漿機中，添加清水至上下水位線之間，啟動機器。3 將打出的豆漿過濾後即可飲用。

養生功效

這款豆漿具有降脂、保肝的養生功效。

五豆紅棗豆漿

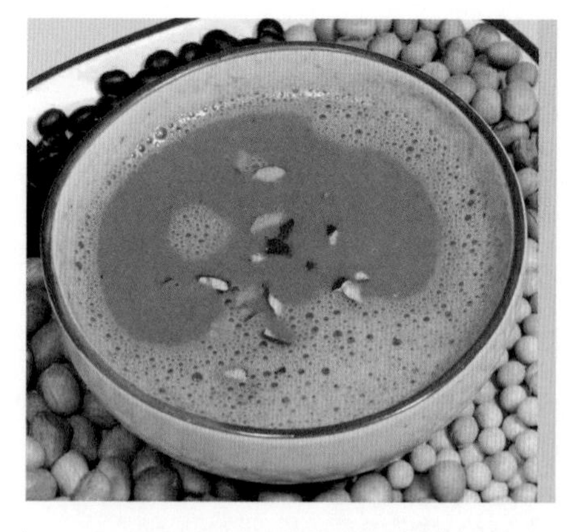

材料

黃豆、黑豆、青豆、青豆、花生各 20 克，紅棗適量，白糖（或冰糖）適量。

做法

1 將黃豆、黑豆、青豆、青豆洗淨，浸泡 6～8 小時備用；花生洗乾淨，略泡；紅棗洗乾淨，去核。2 將浸泡好的黃豆、黑豆、青豆、青豆、花生和紅棗一起放入豆漿機中，添加清水至上下水位線之間，啟動機器。3 將打出的五豆紅棗豆漿過濾後，按個人口味趁熱添加適量白糖（或冰糖）調味，不宜吃糖者，可用蜂蜜代替。

養生功效

這款豆漿富含蛋白質，有助修復已損傷的肝細胞。

青豆黑米豆漿

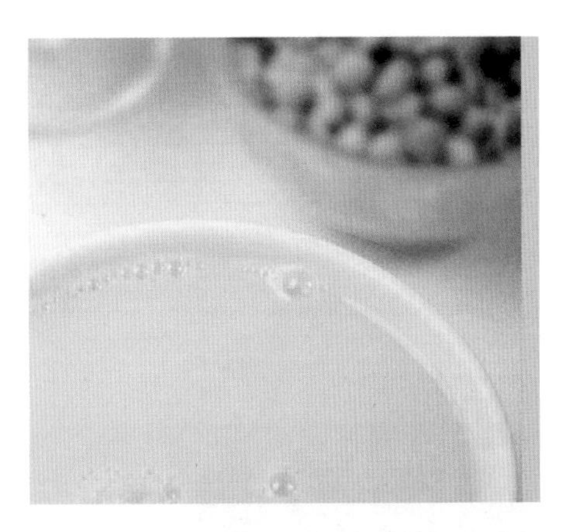

材料

黑米25克，青豆25克，黃豆40克，白糖（或冰糖）適量。

做法

1 將黃豆、青豆洗淨，浸泡6～8小時備用；黑米淘洗乾淨後，浸泡2小時。2 將浸泡好的黃豆、青豆和黑米一起放入豆漿機中，加清水至上下水位線之間，啟動機器。3 將打出的青豆黑米豆漿過濾後，按個人口味趁熱加適量白糖（或冰糖）調味，不宜吃糖者，可用蜂蜜代替。不喜甜者也可不加糖。

養生功效

這款豆漿具有養肝、護肝、明目的作用。

茉莉綠茶豆漿

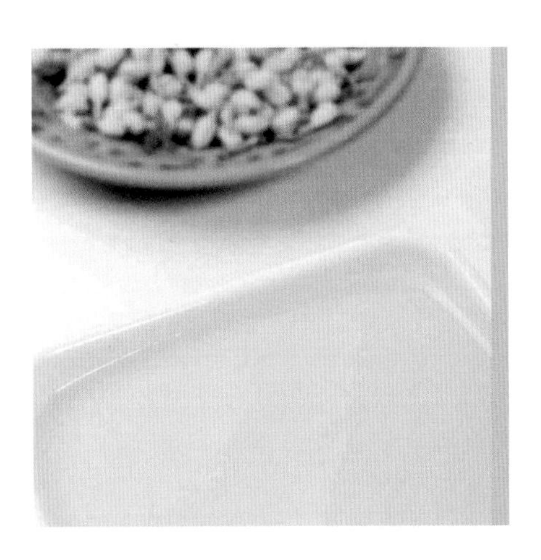

材料

茉莉花10克，綠茶10克，黃豆70克，白糖（或冰糖）適量。

做法

1 將黃豆洗淨，浸泡6～8小時備用；茉莉花和綠茶洗淨備用。2 將浸泡好的黃豆和茉莉花、綠茶一起放入豆漿機中，添加清水至上下水位線之間，啟動機器。3 將打出的茉莉綠茶豆漿過濾後，按個人口味趁熱加適量白糖（或冰糖）調味，不宜吃糖者，可用蜂蜜代替。不喜甜者也可不加糖。

養生功效

這款豆漿能疏肝解鬱，令人神清氣爽，還有美肌健身、提神、防老抗衰功效。

芝麻黑豆豆漿

材料

芝麻 30 克，黑豆 70 克，白糖（或冰糖）適量。

做法

1 將黑豆洗淨，泡至發軟備用；芝麻淘去沙粒。2 將浸泡好的黑豆和洗淨的芝麻一起放入豆漿機中，加水煮至豆漿做好。3 將打出的芝麻黑豆豆漿過濾後，按個人口味趁熱加適量白糖（或冰糖）調味即可。

貼心提示

此款豆漿雖好，食用時也有一定的禁忌，患有慢性腸炎、便溏腹瀉者忌食；高血脂、慢性腎衰竭患者也不宜過多飲用。

養生功效

芝麻是補腎的佳品，具有補肝腎、潤五臟的作用。黑豆有補腎益精、潤膚、烏髮的作用。這款豆漿，可補腎氣、益腎精，健骨烏髮，強身抗衰老。

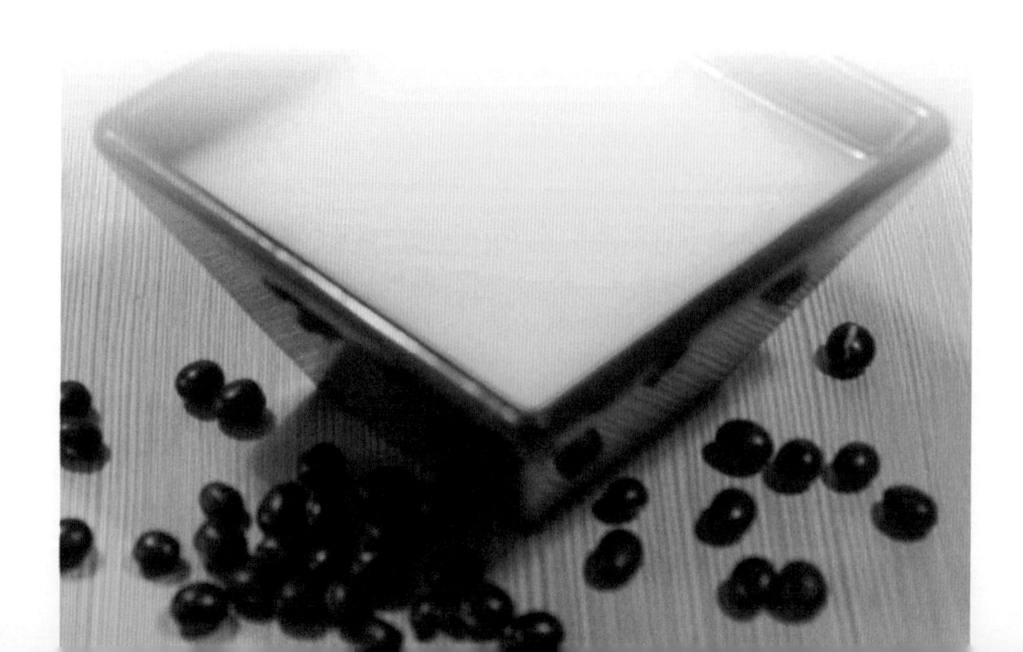

枸杞黑豆豆漿

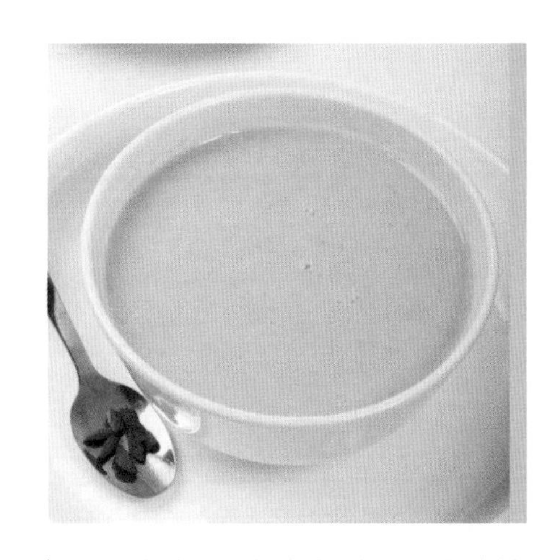

材料

黑豆50克，黃豆50克，枸杞5～7粒，白糖（或冰糖）適量。

做法

1 將黃豆、黑豆洗淨，浸泡6～8小時備用；枸杞洗乾淨後，用溫水泡開。2 將浸泡好的黃豆、黑豆和枸杞一起放入豆漿機中，加清水至上下水位線之間，啟動機器。3 將打出的枸杞黑豆豆漿過濾後，按個人口味趁熱加適量白糖（或冰糖）調味，不宜吃糖者，可用蜂蜜代替。

養生功效

這款豆漿具有補腎益精、烏髮亮髮等功效。

黑米核桃黑豆豆漿

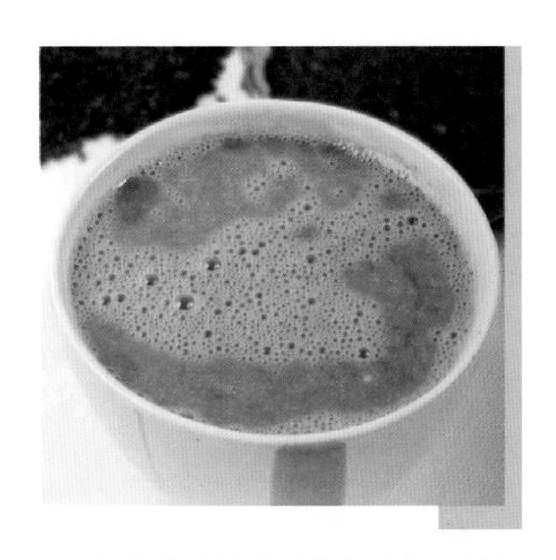

材料

黃豆50克，黑豆20克，黑米10克，核桃仁10克，蜂蜜10克。

做法

1 將黃豆、黑豆洗淨，浸泡6～8小時備用；黑米淘洗乾淨，用水浸泡2小時。2 將浸泡好的黃豆、黑豆、黑米和核桃仁一起放入豆漿機中，加清水至上下水位線之間，啟動機器。3 將打出的黑米核桃黑豆豆漿過濾後，趁熱加入蜂蜜即可。

養生功效

黑色入腎經，黑米、黑豆均具有補腎作用，黃豆、核桃仁富含多種營養素，也是補益佳品。

黑棗花生豆漿

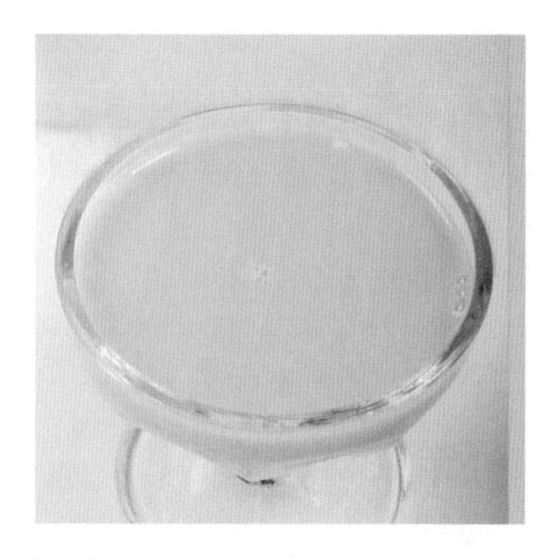

材料

黑棗 4 粒，花生 25 克，黃豆 70 克，白糖（或冰糖）適量。

做法

1 將黃豆洗淨，浸泡 6～8 小時備用；黑棗洗淨，去核，切碎；花生去皮。2 將浸泡好的黃豆和洗淨的黑棗、去皮的花生一起放入豆漿機中，加水至上下水位線之間，啟動機器。3 將打出的黑棗花生豆漿過濾後，按個人口味趁熱加適量白糖（或冰糖）調味，不宜吃糖者，可用蜂蜜代替。

養生功效

這款豆漿具有補血、養腎的功效，尤其適合女性飲用。

黑米芝麻豆漿

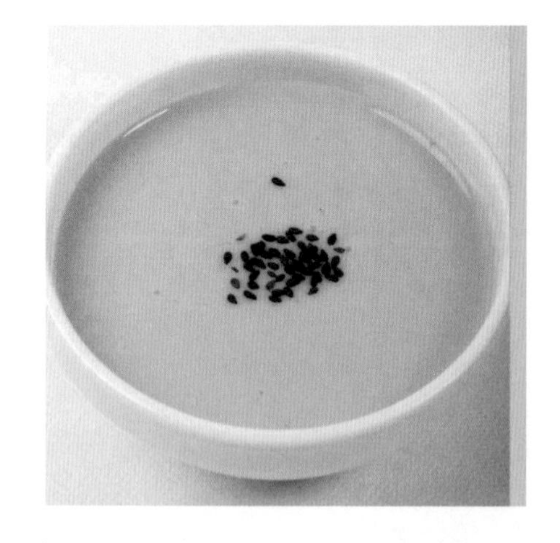

材料

黑芝麻 10 克，黑米 30 克，黑豆 50 克，白糖（或冰糖）適量。

做法

1 將黑豆洗淨，浸泡 6～8 小時備用；黑芝麻淘去沙粒；黑米清洗乾淨，並在清水中浸泡 2 小時。2 將浸泡好的黑豆、黑米和洗淨的黑芝麻一起放入豆漿機中，加水至上下水位線之間，啟動機器。3 將打出的黑米芝麻豆漿過濾後，按個人口味趁熱加適量白糖（或冰糖）調味，不宜吃糖者，可用蜂蜜代替。

養生功效

這款豆漿補腎益精，老少皆宜。

紅豆枸杞豆漿

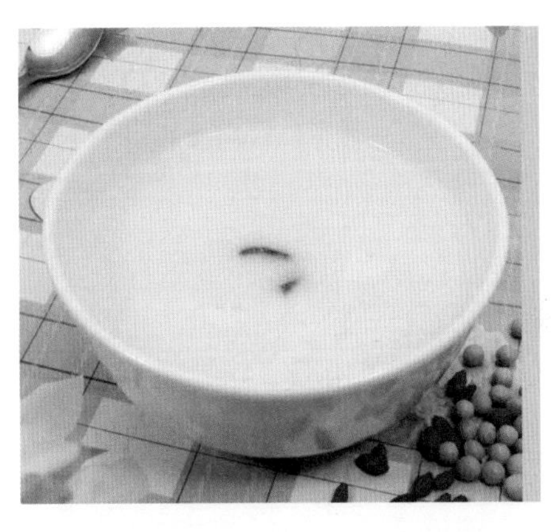

材料

紅豆 15 克，枸杞 15 克，黃豆 50 克，白糖（或冰糖）適量。

做法

1 將黃豆、紅豆洗淨，浸泡 6～8 小時備用；枸杞洗乾淨，用清水泡軟。2 將浸泡好的黃豆、紅豆和枸杞一起放入豆漿機中，加清水至上下水位線之間，啟動機器。3 將打出的紅豆枸杞豆漿過濾後，按個人口味趁熱加適量白糖（或冰糖）調味，不宜吃糖者，可用蜂蜜代替。

養生功效

這款豆漿具有養血安神、補腎益氣的功效，可有效緩解疲勞、乏力等症狀。

黑木耳黑米豆漿

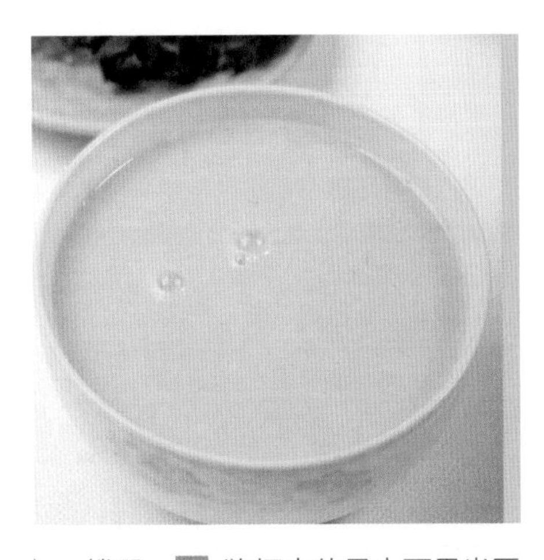

材料

黑米 50 克，黃豆 50 克，黑木耳 20 克，白糖（或蜂蜜）適量。

做法

1 將黃豆洗淨，浸泡 6～8 小時備用；黑米淘洗乾淨，用清水浸泡 2 小時；黑木耳洗淨，用溫水泡發。2 將浸泡好的黃豆、黑木耳和黑米一起放入豆漿機中，加清水至上下水位線之間，啟動機器。3 將打出的黑木耳黑米豆漿過濾後，按個人口味趁熱加適量白糖，或等豆漿稍涼後加入蜂蜜即可飲用。

養生功效

這款豆漿有滋陰補腎之效。

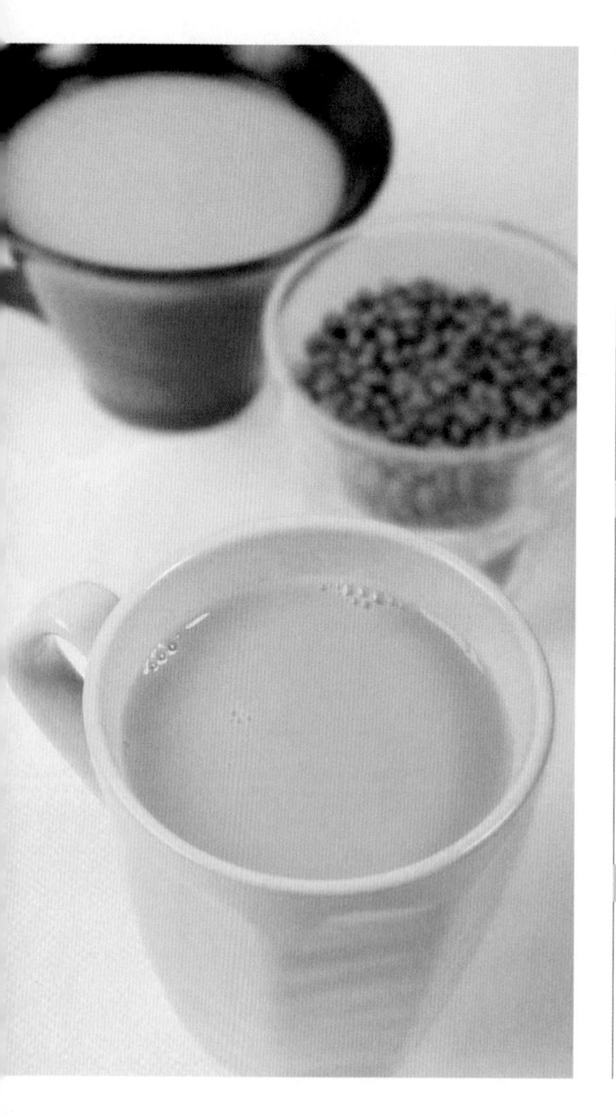

蓮子百合綠豆豆漿

材料

乾百合15克，蓮子15克，綠豆30克，黃豆30克，白糖（或冰糖）適量。

做法

1 將黃豆、綠豆洗淨，泡至發軟備用；乾百合和蓮子洗淨後略泡。2 將浸泡好的黃豆、綠豆、百合、蓮子一起放入豆漿機中，加水煮至豆漿機提示蓮子百合綠豆豆漿做好。3 將打出的蓮子百合綠豆豆漿過濾後，按個人口味趁熱加適量白糖（或冰糖）調味即可。

養生功效

這款豆漿具有良好的營養滋補之功，尤其對肺燥、肺陰虛而致的咳嗽、氣喘、陰虛發熱等症狀有很好的改善作用。

! 貼心提示

市面上現時有鮮百合和乾百合，鮮百合口感比較好，也容易煮爛，乾百合煮熟後口感帶酸。所以在選用百合的時候，最好選用鮮百合。

馬蹄百合雪梨豆漿

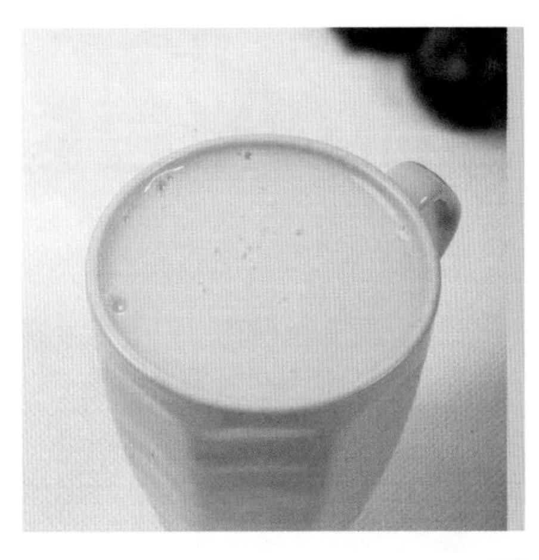

材料

百合 20 克，馬蹄 20 克，黃豆 50 克，雪梨 1 個，白糖（或冰糖）適量。

做法

1 將黃豆洗淨，浸泡 6 ～ 8 小時備用；百合洗淨，略泡，切碎；馬蹄去皮，洗淨，切碎；雪梨洗淨，去皮、核，切成小塊。2 將浸泡好的黃豆和馬蹄、百合、雪梨一起放入豆漿機中，加清水至上下水位線之間，啟動機器。3 將打出的馬蹄百合雪梨豆漿過濾後，按個人口味趁熱加適量白糖（或冰糖）調味，不宜吃糖者，可用蜂蜜代替。

養生功效

這款豆漿能潤肺補肺。

木瓜西米豆漿

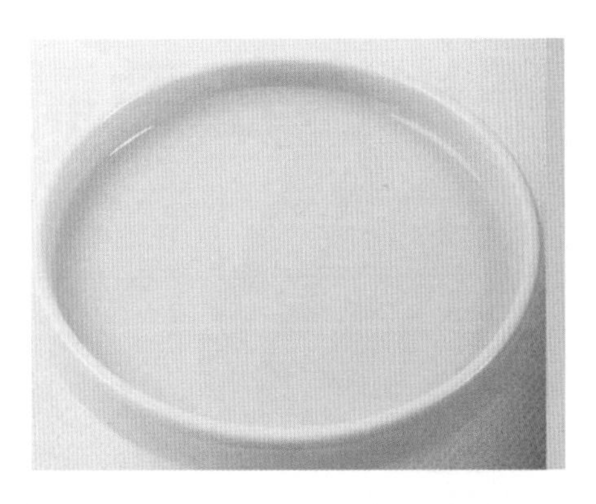

材料

黃豆 70 克，西米 30 克，木瓜 1 塊，白糖（或冰糖）適量。

做法

1 將黃豆洗淨，浸泡 6 ～ 8 小時備用；西米淘洗乾淨，浸泡 2 小時；木瓜去皮去籽，切成小塊。2 將浸泡好的黃豆、西米和木瓜一起放入豆漿機中，加清水至上下水位線之間，啟動機器。3 將打出的木瓜西米豆漿過濾後，按個人口味趁熱加適量白糖（或冰糖）調味，不宜吃糖者，可用蜂蜜代替。不喜甜者也可不加糖。

養生功效

這款豆漿具有潤肺化痰的功效。

百合糯米豆漿

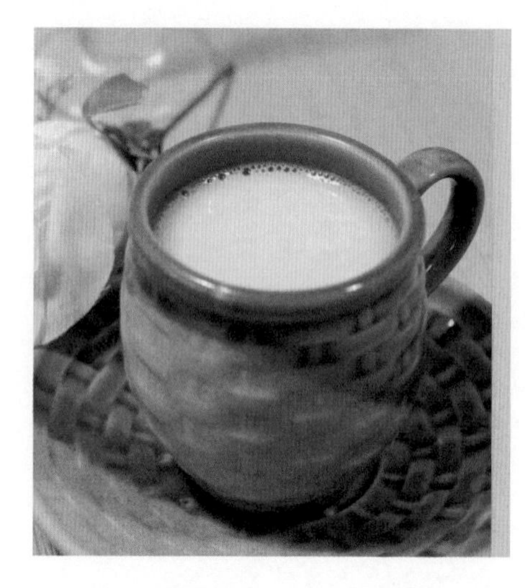

材料

百合 15 克，糯米 20 克，黃豆 50 克，白糖（或蜂蜜）適量。

做法

1 將黃豆洗淨，浸泡 6 ～ 8 小時備用；糯米淘洗乾淨，浸泡 2 小時；百合洗淨，略泡，切碎。2 將浸泡好的黃豆、糯米、百合一起放入豆漿機中，加清水至上下水位線之間，啟動機器。3 將打出的百合糯米豆漿過濾後，按個人口味趁熱加適量白糖，或等豆漿稍涼後加入蜂蜜即可飲用。

養生功效

這款豆漿可滋陰潤肺、清肺熱。

糯米杏仁豆漿

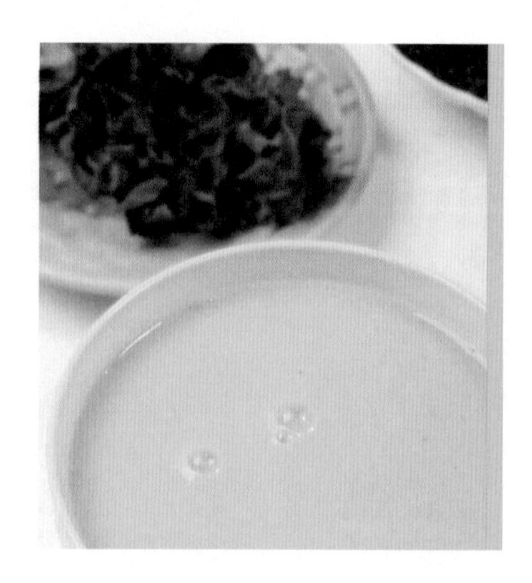

材料

糯米 30 克，黃豆 50 克，甜杏仁 4 粒，白糖（或冰糖）適量。

做法

1 將黃豆洗淨，浸泡 6 ～ 8 小時備用；糯米淘洗乾淨，浸泡 2 小時；甜杏仁切成小碎粒。2 將浸泡好的黃豆、糯米和甜杏仁一起放入豆漿機中，加清水至上下水位線之間，啟動機器。3 將打出的糯米杏仁豆漿過濾後，按個人口味趁熱加適量白糖（或冰糖）即可飲用。

養生功效

這款豆漿能益氣健脾、補肺潤肺。

白果豆漿

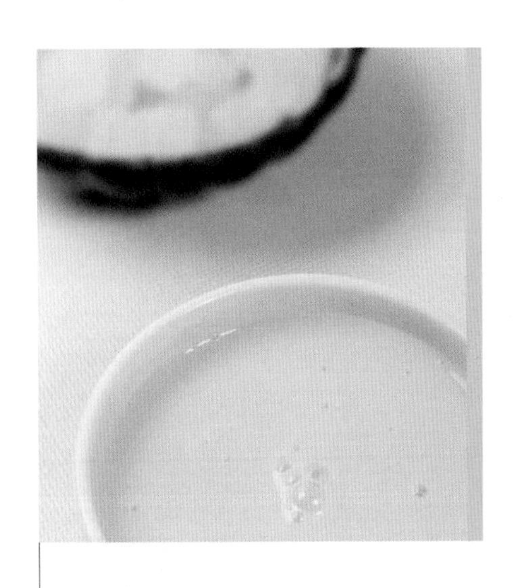

材料

白果 15 粒，黃豆 70 克，冰糖 20 克。

做法

1 將黃豆洗淨，浸泡 6～8 小時備用；白果去殼、去芯。2 將浸泡好的黃豆和白果果肉一起放入豆漿機中，加清水至上下水位線之間，啟動機器。3 將打出的白果豆漿過濾後，趁熱加冰糖即可。

養生功效

白果可止咳平喘，此款豆漿可化痰平喘、潤肺止咳。

紫米西洋參紅豆豆漿

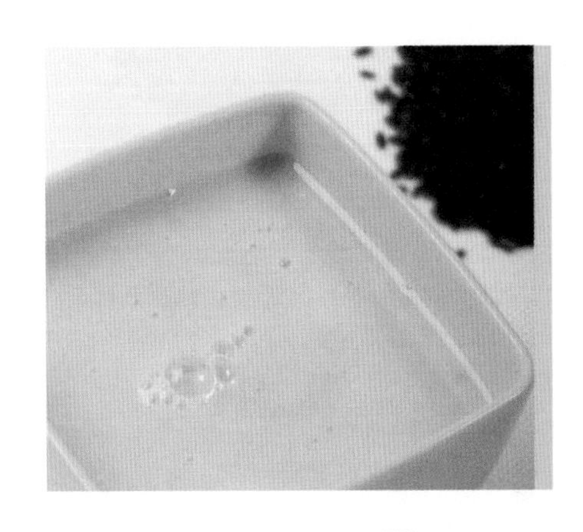

材料

西洋參 10 克，紅豆 15 克，紫米 20 克，黃豆 60 克，白糖（或冰糖）適量。

做法

1 將黃豆、紅豆洗淨，浸泡 6～8 小時備用；紫米淘乾淨，浸泡 2 小時；西洋參煮水。2 將處理好的食材一起放入豆漿機中，加入西洋參汁，加清水至上下水位線之間，啟動機器。3 將打出的豆漿過濾後，按個人口味趁熱加適量白糖（或冰糖）調味，不宜吃糖者，可用蜂蜜代替。不喜甜者也可不加糖。

養生功效

這款豆漿可補肺氣、滋肺陰。

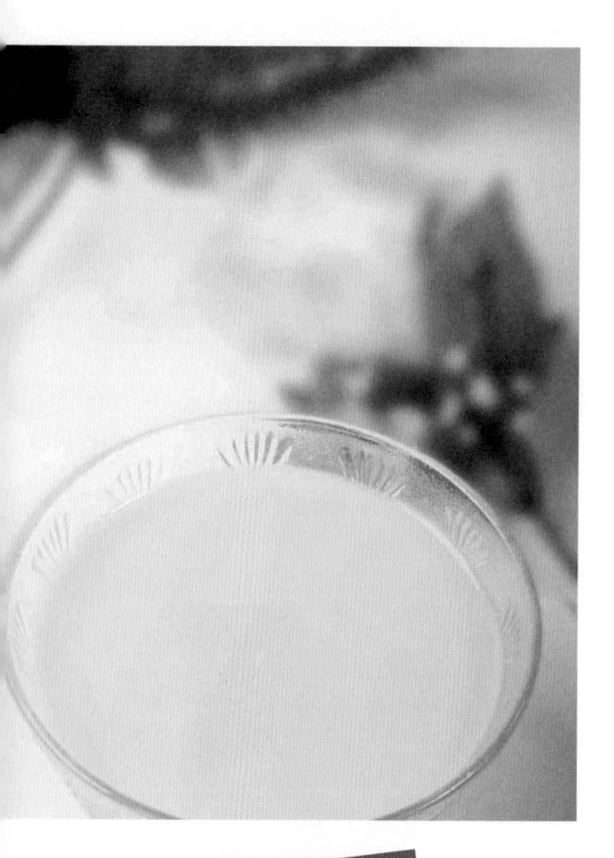

蘆筍香瓜豆漿

材料

蘆筍 30 克，香瓜 1 個，黃豆 50 克，白糖（或冰糖）適量。

做法

1 將黃豆洗淨，浸泡6～8小時備用；蘆筍洗淨後切成小段，放入開水中焯燙，撈出瀝乾；香瓜去皮去瓤後洗淨，並切成小塊。2 將浸泡好的黃豆和蘆筍、香瓜一起放入豆漿機中，加清水至上下水位線之間，啟動機器。3 將打出的蘆筍香瓜豆漿過濾後，按個人口味趁熱加適量白糖（或冰糖）調味，不宜吃糖者，可用蜂蜜代替。也可不加糖。

養生功效

蘆筍性平，微寒，可健脾胃，清虛熱；富含膳食纖維、蛋白質、礦物質，營養豐富，被譽為「蔬菜之王」。常食蘆筍可養護胃氣、生津止渴除煩，還可調節人體新陳代謝，提高免疫力，強身健體防病。

貼心提示

蘆筍有兩種保鮮方法：一是將蘆筍捆成一束，豎立置於容器中，加水至蘆筍根部完全浸於水中，可延緩老化速度；二是將蘆筍放於濃度為 5% 的食鹽水中，燙煮 1 分鐘，撈出用清水沖洗，瀝水待涼後放入冰箱，可保存2～3天。

薏米木瓜花粉綠豆豆漿

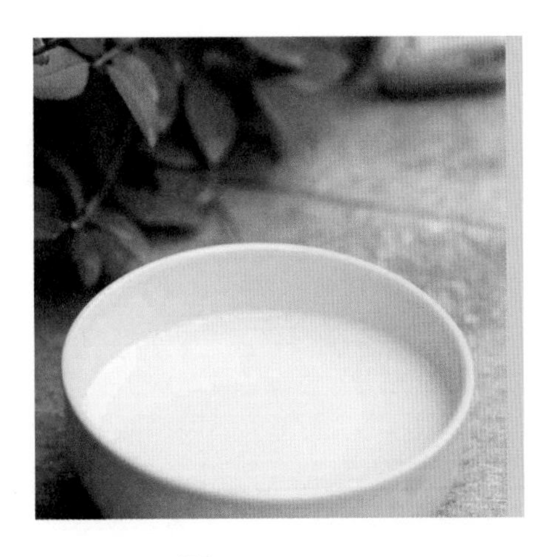

材料

木瓜 50 克，綠豆 40 克，薏米 20 克，油菜花粉 20 克，白糖（或冰糖）適量。

做法

1 將綠豆洗淨，浸泡 6～8 小時；木瓜去皮去籽，洗淨，切成小件；薏米淘淨，浸泡 2 小時。2 將處理好的食材一起放入豆漿機中，加清水至上下水位線之間，啟動機器。3 將打出的豆漿過濾後，加入油菜花粉，再按個人口味趁熱加適量白糖（或冰糖）調味，不宜吃糖者，可用蜂蜜代替。

養生功效

這款豆漿可清熱利尿排毒。

核桃大米豆漿

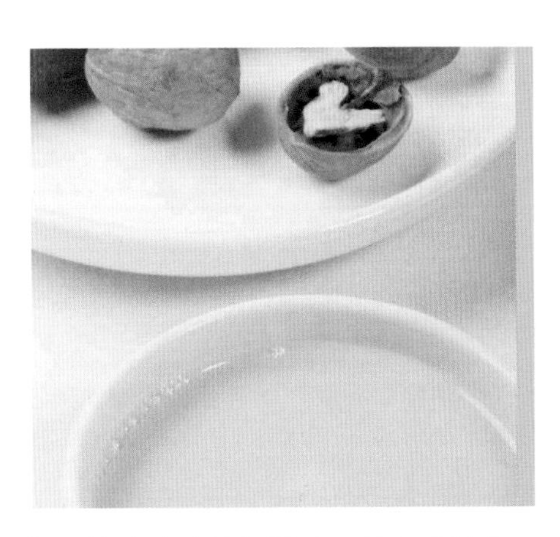

材料

黃豆 50 克，大米 50 克，核桃仁 2 顆，白糖（或冰糖）適量。

做法

1 將黃豆洗淨，浸泡 6～8 小時；大米洗淨，浸泡 2 小時；核桃仁碾碎。2 將浸泡好的黃豆、大米和核桃仁一起放入豆漿機中，加清水至上下水位線之間，啟動機器。3 將打出的核桃大米豆漿過濾後，按個人口味趁熱加適量白糖（或冰糖）調味，不宜吃糖者，可用蜂蜜代替。不喜甜者也可不加糖。

養生功效

這款豆漿能提神醒腦，緩解疲勞，增強抗壓能力。

南瓜牛奶豆漿

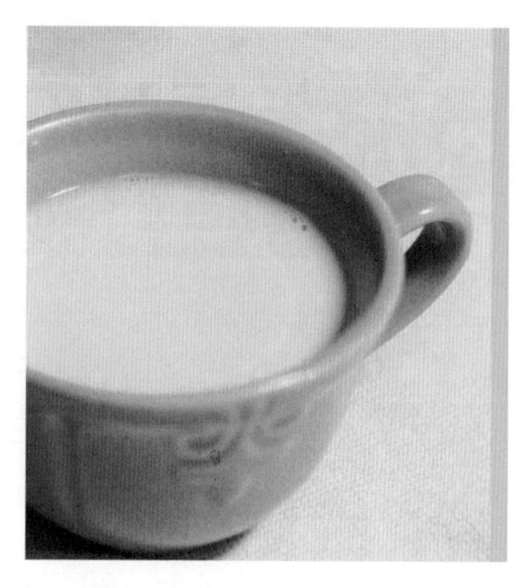

材料

南瓜 50 克，黃豆 50 克，牛奶 250 毫升，白糖（或冰糖）適量。

做法

1 將黃豆洗淨，浸泡 6～8 小時備用；南瓜去皮去籽，洗淨後切成小塊。2 將浸泡好的黃豆和南瓜一起放入豆漿機中，加清水至上下水位線之間，啟動機器。3 將打出的豆漿過濾後，混入牛奶，再按個人口味趁熱加適量白糖（或冰糖）調味即可。

養生功效

這款豆漿營養豐富、能量充足，可使上班族精力充沛。

海帶綠豆豆漿

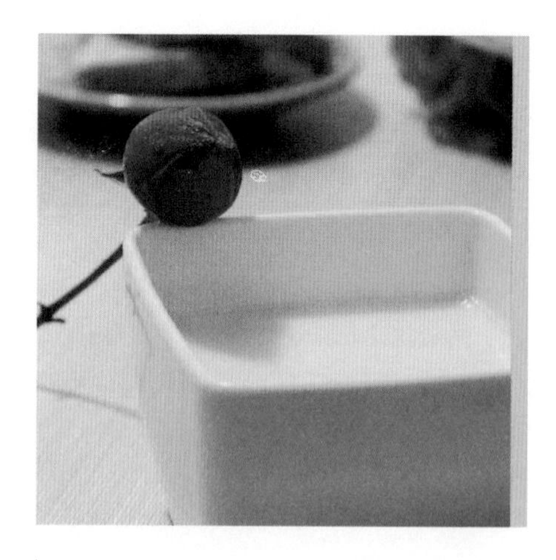

材料

綠豆 30 克，黃豆 50 克，海帶 10 克，白糖（或冰糖）適量。

做法

1 將黃豆、綠豆洗淨，浸泡 6～8 小時備用；海帶泡發後洗淨，切碎。2 將浸泡好的黃豆、綠豆和海帶一起放入豆漿機中，加清水至上下水位線之間，啟動機器。3 將打出的海帶綠豆豆漿過濾後，按個人口味趁熱加適量白糖（或冰糖）調味，不宜吃糖者，可用蜂蜜代替。不喜甜者也可不加糖。

養生功效

這款豆漿可清熱解毒、消積化瘀。

無花果綠豆豆漿

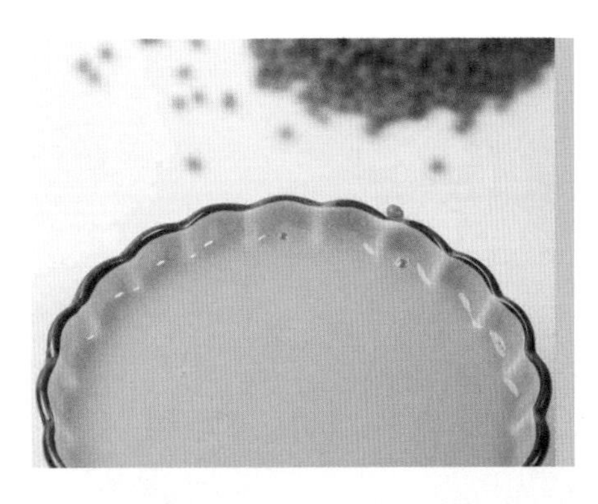

材料

綠豆 30 克，黃豆 50 克，無花果 20 克，白糖（或冰糖）適量。

做法

1 將黃豆、綠豆洗淨，浸泡 6～8 小時備用；無花果洗淨，去蒂，切碎。2 將浸泡好的黃豆、綠豆和無花果一起放入豆漿機中，加清水至上下水位線之間，啟動機器。3 將打出的無花果綠豆豆漿過濾後，按個人口味趁熱加適量白糖（或冰糖）調味，不宜吃糖者，可用蜂蜜代替。不喜甜者也可不加糖。

養生功效

這款豆漿可清熱解毒、健體防病。

薄荷豆漿

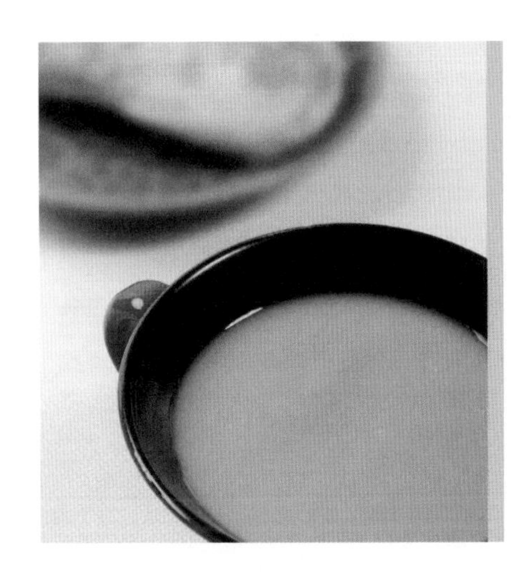

材料

薄荷葉 5 克，黃豆 80 克，蜂蜜 10 克。

做法

1 將黃豆洗淨，浸泡 6～8 小時備用；薄荷葉清洗乾淨後備用。2 將浸泡好的黃豆和薄荷葉一起放入豆漿機中，加清水至上下水位線之間，啟動機器。3 將打出的豆漿過濾後，加入蜂蜜調味即可。

養生功效

這款豆漿有提神醒腦、疏風散熱、抗疲勞的作用，特別適合上班族飲用。

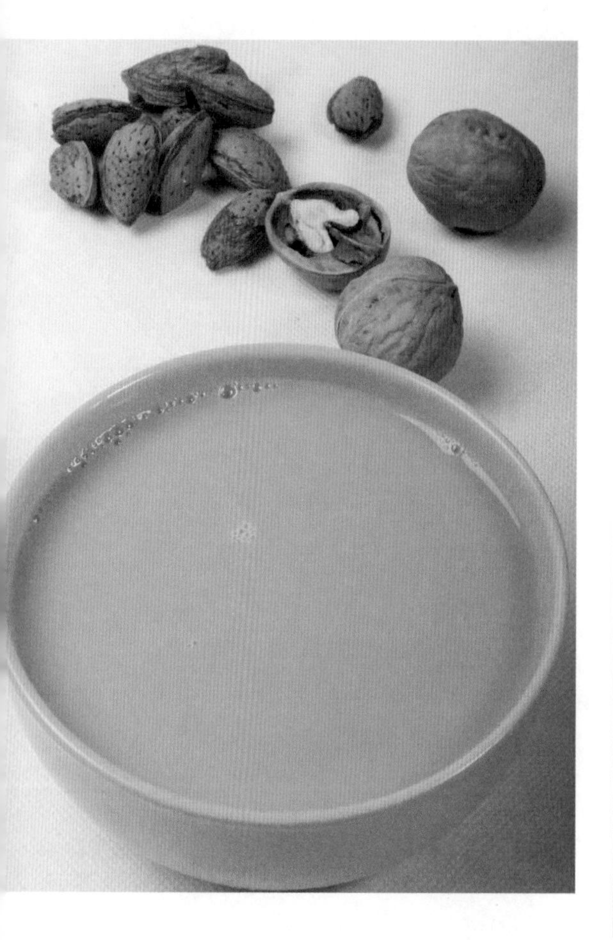

核桃杏仁綠豆豆漿

材料

黃豆 50 克，綠豆 20 克，核桃仁 4 顆，杏仁 20 克，白糖（或冰糖）適量。

做法

1 將黃豆、綠豆洗淨，浸泡 6～8 小時備用；杏仁、核桃仁洗淨，泡軟。2 將浸泡好的黃豆、綠豆和核桃仁、杏仁一起放入豆漿機中，加清水至上下水位線之間，啟動機器。3 將打出的核桃杏仁綠豆豆漿過濾後，按個人口味趁熱加適量白糖（或冰糖）調味，不宜吃糖者，可用蜂蜜代替，或不加糖。

養生功效

核桃仁、杏仁是益智、健腦、強身的佳品。這款豆漿可補腦、增強記憶力和反應力，可以提高學生的學習效率。

! 貼心提示

中國南方產的杏仁又稱「南杏仁」，味略甜，具有潤肺、止咳、滑腸等功效。北杏仁則帶苦味，多作藥用，具有潤肺、平喘的功效，對咳嗽、咳痰、氣喘等呼吸道症狀療效顯著。

核桃杏仁露

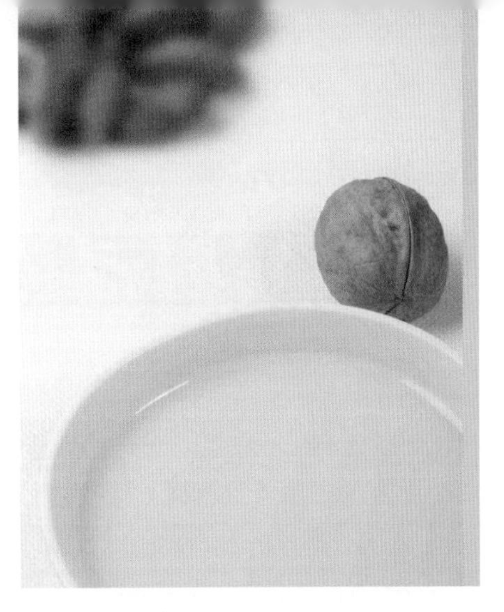

材料

杏仁 50 克，核桃仁 50 克，白糖（或冰糖）適量。

做法

1 將核桃仁碾碎待用；杏仁洗淨，泡至發軟待用。2 將浸泡好的杏仁和碾碎的核桃仁一起放入豆漿機中，加清水至上下水位線之間，啟動機器。3 將打出的核桃杏仁露過濾後，按個人口味趁熱加適量白糖（或冰糖）調味，不宜吃糖者，可用蜂蜜代替。不喜甜者也可不加糖。

養生功效

這款豆漿營養價值極高，尤其適合長時間用腦的學生和上班族飲用。

蜂蜜薄荷綠豆豆漿

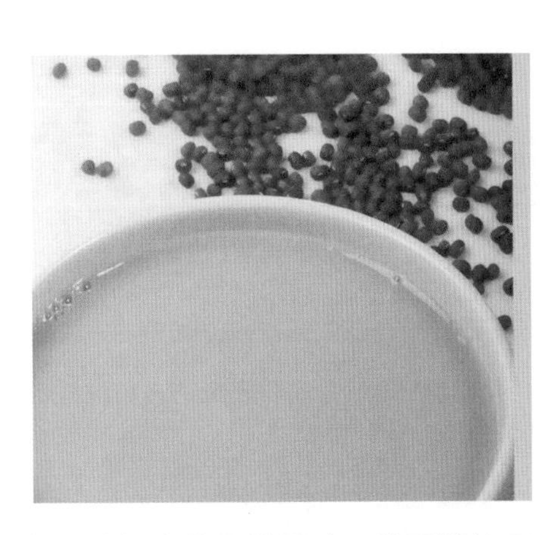

材料

薄荷 5 克，綠豆 20 克，黃豆 50 克，蜂蜜 10 克。

做法

1 將黃豆、綠豆洗淨，浸泡 6 ~ 8 小時備用；薄荷葉洗淨後備用。2 將浸泡好的黃豆、綠豆和薄荷葉一起放入豆漿機中，加清水至上下水位線之間，啟動機器。3 將打出的豆漿過濾，待豆漿待至溫熱時加入蜂蜜調味即可。

養生功效

這款豆漿可提神醒腦、開竅益智，可以趕走令人昏昏欲睡的「大懶蟲」。

蕎麥紅棗豆漿

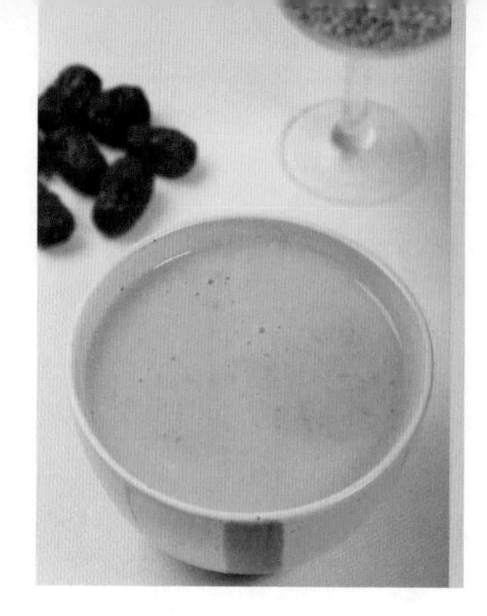

材料

蕎麥 30 克，紅棗 20 克，黃豆 50 克，白糖（或冰糖）適量。

做法

1 將黃豆洗淨，浸泡 6～8 小時備用；紅棗洗淨，去核，切碎；蕎麥淘洗乾淨，浸泡 2 小時。2 將浸泡好的黃豆、蕎麥和紅棗一起放入豆漿機中，加清水至上下水位線之間，啟動機器。3 將打出的蕎麥紅棗豆漿過濾後，按個人口味趁熱加適量白糖（或冰糖）調味，不宜吃糖者，可用蜂蜜代替。

養生功效

這款豆漿能夠給發育中的青少年補充身體必需的營養素，有助於他們的健康成長。

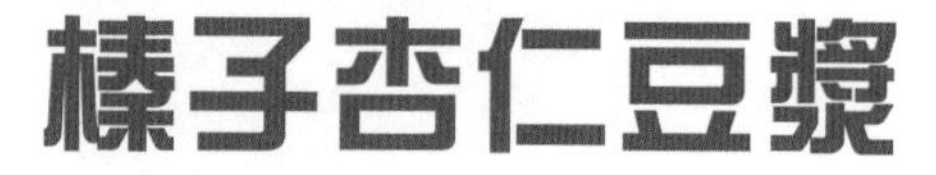

榛子杏仁豆漿

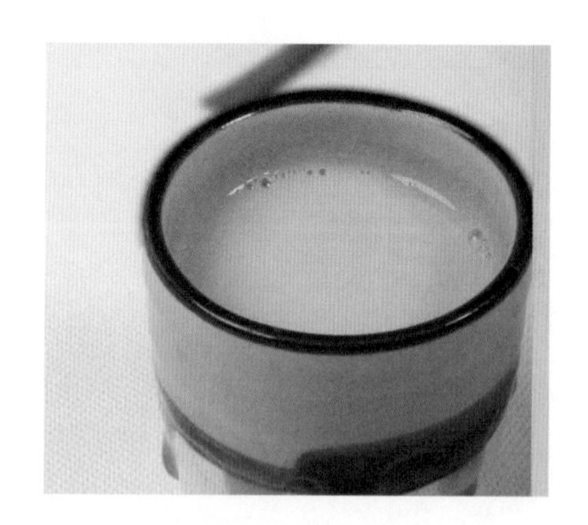

材料

黃豆 60 克，杏仁 20 克，榛子仁 20 克，白糖（或冰糖）適量。

做法

1 將黃豆洗淨，浸泡 6～8 小時備用；杏仁、榛子碾碎備用。2 將浸泡好的黃豆和杏仁、榛子仁一起放入豆漿機中，加清水至上下水位線之間，啟動機器。3 將打出的榛子杏仁豆漿過濾後，按個人口味趁熱加適量白糖（或冰糖）調味，不宜吃糖者，可用蜂蜜代替。不喜甜者也可不加糖。

養生功效

這款豆漿能給學習了一整天的學生補充體能，還能起到抗疲勞的功效。

腰果小米豆漿

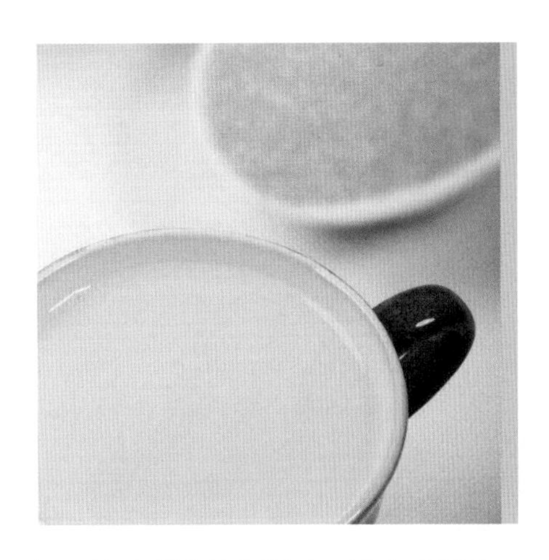

材料

腰果 20 克，小米 30 克，黃豆 50 克，白糖（或冰糖）適量。

做法

1 將黃豆洗淨，浸泡 6～8 小時備用；腰果洗淨後在溫水中略泡，碾碎；小米淘洗乾淨，浸泡 2 小時。2 將浸泡好的黃豆、腰果、小米一起放入豆漿機中，加清水至上下水位線之間，啟動機器。3 將打出的腰果小米豆漿過濾後，按個人口味趁熱加適量白糖（或冰糖）調味，不宜吃糖者，可用蜂蜜代替。不喜甜者也可不加糖。

養生功效

這款豆漿富含蛋白質，能夠提高人體免疫力、健腦益智。

蜂蜜黃豆綠豆豆漿

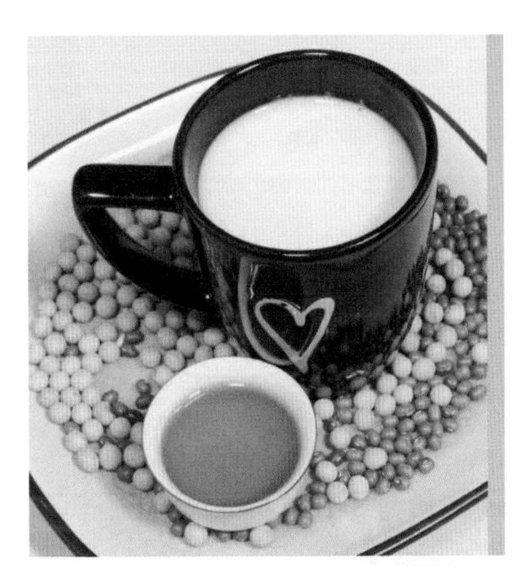

材料

黃豆 50 克，綠豆 50 克，蜂蜜適量。

做法

1 將黃豆、綠豆洗淨，浸泡 6～8 小時備用。2 將浸泡好的黃豆和綠豆一起放入豆漿機中，加清水至上下水位線之間，啟動機器。3 將打出的豆漿過濾後，按個人口味趁熱加適量蜂蜜調味即可。

養生功效

此款豆漿健脾養胃，有助於改善食慾，使人體攝入充足的營養。

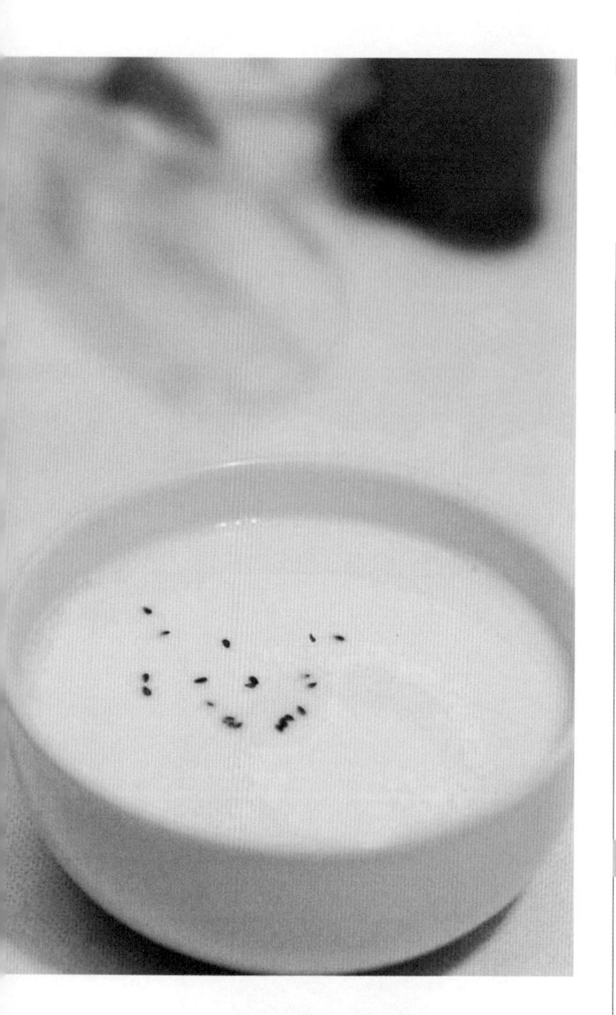

芝麻燕麥豆漿

材料

黑芝麻20克，燕麥20克，黃豆50克，白糖（或冰糖）適量。

做法

1 將黃豆洗淨，浸泡6～8小時備用；燕麥淘洗乾淨，浸泡 2 小時；黑芝麻淘去沙粒。**2** 將浸泡好的黃豆、燕麥和黑芝麻一起放入豆漿機中，加清水至上下水位線之間，啟動機器。**3** 將打出的芝麻燕麥豆漿過濾後，按個人口味趁熱加適量白糖（或冰糖）調味，不喜甜者也可不加糖。

養生功效

黑芝麻中的維他命 B_2 有助於促進頭皮血液循環，促進頭髮生長，並對頭髮起滋潤作用，防止頭髮乾燥和脆性斷裂。此外，黑芝麻富含鐵，兒童食用後，能夠預防缺鐵性貧血。黃豆含鈣量較高，對預防小兒佝僂病較為有效。所以，這款由黑芝麻、燕麥和黃豆做成的豆漿，適合成長中的寶寶食用。

貼心提示

黑芝麻含有較多油脂，有潤腸通便的作用，加上燕麥富含膳食纖維，故脾胃虛弱的寶寶不宜飲用這款豆漿。

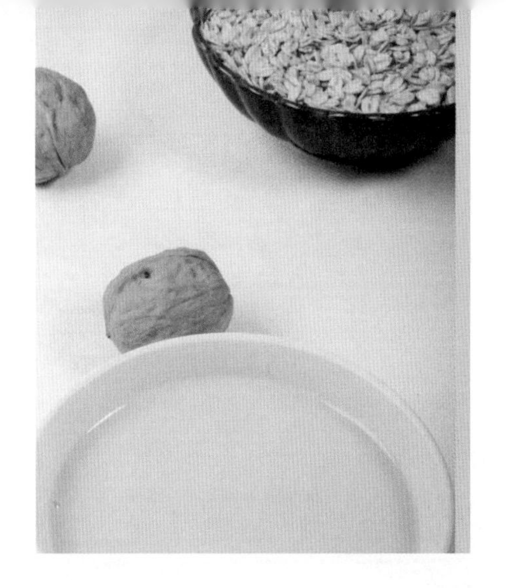

燕麥核桃豆漿

材料

黃豆 80 克，燕麥 20 克，核桃仁 4 顆，白糖（或冰糖）適量。

做法

1 將黃豆洗淨，浸泡 6～8 小時備用；燕麥淘洗乾淨，浸泡 2 小時；核桃仁碾碎。2 將浸泡好的黃豆、燕麥和核桃仁一起放入豆漿機中，加清水至上下水位線之間，啟動機器。3 將打出的燕麥核桃豆漿過濾後，按個人口味趁熱加適量白糖（或冰糖）調味，不喜甜者也可不加糖。

養生功效

這款豆漿可促進寶寶大腦發育。

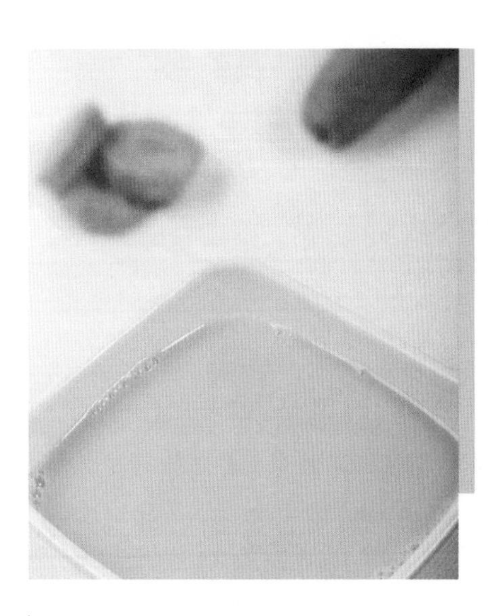

紅豆紅蘿蔔豆漿

材料

紅蘿蔔 1/3 條，紅豆 20 克，黃豆 50 克，冰糖適量。

做法

1 將黃豆、紅豆洗淨，浸泡 6～8 小時備用；紅蘿蔔去皮後切成小塊，放入開水中略焯，撈出瀝乾。2 將浸泡好的黃豆、紅豆和紅蘿蔔塊一起放入豆漿機中，加清水至上下水位線之間，啟動機器。3 將打出的紅豆紅蘿蔔豆漿過濾後，趁熱加入冰糖，待冰糖融化後即可飲用。

養生功效

這款豆漿可明目、補血，預防弱視和貧血，使寶寶目明體壯。

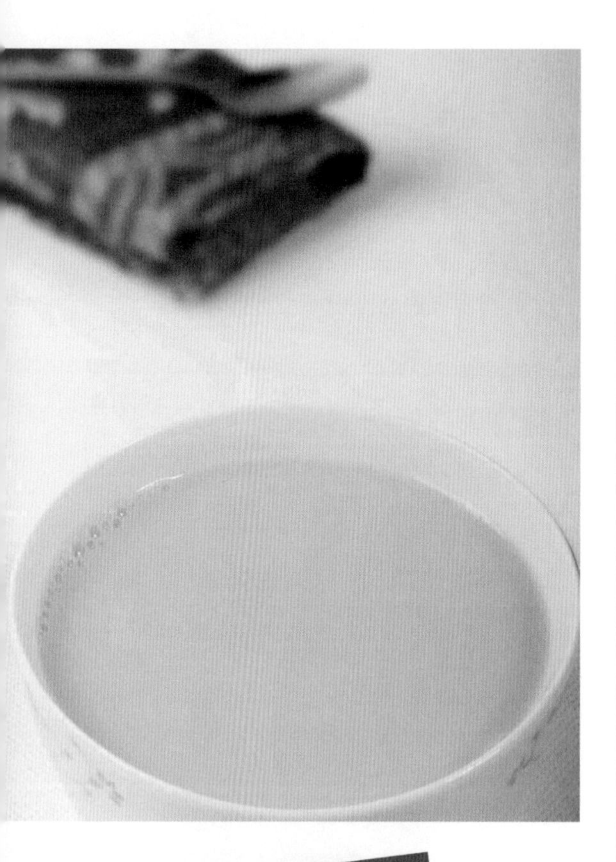

四豆花生豆漿

材料

黃豆、黑豆、青豆、青豆、花生各 20 克，白糖（或冰糖）適量。

做法

1 將黃豆、黑豆、青豆、青豆洗淨，浸泡 6 ～ 8 小時備用；花生洗淨，略泡。2 將浸泡好的黃豆、黑豆、青豆、青豆、花生一起放入豆漿機中，添加清水至上下水位線之間，啟動機器。3 將打出的四豆花生豆漿過濾後，按個人口味趁熱加適量白糖（或冰糖）調味，不宜吃糖者，可用蜂蜜代替。不喜甜者也可不加糖。

養生功效

常食黑豆能滋潤皮膚、延緩衰老、軟化血管。青豆不僅能預防心血管疾病，還能降低癌症的發病機率。青豆具有消炎抗菌、促進新陳代謝的作用，也有抗癌功效。花生、黃豆均有保護血管、增強機體免疫力的功效。這款豆漿尤其適合老年人飲用。

貼心提示

花生外皮即紅色的外衣有增加血小板凝聚的作用，所以高血壓病患者和有動脈硬化、血液黏稠度高的人吃花生，一定要去了紅色的外皮，而對於那些因為慢性出血性疾病導致貧血的患者，則最好帶着花生外皮食用。

五穀乳酪豆漿

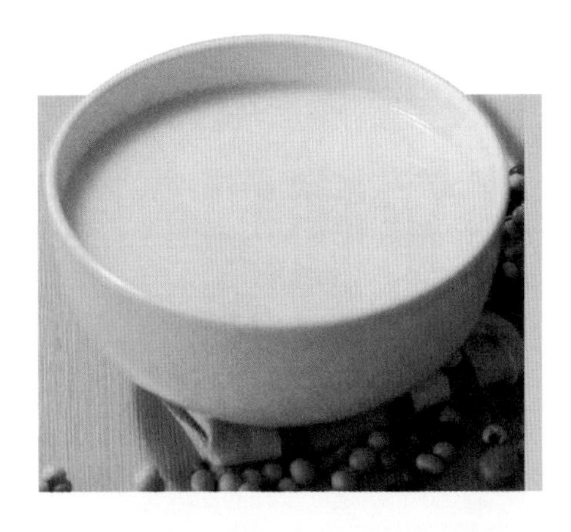

材料

黃豆50克，大米10克，小米10克，小麥仁10克，粟米楂10克，乳酪100毫升，白糖（或冰糖）適量。

做法

1 將黃豆洗淨，浸泡6～8小時備用；大米、小米、小麥仁淘洗乾淨，浸泡2小時；粟米楂淘洗乾淨。2 將上述處理好的食材一起放入豆漿機中，加清水至上下水位線之間，啟動機器。3 將打出的豆漿過濾待涼，混入乳酪，按個人口味加適量白糖（或冰糖）調味即可。

養生功效

這款豆漿營養豐富，可開胃、助消化。

菊花枸杞紅豆豆漿

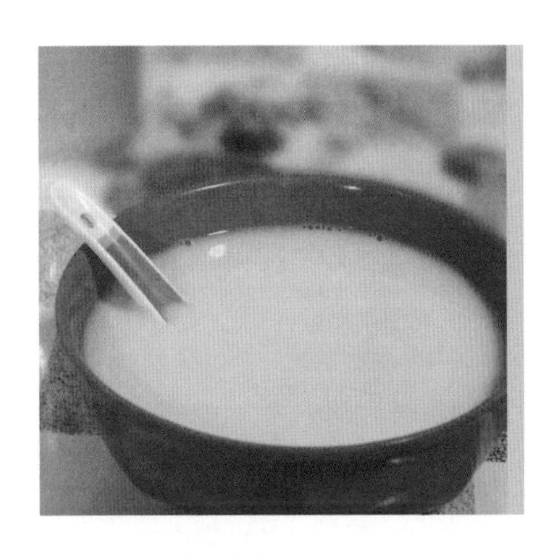

材料

乾菊花20克，枸杞5克，紅豆50克，白糖（或冰糖）適量。

做法

1 將紅豆洗淨，浸泡6～8小時備用；乾菊花洗淨後待用；枸杞洗淨，泡發。2 將浸泡好的紅豆、枸杞和菊花一起放入豆漿機中，添加清水至上下水位線之間，啟動機器。3 將打出的菊花枸杞紅豆豆漿過濾後，按個人口味趁熱加適量白糖（或冰糖）調味，不宜吃糖者，可用蜂蜜代替。

養生功效

這款豆漿能夠降脂排濁，預防動脈硬化，適合中老年人飲用。

青豆綠豆大米豆漿

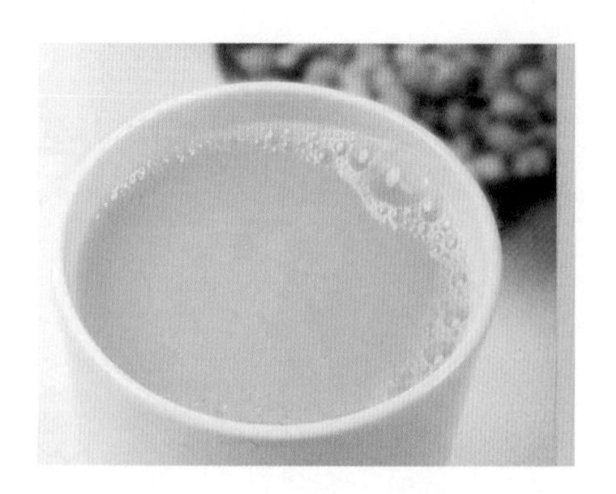

材料

青豆 20 克，綠豆 25 克，大米 60 克，黃豆 30 克，白糖（或冰糖）適量。

做法

1 將青豆、綠豆、黃豆洗淨，浸泡 6 ～ 8 小時備用；大米淘洗乾淨，浸泡 2 小時。2 將浸泡好的青豆、綠豆、黃豆、大米一起放入豆漿機中，加清水至上下水位線之間，啟動機器。3 將打出的青豆綠豆大米豆漿過濾後，按個人口味趁熱加適量白糖（或冰糖）調味，不宜吃糖者，可用蜂蜜代替。不喜甜者也可不加糖。

養生功效

這款豆漿能夠促進甘油三酯、膽固醇的代謝，防止動脈硬化。

紅棗枸杞黑豆豆漿

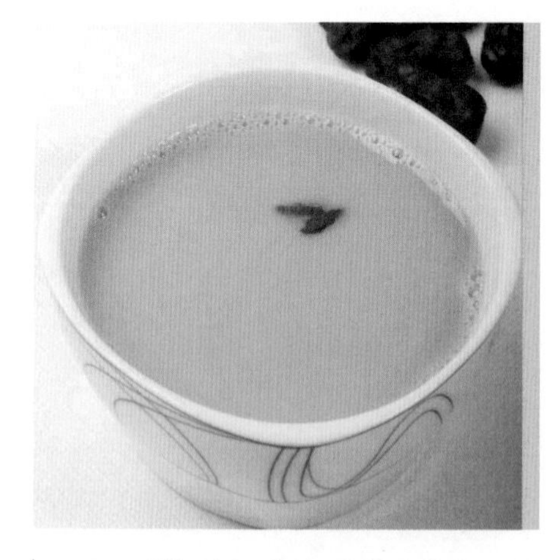

材料

黑豆 50 克，枸杞 10 克，紅棗 30 克，白糖（或冰糖）適量。

做法

1 將黑豆洗淨，浸泡 6 ～ 8 小時；紅棗洗乾淨，去核；枸杞洗乾淨，泡軟。2 將浸泡好的黑豆、枸杞和紅棗一起放入豆漿機中，加清水至上下水位線之間，啟動機器。3 將打出的豆漿過濾後，按個人口味趁熱加適量白糖（或冰糖）調味。不喜甜者也可不加糖。

養生功效

這款豆漿可滋陰補腎、寧心安神。

核桃豆漿

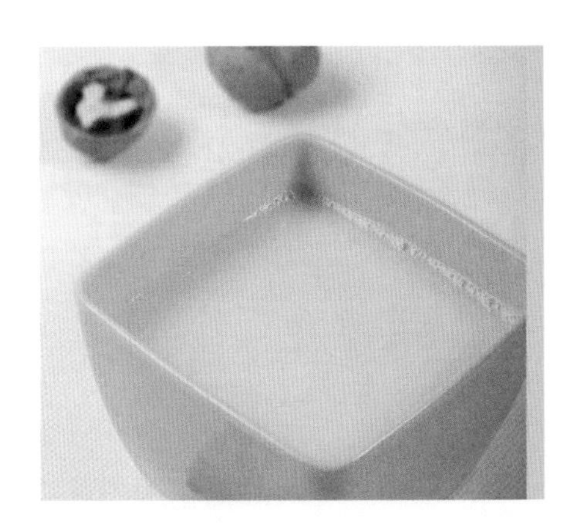

材料

核桃仁 1 ～ 2 顆，黃豆 80 克，白糖（或冰糖）適量。

做法

1 將黃豆洗淨，浸泡 6～8 小時；核桃仁碾碎。2 將泡好的黃豆和核桃仁一起放入豆漿機中，並加水至上下水位線之間，啟動機器。3 將打出的豆漿過濾後，按個人口味添加適量白糖（或冰糖）調味，不宜吃糖者，可用蜂蜜代替。

養生功效

核桃仁中的磷脂對腦神經有良好的保健作用，它所含的維他命 E 及維他命 B 雜等，能幫助人體清除氧自由基，且可補腦益智、增強記憶力、抗衰老。

燕麥山藥豆漿

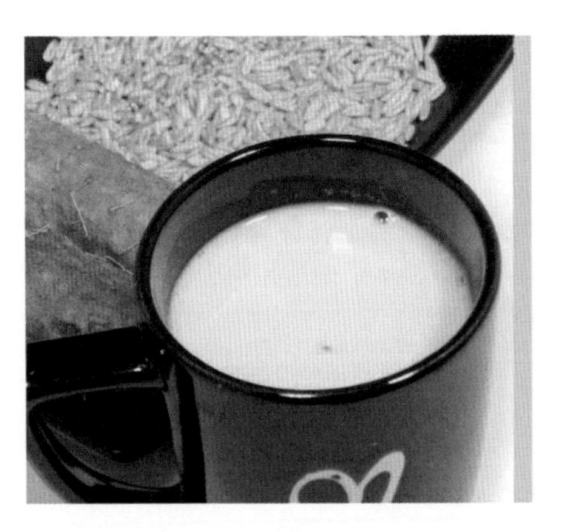

材料

燕麥 50 克，山藥 30 克，黃豆 20 克，白糖（或冰糖）適量。

做法

1 將黃豆洗淨，浸泡 6 ～ 8 小時備用；山藥去皮後切成小件，放入開水中灼燙，撈出瀝乾。2 將浸泡好的黃豆、山藥、燕麥片一起放入豆漿機中，加清水至上下水位線之間，啟動機器。3 將打出的燕麥山藥豆漿過濾後，按個人口味趁熱加適量白糖（或冰糖）調味，不宜吃糖者，可用蜂蜜代替。

養生功效

這款豆漿可促進腸胃蠕動、潤腸通便。

五色滋補豆漿

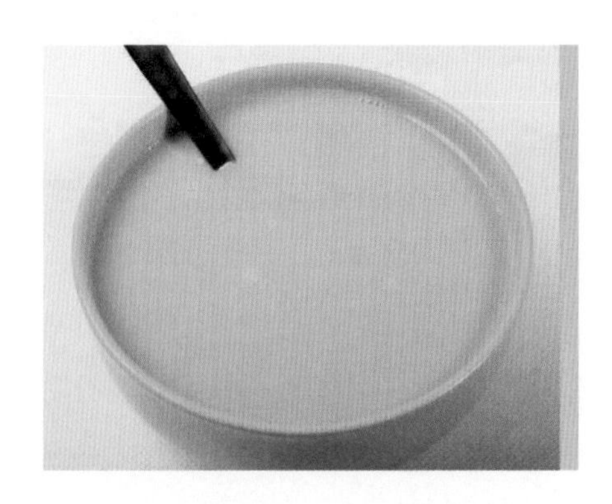

材料

黃豆 30 克，綠豆 20 克，黑豆 20 克，薏米 20 克，紅豆 20 克，白糖（或冰糖）適量。

做法

1 將黃豆、綠豆、黑豆、紅豆洗淨，浸泡 6 ～ 8 小時備用；薏米淘洗乾淨，浸泡 2 小時備用。2 將浸泡好的黃豆、綠豆、黑豆、紅豆、薏米一起放入豆漿機中，加清水至上下水位線之間，啟動機器。3 將打出的豆漿過濾後，按個人口味趁熱加適量白糖（或冰糖）調味，不宜吃糖者，可用蜂蜜代替。

養生功效

中醫認為五色入五臟，此款豆漿可補益五臟之虛損，延年益壽。

燕麥枸杞山藥豆漿

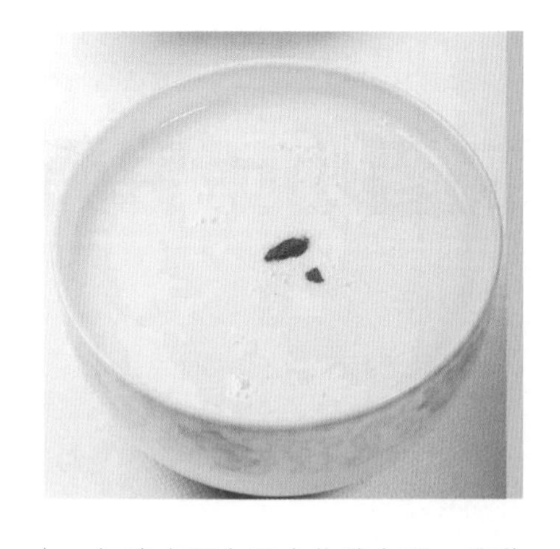

材料

黃豆 50 克，枸杞 10 克，燕麥片 10 克，山藥 30 克，白糖（或冰糖）適量。

做法

1 將黃豆洗淨，浸泡 6 ～ 8 小時；枸杞洗淨，泡開；山藥去皮、切塊，放入開水中焯燙，撈出瀝乾。2 將浸泡好的黃豆、枸杞和山藥、燕麥片一起放入豆漿機中，加清水至上下水位線之間，啟動機器。3 將打出的豆漿過濾後，按個人口味趁熱加適量白糖（或冰糖）調味。

養生功效

這款豆漿能強身健體，延緩衰老。

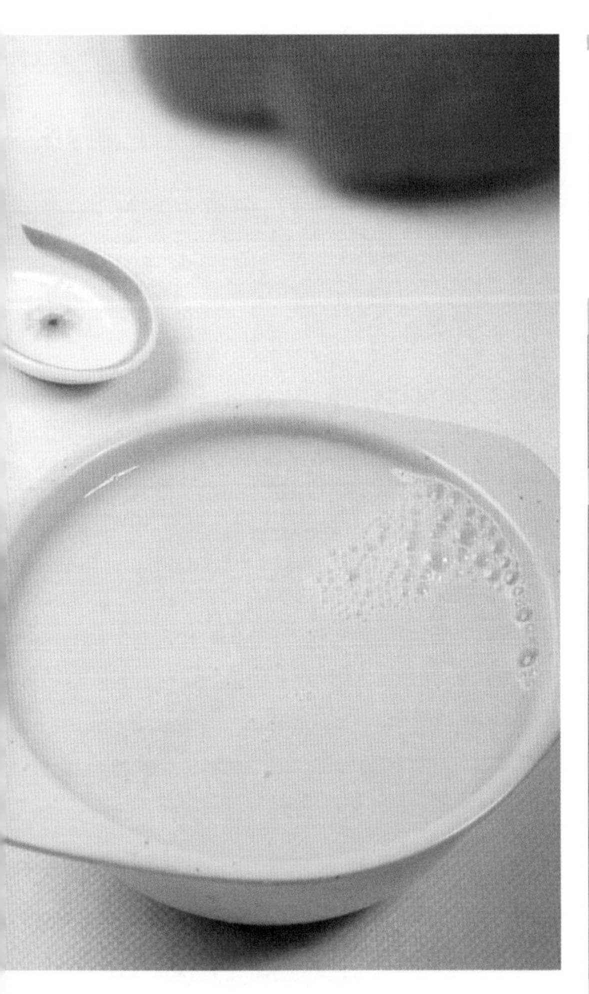

紅腰豆南瓜豆漿

材料

紅腰豆60克，南瓜1塊，黃豆30克，白糖（或冰糖）適量。

做法

1 將黃豆洗淨，浸泡6～8小時備用；紅腰豆洗淨，碾碎；南瓜洗淨，去瓤，切成小塊。2 將浸泡好的黃豆和紅腰豆、南瓜一起放入豆漿機中，加清水至上下水位線之間，啟動機器。3 將打出的紅腰豆南瓜豆漿過濾後，按個人口味趁熱添加適量白糖（或冰糖）調味，不宜吃糖者，可用蜂蜜代替。

養生功效

紅腰豆含豐富的維他命A、維他命B雜、維他命C及維他命E，也含豐富的鐵、鉀等礦物質，具有補血、增強免疫力、抗氧化等功效。這款豆漿特別適合孕婦食用。

貼心提示

紅腰豆含有一種叫植物血球凝集素的天然植物毒素，一定要徹底煮熟才可以食用。

銀耳百合黑豆豆漿

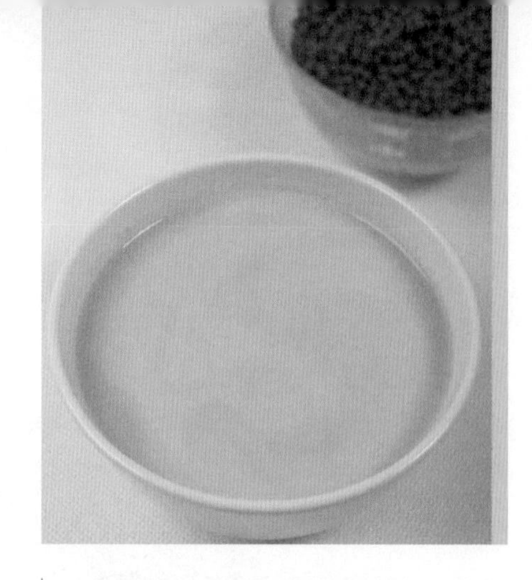

材料

黑豆 50 克，鮮百合 20 克，銀耳 20 克，白糖（或冰糖）適量。

做法

1 將黑豆洗淨，浸泡 6～8 小時備用；百合洗淨，分成小瓣；銀耳泡發洗乾淨，撕碎。2 將浸泡好的黑豆和百合、銀耳一起放入豆漿機中，加清水至上下水位線之間，啟動機器。3 將打出的銀耳百合黑豆豆漿過濾後，按個人口味趁熱加適量白糖（或冰糖）調味，不宜吃糖者，可用蜂蜜代替。

養生功效

這款豆漿能夠滋陰潤肺、清心安神，對於緩解孕期妊娠反應和焦慮性失眠有不錯的效果。

青豆小米豆漿

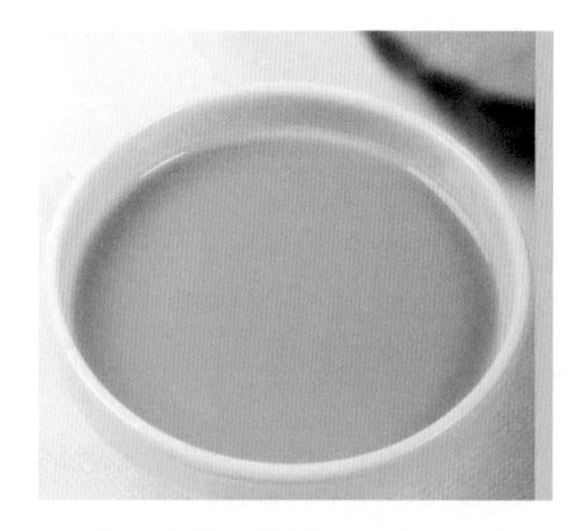

材料

黃豆 40 克，青豆 30 克，小米 20 克，白糖（或冰糖）適量。

做法

1 將黃豆洗淨，浸泡 6～8 小時；小米洗淨，浸泡 2 小時；青豆洗淨。2 將上述食材和小米一起放入豆漿機中，加清水至上下水位線之間，啟動機器。3 將打出的豆漿過濾後，按個人口味趁熱加適量白糖（或冰糖）調味，不宜吃糖者，可用蜂蜜代替。

養生功效

這款豆漿可健脾養胃，可使準媽媽胃口好，吃得香。

番薯香蕉杏仁豆漿

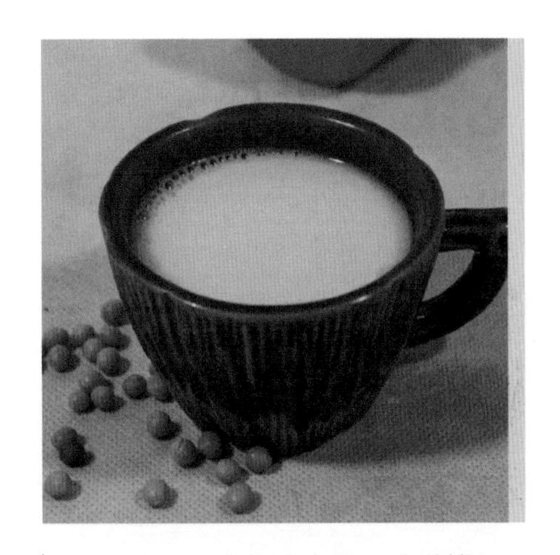

材料

番薯 30 克，香蕉 1 隻，杏仁 10 克，黃豆 50 克。

做法

1 將黃豆洗淨，浸泡 6～8 小時備用；番薯去皮、洗淨，之後切成小塊；香蕉去皮後，切成碎件；杏仁洗淨後泡軟。2 將浸泡好的黃豆、杏仁和切好的番薯塊、香蕉一起放入豆漿機中，添加清水至上下水位線之間，啟動機器。3 將打出的番薯香蕉杏仁豆漿過濾後即可飲用。

養生功效

這款豆漿可潤腸通便，緩解孕期便秘症狀。

西芹黑米豆漿

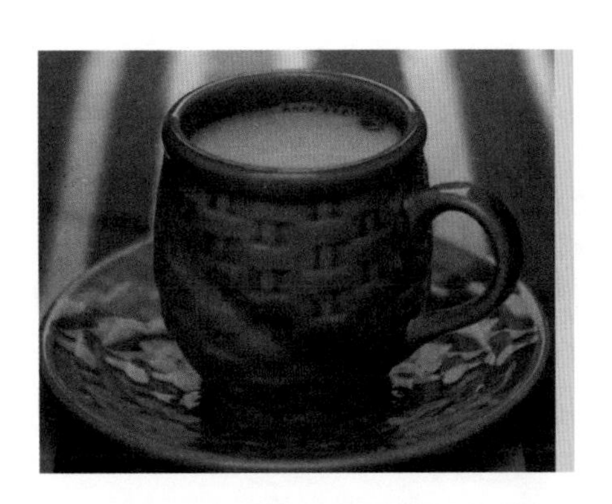

材料

西芹 20 克，黑米 30 克，黃豆 50 克，白糖（或冰糖）適量。

做法

1 將黃豆洗淨，浸泡 6～8 小時；西芹擇洗乾淨後，切成碎件；黑米淘洗乾淨，浸泡 2 小時。2 將浸泡好的黃豆、黑米和西芹一起放入豆漿機中，添加清水至上下水位線之間，啟動機器。3 將打出的豆漿過濾後，按個人口味趁熱加適量白糖（或冰糖）調味，不宜吃糖者，可用蜂蜜代替。

養生功效

此款豆漿可養腎降壓，適合患妊娠高血壓綜合症的準媽媽飲用。

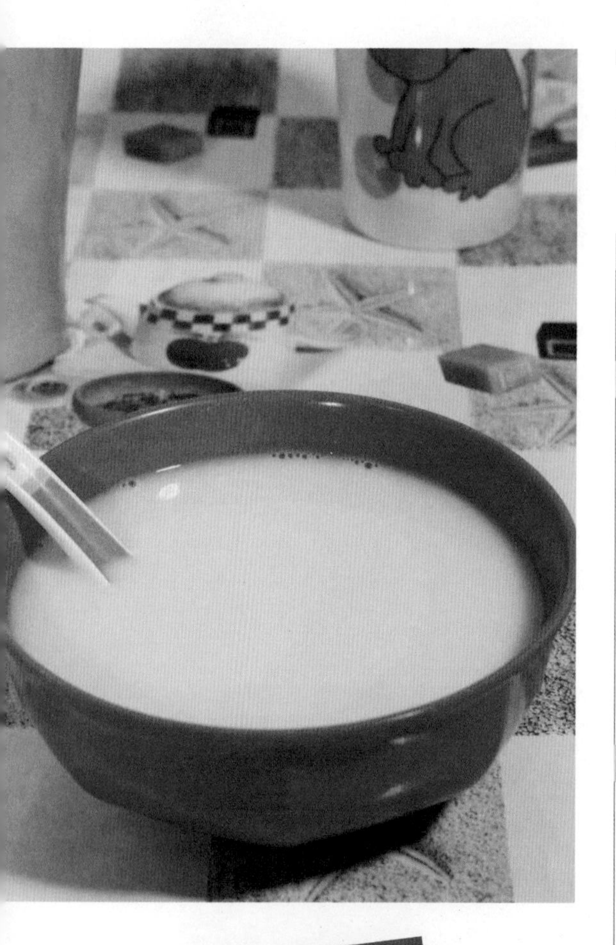

蓮藕紅豆豆漿

材料

蓮藕 30 克，紅豆 20 克，黃豆 50 克。

做法

1 將黃豆、紅豆洗淨，浸泡 6 ～ 8 小時備用；蓮藕去皮後切成小片，放入開水中略焯，撈出瀝乾。2 將浸泡好的黃豆、紅豆和蓮藕一起放入豆漿機中，添加清水至上下水位線之間，啟動機器。3 將打出的蓮藕紅豆豆漿過濾後即可飲用。

養生功效

蓮藕富含蛋白質、葡萄糖等多種營養素，是補益佳品。蓮藕性涼，可清熱活血化瘀，幫助清除產婦體內瘀血。新鮮蓮藕含有 20%的糖類物質和豐富的鈣、磷、鐵及多種維他命，既可單獨做菜，也可做其他菜的配料，是老幼婦孺及患者的良好補品。紅豆有補血功效，還可促進血液循環，增強機體抵抗力。這款豆漿可消積化瘀，補血活血。

貼心提示

在挑選蓮藕的時候一定要注意，發黑、有異味的蓮藕不宜食用。應該挑選外皮呈黃褐色、肉肥厚而白的蓮藕，不要選用那些傷、爛、有鏽斑、斷節或者乾縮變色的藕。

山藥牛奶豆漿

材料

山藥 30 克，黃豆 50 克，牛奶 250 毫升，白糖（或冰糖）適量。

做法

1 將黃豆洗淨，浸泡 6 ～ 8 小時備用；山藥去皮後切成小件，放入開水中焯燙，撈出瀝乾。**2** 將浸泡好的黃豆和山藥一起放入豆漿機中，加水啟動機器。**3** 將豆漿過濾，待至溫熱後混入牛奶，再按個人口味趁熱加適量白糖（或冰糖）調味。

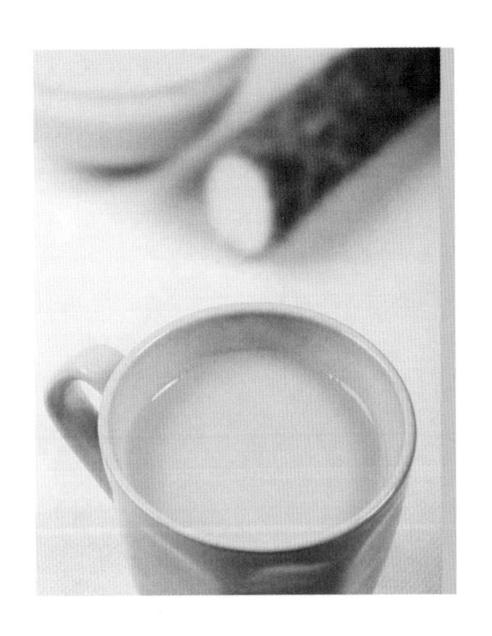

養生功效

這款豆漿能為產婦補充營養，改善產後少乳現象。

紅豆腰果豆漿

材料

紅豆 20 克，腰果 30 克，黃豆 50 克，白糖（或冰糖）適量。

做法

1 將黃豆、紅豆洗淨，浸泡 6 ～ 8 小時備用；腰果洗淨後在溫水中略泡，碾碎。**2** 將浸泡好的黃豆、紅豆和腰果一起放入豆漿機中，加清水至上下水位線之間，啟動機器。**3** 將打出的紅豆腰果豆漿過濾後，按個人口味趁熱加適量白糖（或冰糖）調味，不宜吃糖者，可用蜂蜜代替。

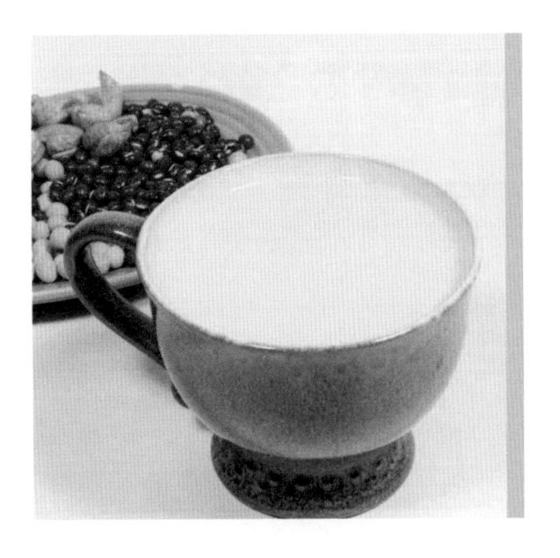

養生功效

這款豆漿能夠促進新媽媽的母乳分泌。

南瓜芝麻豆漿

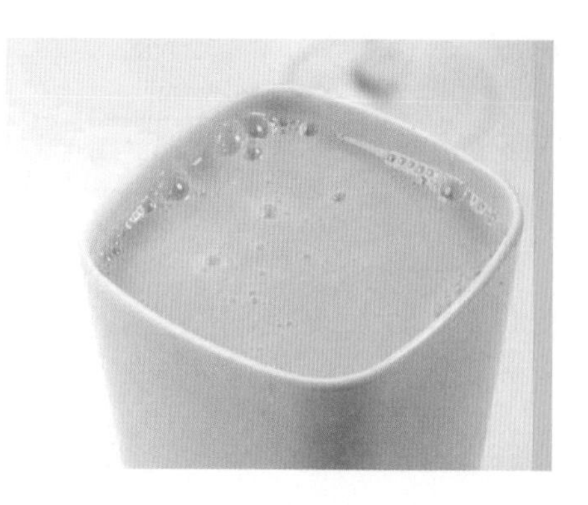

材料

黃豆 50 克，南瓜 30 克，黑芝麻 20 克，白糖（或冰糖）適量。

做法

1 將黃豆洗淨，浸泡 6～8 小時備用；黑芝麻淘去沙粒；南瓜去皮、去瓤，洗淨後切成小塊。2 將浸泡好的黃豆、切好的南瓜和淘淨的黑芝麻一起放入豆漿機中，加清水至上下水位線之間，啟動機器。3 將打出的南瓜芝麻豆漿過濾後，按個人口味趁熱加適量白糖（或冰糖）調味，不宜吃糖者，可用蜂蜜代替。不喜甜者也可不加糖。

養生功效

這款豆漿可補腎健脾，護養產婦身體，增強機體免疫力。

山藥番薯米豆漿

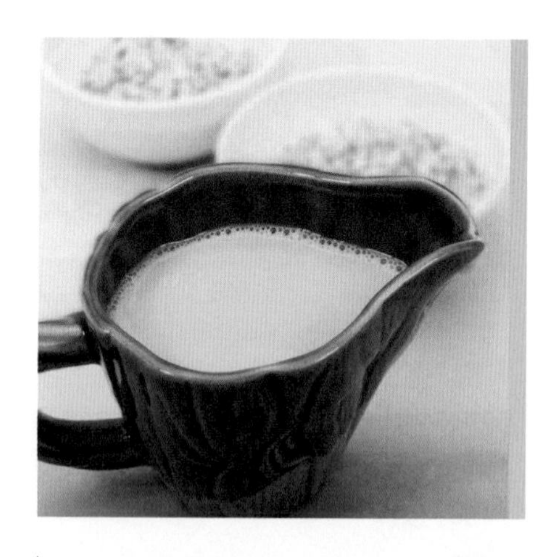

材料

番薯 20 克，山藥 15 克，黃豆 20 克，大米、小米、燕麥各 10 克，白糖（或冰糖）適量。

做法

1 番薯去皮，洗淨，切塊；山藥去皮、切片，放入開水中焯燙，撈出瀝乾；黃豆、大米、小米、燕麥洗淨，泡軟。2 將上述食材一起放入豆漿機中，加清水至上下水位線之間，啟動機器。3 將打出的豆漿過濾後，按個人口味趁熱加適量白糖（或冰糖）調味。

養生功效

這款豆漿營養豐富，可補益產後虛弱的身體，還具有通便作用。

更年期女性

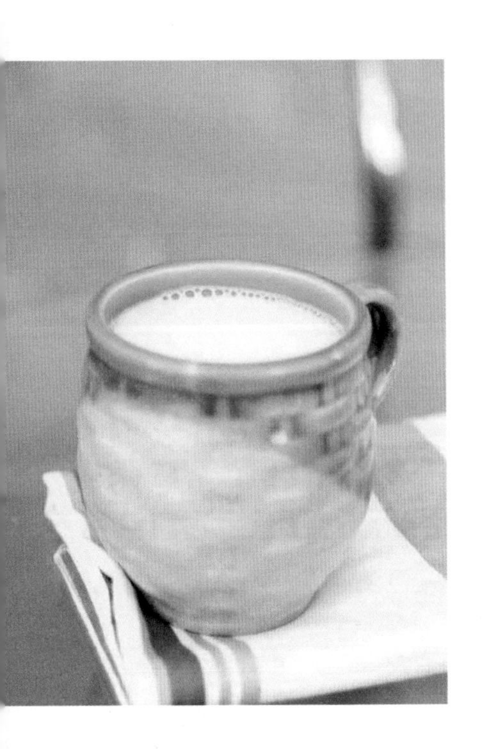

桂圓糯米豆漿

材料

黃豆 50 克，桂圓 30 克，糯米 20 克，白糖（或冰糖）適量。

做法

1 將黃豆洗淨，浸泡 6 ～ 8 小時備用；桂圓去皮、去核；糯米淘洗乾淨，浸泡 2 小時。2 將浸泡好的黃豆和桂圓、糯米一起放入豆漿機中，加清水至上下水位線之間，啟動機器。3 將打出的桂圓糯米豆漿過濾後，按個人口味趁熱加適量白糖（或冰糖）調味，不宜吃糖者，可用蜂蜜代替。不喜甜者也可不加糖。

養生功效

桂圓性溫味甘，有滋補強體、補心安神、養血助陽、健脾開胃、潤膚美容的功效。糯米含有蛋白質、脂肪、糖類、鈣、磷、鐵、維他命B雜等營養成分，有滋補氣血、健脾暖胃、止汗止渴等作用，適用於脾胃虛寒所致的胃痛、胃酸倒流和氣虛引起的多汗、氣短乏力等症。黃豆中含有一種特殊的植物雌激素「黃豆苷元」，可調節女性內分泌，改善心態和身體質素，延緩衰老，美容養顏。這款豆漿可補心安神，改善失眠、煩躁、潮熱等更年期症狀。

! 貼心提示

糯米中所含澱粉為支鏈澱粉，在腸胃中難以消化水解，所以肺熱所致的發熱、咳嗽、痰黃黏稠和濕熱作祟所致的黃膽、淋證、胃部脹滿、午後發熱等患者忌食桂圓糯米豆漿。脾胃虛弱所致的消化不良患者也應慎食。

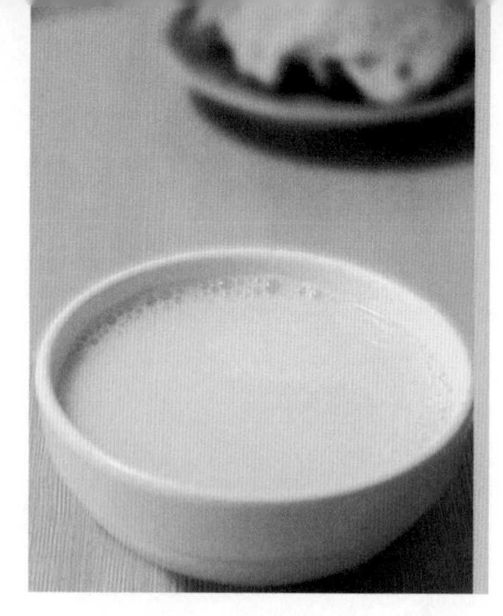

茯苓豆漿

材料

茯苓粉 20 克，黃豆 80 克，白糖（或冰糖）適量。

做法

1 將黃豆洗淨，浸泡 6～8 小時備用。2 將浸泡好的黃豆放入豆漿機中，加入茯苓粉，加清水至上下水位線之間，啟動機器。3 將打出的茯苓豆漿過濾後，按個人口味趁熱加適量白糖（或冰糖）調味，不宜吃糖者，可用蜂蜜代替。不喜甜者也可不加糖。

養生功效

這款豆漿非常美味，還可健脾胃、利尿、安神、養顏。

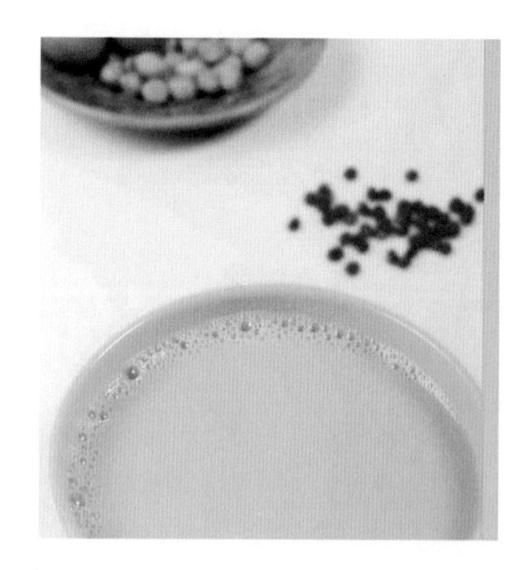

桂圓花生紅豆豆漿

材料

桂圓 20 克，花生 20 克，紅豆 80 克，白糖（或冰糖）適量。

做法

1 將紅豆洗淨，浸泡 6～8 小時備用；花生略泡；桂圓去皮去核。2 將浸泡好的紅豆、花生和桂圓一起放入豆漿機中，加水至上下水位線之間，啟動機器。3 將打出的桂圓花生紅豆豆漿過濾後，按個人口味趁熱加適量白糖（或冰糖）調味，不宜吃糖者，可用蜂蜜代替。不喜甜者也可不加糖。

養生功效

這款豆漿不僅能夠養血，還可安心養神。

紅棗黑豆豆漿

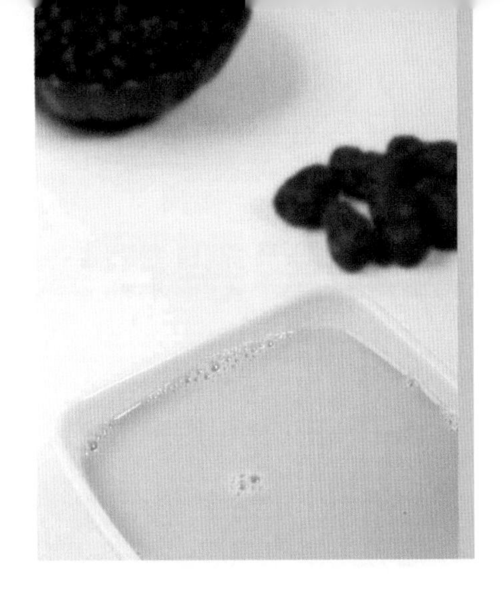

材料

黑豆 80 克，黃豆 30 克，紅棗 10 粒，白糖（或冰糖）適量。

做法

1 將黑豆、黃豆洗淨，浸泡 6～8 小時備用；紅棗洗乾淨後，用溫水泡開。**2** 將浸泡好的黑豆、黃豆和紅棗一起放入豆漿機中，加水至上下水位線之間，啟動機器。**3** 將打出的紅棗黑豆豆漿過濾後，按個人口味趁熱加適量白糖（或冰糖）調味，不宜吃糖者，可用蜂蜜代替。

養生功效

這款豆漿可補腎養心、益氣補血。

燕麥紅棗豆漿

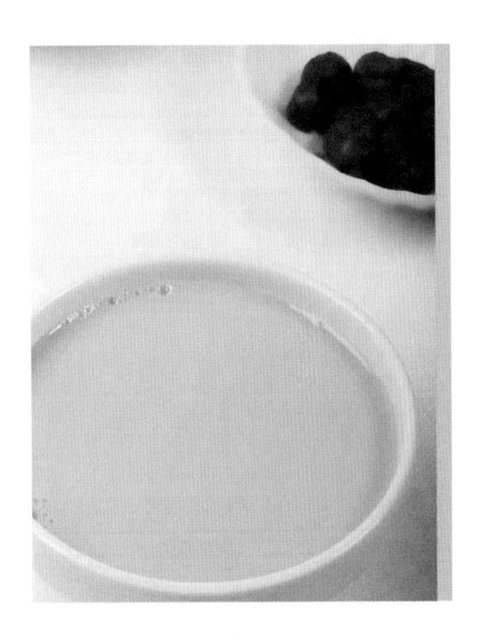

材料

黃豆 50 克，紅棗 30 克，燕麥 20 克，白糖（或冰糖）適量。

做法

1 將黃豆洗淨，浸泡 6～8 小時備用；紅棗洗淨，用溫水泡開；燕麥淘洗乾淨，浸泡 2 小時。**2** 將浸泡好的黃豆、燕麥、紅棗一起放入豆漿機中，加清水至上下水位線之間，啟動機器。**3** 將打出的燕麥紅棗豆漿過濾後，按個人口味趁熱加適量白糖（或冰糖）調味，不宜吃糖者，可用蜂蜜代替。

養生功效

這款豆漿可養血安神，有效緩解煩躁鬱悶、心神不寧等更年期症狀。

蓮藕雪梨豆漿

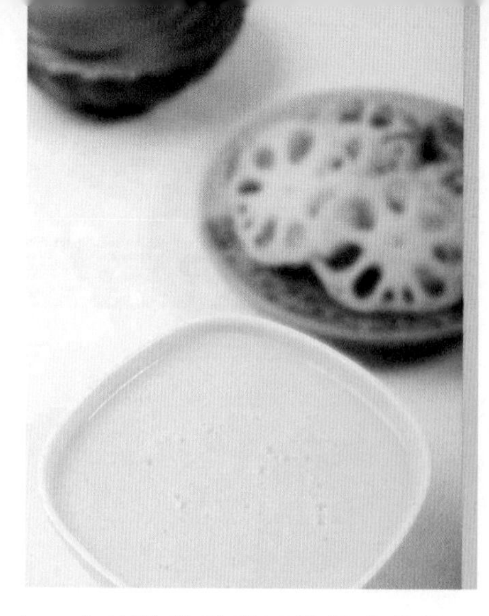

材料

蓮藕 30 克，雪梨 1 個，黃豆 50 克。

做法

1 將黃豆洗淨，浸泡 6～8 小時待用；蓮藕去皮，切片，放入開水中略焯，撈出瀝乾；雪梨清洗後，去皮去核，切片。2 將浸泡好的黃豆和蓮藕片、雪梨片一起放入豆漿機中，加清水至上下水位線之間，啟動機器。3 將打出的蓮藕雪梨豆漿過濾後即可飲用。

養生功效

這款豆漿有補益氣血、生津潤燥、清熱安神之效，有助於緩解更年期煩躁、焦慮不安、失眠症狀。

三紅豆漿

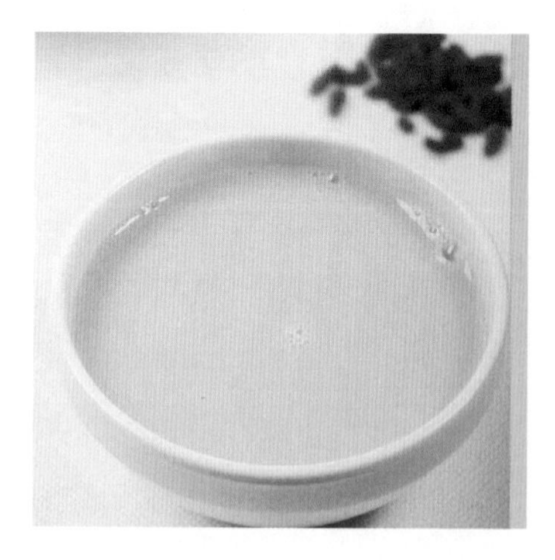

材料

紅豆 50 克，紅棗 20 克，枸杞 30 克，白糖（或冰糖）適量。

做法

1 將紅豆洗淨，浸泡 6～8 小時備用；紅棗、枸杞洗淨，用溫水泡開。2 將浸泡好的紅豆、紅棗、枸杞一起放入豆漿機中，加清水至上下水位線之間，啟動機器。3 將打出的三紅豆漿過濾後，按個人口味趁熱加適量白糖（或冰糖）調味，不宜吃糖者，可用蜂蜜代替。不喜甜者也可不加糖。

養生功效

這款豆漿可補氣安神、養血。

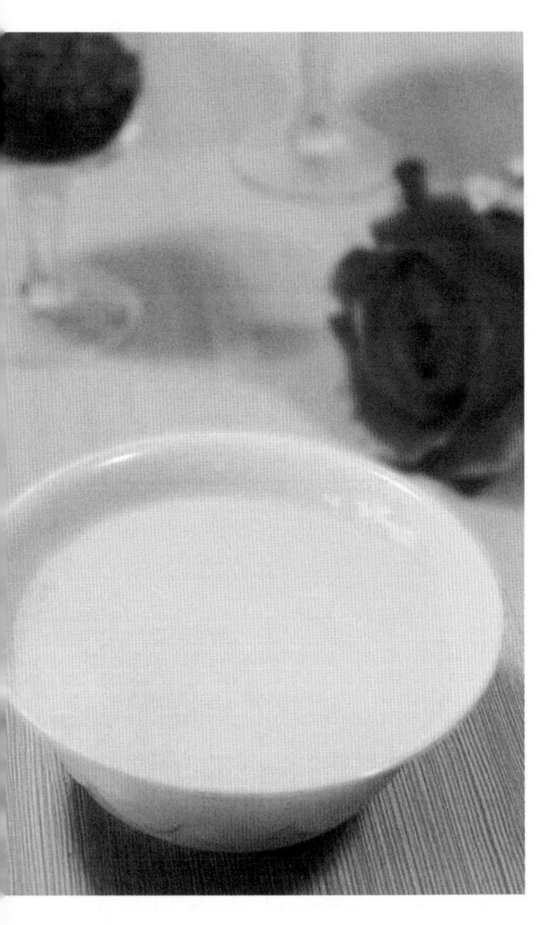

玫瑰花紅豆豆漿

材料

玫瑰花 5 ～ 8 朵，紅豆 90 克，白糖（或冰糖）適量。

做法

1 將紅豆洗淨，浸泡 6 ～ 8 小時備用；玫瑰花瓣洗淨後備用。2 將浸泡好的紅豆和玫瑰花瓣一起放入豆漿機中，加清水至上下水位線之間，啟動機器。3 將打出的玫瑰花紅豆豆漿過濾後，按個人口味趁熱加適量白糖（或冰糖）調味，以減少玫瑰花的澀味。不宜吃糖者，可用蜂蜜代替。

養生功效

自古以來，玫瑰花是女人養顏的佳品。玫瑰花之所以能夠養顏，是因為它具有理氣活血的作用，能夠幫助女性改善暗黃的肌膚，讓肌膚變得更有光澤；紅豆也是女人養顏的好幫手，可補血，多吃可以令人氣色紅潤。紅豆和玫瑰花搭配而成的豆漿，有活血化瘀的作用，具有美容養顏、提升膚色的功效。

! 貼心提示

玫瑰花具有活血化瘀的作用，孕婦不宜飲用這款豆漿，以免導致流產。

大米紅棗豆漿

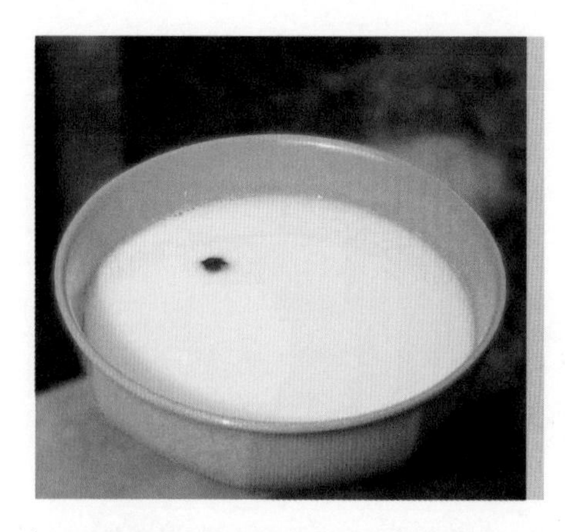

材料

大米 25 克，紅棗 25 克，黃豆 50 克，白糖（或冰糖）適量。

做法

1 將黃豆洗淨，浸泡 6～8 小時備用；大米淘洗乾淨，浸泡 2 小時；紅棗洗淨、去核，切碎備用。2 將泡好的黃豆、大米和紅棗一起放入豆漿機中，加清水至上下水位線之間，啟動機器。3 將打出的大米紅棗豆漿過濾後，按個人口味趁熱加適量白糖（或冰糖）調味，不宜吃糖者，可用蜂蜜代替。不喜甜者也可不加糖。

養生功效

這款豆漿有健脾、美容養顏的功效。

桂花茯苓豆漿

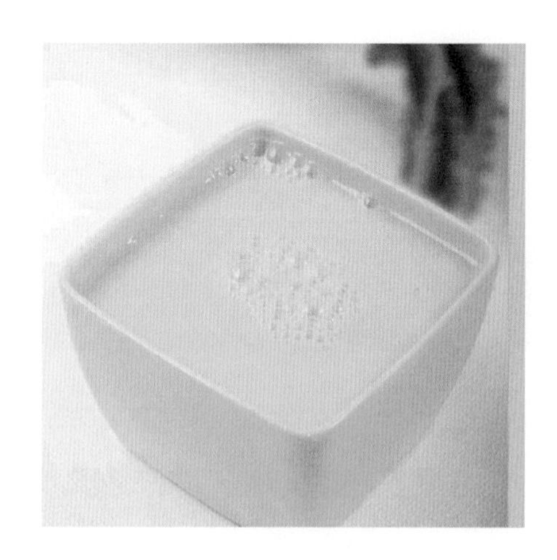

材料

桂花 10 克，茯苓粉 20 克，黃豆 70 克，白糖（或冰糖）適量。

做法

1 將黃豆洗淨，浸泡 6～8 小時備用；桂花洗淨備用。2 將浸泡好的黃豆和桂花一起放入豆漿機中，加入茯苓粉，加清水至上下水位線之間，啟動機器。3 將打出的桂花茯苓豆漿過濾後，按個人口味趁熱加適量白糖（或冰糖）調味，不宜吃糖者，可用蜂蜜代替。

養生功效

這款豆漿不僅美味開胃，還可養顏潤澤肌膚。

茉莉玫瑰花豆漿

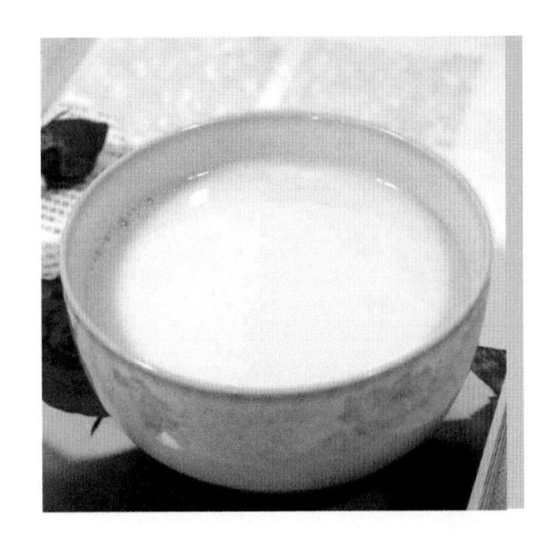

材料

茉莉花 3 朵，玫瑰花 3 朵，黃豆 90 克，白糖（或冰糖）適量。

做法

1 將黃豆洗淨，浸泡 6～8 小時備用；茉莉花瓣、玫瑰花瓣洗淨備用。2 將浸泡好的黃豆和茉莉花瓣、玫瑰花瓣一起放入豆漿機中，加清水至上下水位線之間，啟動機器。3 將打出的茉莉玫瑰花豆漿過濾後，按個人口味趁熱加適量白糖（或冰糖）調味，不宜吃糖者，可用蜂蜜代替。

養生功效

這款豆漿能夠讓人的皮膚變得更水嫩，氣色更好。

香橙豆漿

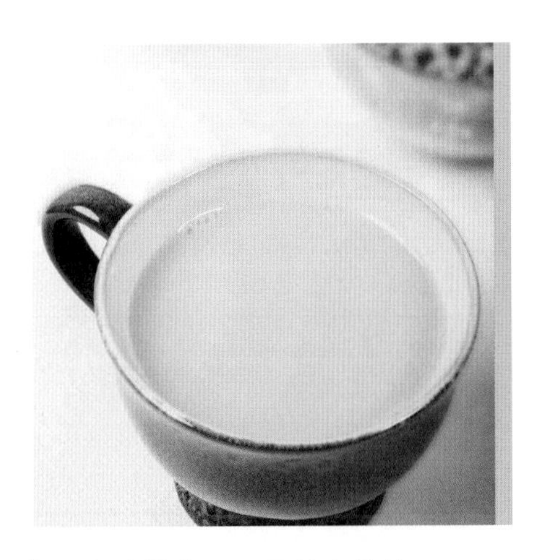

材料

橙 1 個，黃豆 50 克，白糖（或冰糖）適量。

做法

1 將黃豆洗淨，浸泡 6～8 小時備用；橙去皮、去籽後切開。2 將浸泡好的黃豆和橙一起放入豆漿機中，加清水至上下水位線之間，啟動機器。3 將打出的香橙豆漿過濾後，按個人口味趁熱加適量白糖（或冰糖）調味，不宜吃糖者，可用蜂蜜代替。

養生功效

這款豆漿味道酸甜可口，色澤美豔，富含維他命 C，可抗氧化、防衰老。

薏米玫瑰豆漿

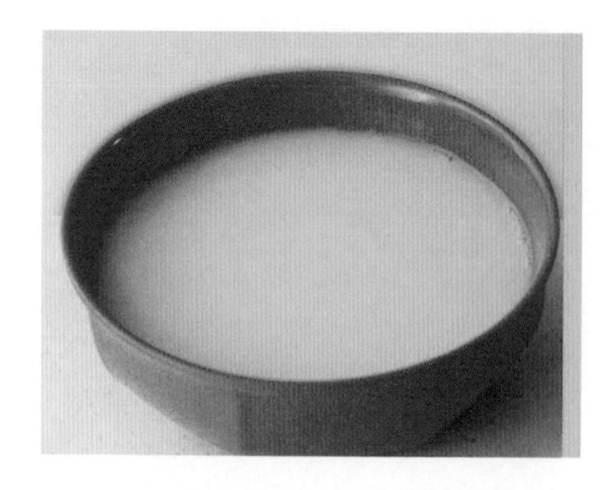

材料

薏米 20 克，玫瑰花 15 朵，黃豆 50 克，白糖（或冰糖）適量。

做法

1 將黃豆洗淨，浸泡 6～8 小時備用；玫瑰花洗淨；薏米淘洗乾淨，浸泡 2 小時。2 將浸泡好的黃豆、薏米和玫瑰花一起放入豆漿機中，加清水至上下水位線之間，啟動機器。3 將打出的薏米玫瑰豆漿過濾後，按個人口味趁熱加適量白糖（或冰糖）調味，不宜吃糖者，可用蜂蜜代替。

養生功效

這款豆漿有助於消除面部暗瘡、色斑，還可利尿消腫。

紅棗蓮子豆漿

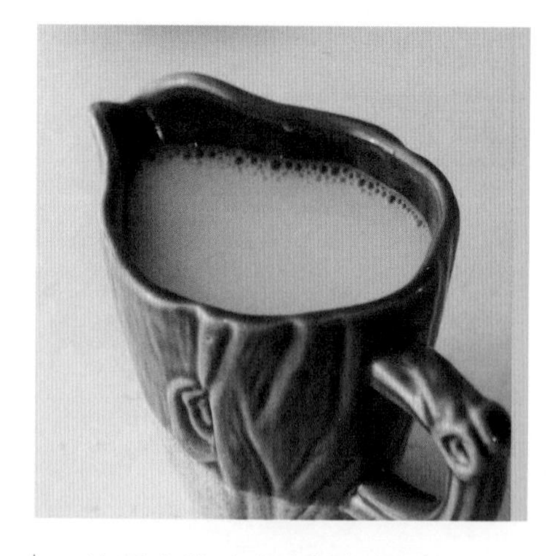

材料

紅棗 15 克，蓮子 15 克，黃豆 50 克，白糖（或冰糖）適量。

做法

1 將黃豆洗淨，浸泡 6～8 小時備用；紅棗洗淨，去核，切碎；蓮子洗淨後略泡。2 將浸泡好的黃豆和紅棗、蓮子一起放入豆漿機中，加清水至上下水位線之間，啟動機器。3 將打出的紅棗蓮子豆漿過濾後，按個人口味趁熱加適量白糖（或冰糖）調味，不宜吃糖者，可用蜂蜜代替。

養生功效

這款豆漿能夠養血安神，人休息好了，皮膚看上去自然更有光彩。

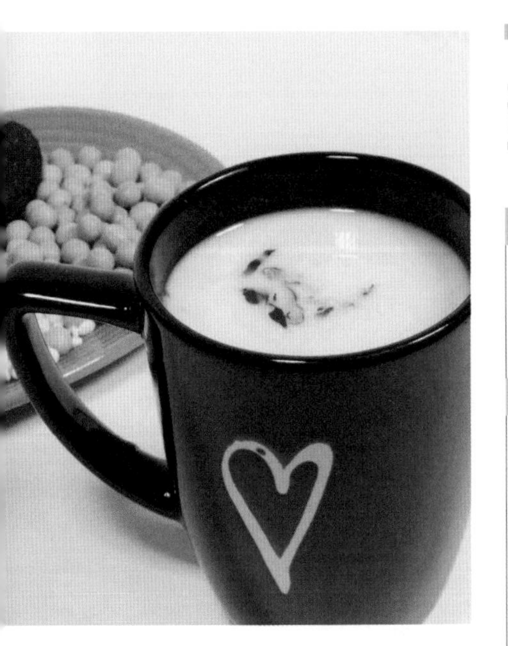

薏米紅棗豆漿

材料

薏米 30 克，紅棗 20 克，黃豆 50 克，白糖（或冰糖）適量。

做法

1 將黃豆洗淨，浸泡 6 ～ 8 小時備用；紅棗洗淨，去核，切碎；薏米淘洗乾淨，浸泡 2 小時。2 將浸泡好的黃豆、薏米和紅棗一起放入豆漿機中，加清水至上下水位線之間，啟動機器。3 將打出的薏米紅棗豆漿過濾後，按個人口味趁熱加適量白糖（或冰糖）調味，不宜吃糖者，可用蜂蜜代替。不喜甜者也可不加糖。

養生功效

中醫認為，薏米能強筋骨、健脾胃、消水腫、祛風濕、清肺熱，運化水濕是脾的主要功能之一，喝進來的水、吃進來的食物，如不能轉化為人體可以利用的營養，就會化生濕濁，體內濕氣太重就會影響脾的功能。薏米能夠化濕健脾，促進代謝，從而達到減肥的目的；紅棗營養豐富，益氣補血，和脾胃，助運化。所以薏米、黃豆和紅棗製作出的豆漿適宜水腫型肥胖者食用，在減肥的同時兼顧營養。

! 貼心提示

因為紅棗的糖分含量較高，所以糖尿病患者應當少食或者不食。凡是濕熱內盛、腹部脹滿者也應少食紅棗。

荷葉豆漿

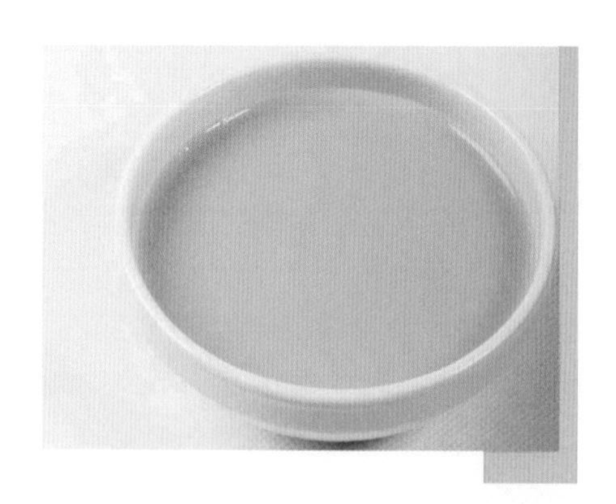

材料

荷葉 30 克，黃豆 70 克，白糖（或冰糖）適量。

做法

1 將黃豆洗淨，浸泡 6～8 小時備用；荷葉洗淨撕成碎塊。2 將浸泡好的黃豆、荷葉一起放入豆漿機中，加清水至上下水位線之間，啟動機器。3 將打出的荷葉豆漿過濾後，按個人口味趁熱加適量白糖（或冰糖）調味，不宜吃糖者，可用蜂蜜代替。不喜甜者也可不加糖。

養生功效

荷葉豆漿是一款安全、綠色的減肥佳品。

西芹綠豆豆漿

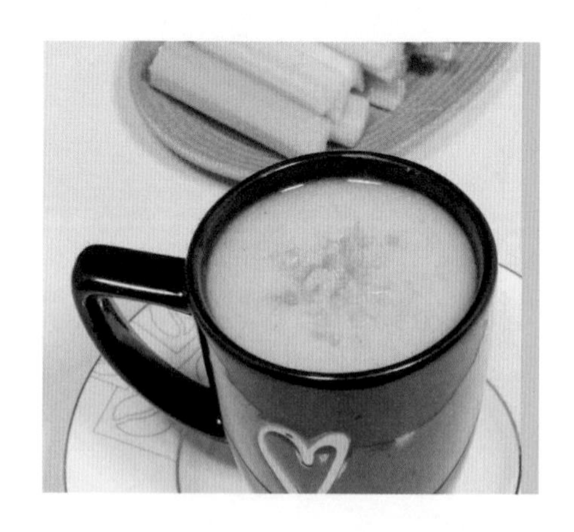

材料

西芹 20 克，綠豆 80 克。

做法

1 將綠豆洗淨，浸泡 6～8 小時備用；西芹擇洗乾淨後，切成碎塊。2 將浸泡好的綠豆和西芹塊一起放入豆漿機中，添加清水至上下水位線之間，啟動機器。3 將打出的西芹綠豆豆漿過濾後即可飲用。

養生功效

西芹含豐富膳食纖維，可抑制脂肪、膽固醇的吸收，促進腸胃蠕動，是減肥降脂的佳品。西芹亦富含鉀，可利尿、消腫、降壓、護心，是有益健康的綠色食材。

糙米紅棗豆漿

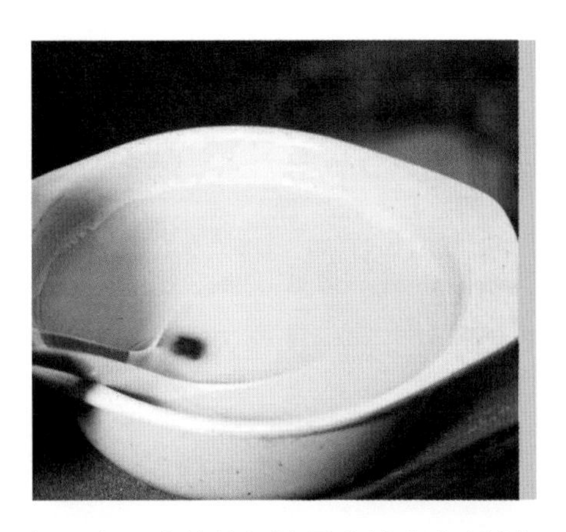

材料

糙米 30 克，紅棗 20 克，黃豆 50 克，白糖（或冰糖）適量。

做法

1 將黃豆洗淨，浸泡 6 ～ 8 小時備用；紅棗洗淨，去核，切碎；糙米淘洗乾淨，浸泡 2 小時。2 將浸泡好的黃豆、糙米和紅棗一起放入豆漿機中，加清水至上下水位線之間，啟動機器。3 將打出的糙米紅棗豆漿過濾後，按個人口味趁熱加適量白糖（或冰糖）調味，不宜吃糖者，可用蜂蜜代替。

養生功效

這款豆漿有很好的減肥功效，非常適合減肥人士飲用。

荷葉綠豆豆漿

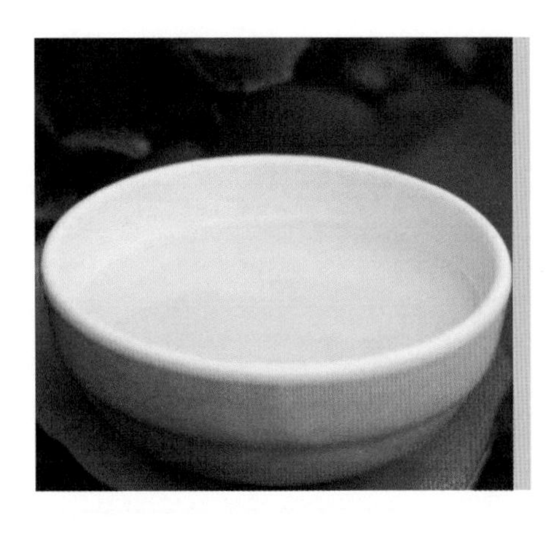

材料

荷葉 20 克，綠豆 30 克，黃豆 50 克。

做法

1 將黃豆、綠豆洗淨，浸泡 6 ～ 8 小時備用；荷葉擇洗乾淨後，撕碎。2 將浸泡好的黃豆、綠豆和切碎的荷葉一起放入豆漿機中，加清水至上下水位線之間，啟動機器。3 將打出的荷葉綠豆豆漿過濾後即可飲用。

養生功效

荷葉之所以被奉為減肥瘦身的良藥，主要是因為荷葉有利尿、通便的功效。這款豆漿是一種安全、綠色的減肥佳品。

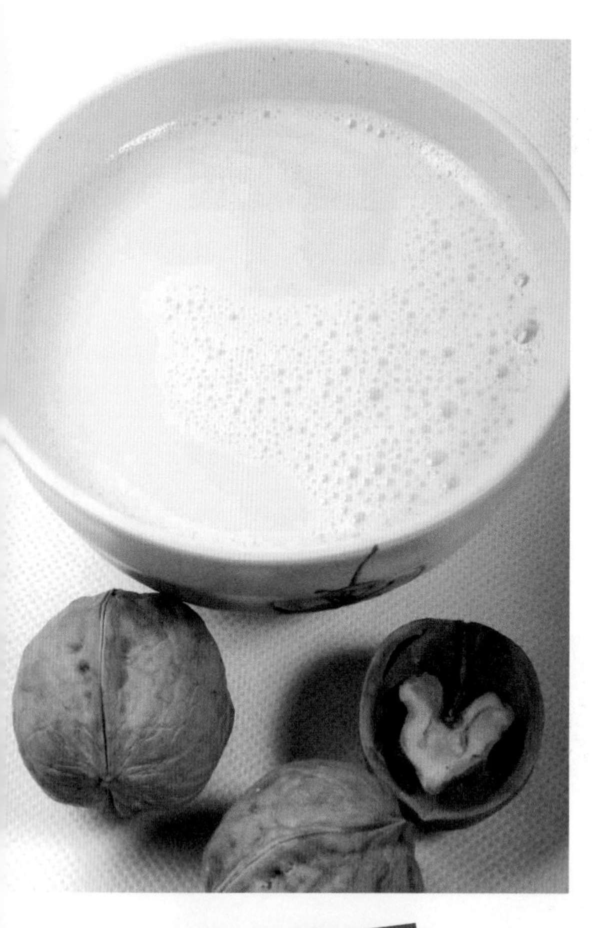

核桃蜂蜜豆漿

材料

核桃仁 2～3 顆，黃豆 80 克，蜂蜜 10 克。

做法

1 將黃豆洗淨，浸泡6～8小時備用。核桃仁碾碎。**2** 將浸泡好的黃豆和核桃仁一起放入豆漿機中，並加水至上下水位線之間，啟動機器。**3** 將打出的豆漿過濾後，待稍涼往豆漿中加蜂蜜即可。

養生功效

因為「髮為血之餘」，腦力工作者常因用腦過度，耗傷心血而出現脫髮情況。常吃核桃仁能夠改善腦循環，增強腦力。血旺則髮黑，而且核桃仁富含多種維他命，所以適合因為腎虛而致的頭髮早白、脫髮等現象。這款豆漿能夠緩解因壓力過大導致的脫髮、白髮，經常飲用有烏髮的功效。

! 貼心提示

挑選核桃時需注意，質量差的核桃仁碎且泛油，黏手，色黑褐，有變壞的味道，不能食用。如果把整個核桃放在水裏，無仁核桃不會下沉，優質核桃則沉入水中。

核桃黑豆豆漿

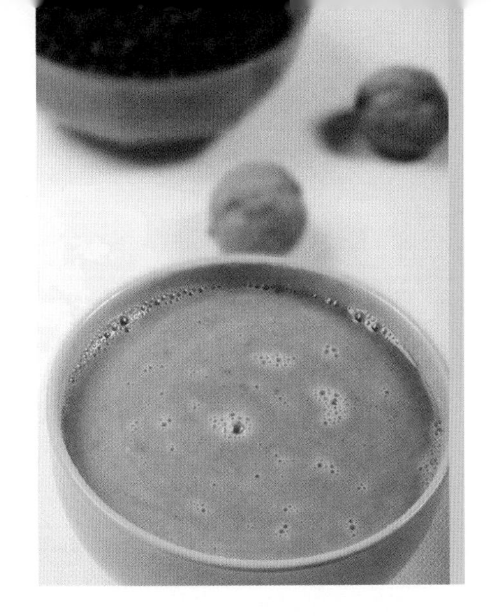

材料

黑豆 80 克，核桃仁 1 ～ 2 顆，白糖（或冰糖）適量。

做法

1 將黑豆洗淨，浸泡 6 ～ 8 小時備用；核桃仁碾碎。2 將浸泡好的黑豆和碾碎的核桃仁一起放入豆漿機中，加清水至上下水位線之間，啟動機器。3 將打出的核桃黑豆豆漿過濾後，按個人口味趁熱加適量白糖或冰糖調味，不宜吃糖者，可用蜂蜜代替。不喜甜者也可不加糖。

養生功效

這款豆漿具有補腎功效，可烏髮、防脫髮。

芝麻核桃豆漿

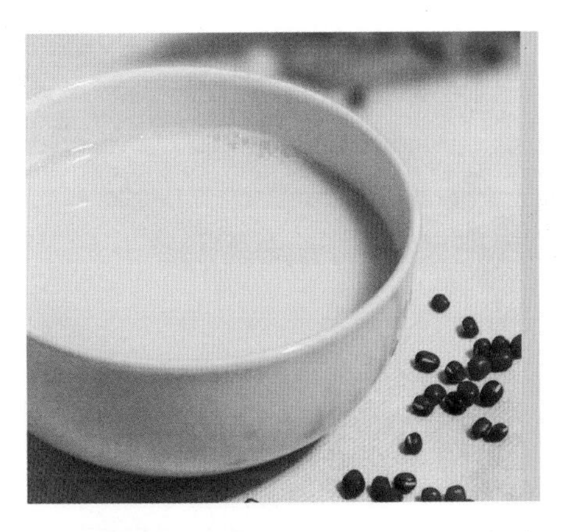

材料

黃豆 70 克，黑芝麻 20 克，核桃仁 1 ～ 2 顆，白糖（或冰糖）適量。

做法

1 將黃豆洗淨，浸泡 6 ～ 8 小時備用；黑芝麻淘去沙粒；核桃仁碾碎。2 將浸泡好的黃豆和黑芝麻、核桃仁一起放入豆漿機中，添加清水至上下水位線之間，啟動機器。3 將打出的芝麻核桃豆漿過濾後，按個人口味趁熱加適量白糖（或冰糖）調味，不宜吃糖者，可用蜂蜜代替。不喜甜者也可不加糖。

養生功效

這款豆漿可補益肝腎、補血生津、烏髮潤髮，還可防止頭髮乾枯。

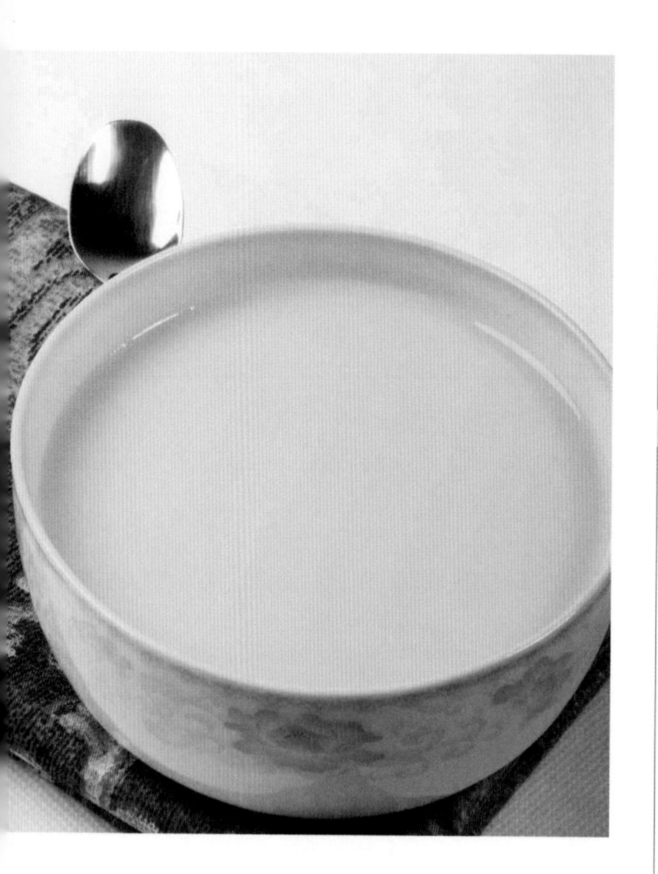

茯苓米香豆漿

材料

黃豆 60 克，粳米 25 克，茯苓粉 15 克，白糖（或冰糖）適量。

做法

1 將黃豆洗淨，浸泡 6～8 小時備用；粳米淘洗乾淨，浸泡 2 小時。2 將浸泡好的黃豆、粳米和茯苓粉一起放入豆漿機中，加清水至上下水位線之間，啟動機器。3 將打出的茯苓米香豆漿過濾後，按個人口味趁熱加適量白糖（或冰糖）調味，不宜吃糖者，可用蜂蜜代替。不喜甜者也可不加糖。

養生功效

茯苓健脾、利濕、輕身、益壽。近年藥理研究發現，茯苓中富含的茯苓多醣能增強人體免疫功能，可以提高人體的抗病能力，起到防病、延緩衰老的作用；黃豆富含蛋白質，粳米富含碳水化合物，兩者配搭茯苓製成的豆漿，不但可以健脾利濕、補充人體所需營養，還能延緩衰老，減輕歲月給肌膚帶來的影響。

! 貼心提示

茯苓粉在中藥店可以買到。熬煮的時候要不時攪拌一下，以免黏鍋。

杏仁芝麻糯米豆漿

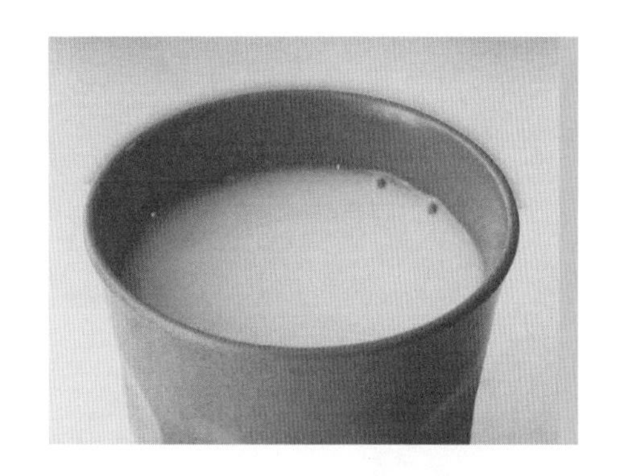

材料

糯米 20 克，熟芝麻 10 克，杏仁 10 克，黃豆 50 克，白糖（或蜂蜜）適量。

做法

1 將黃豆洗淨，浸泡 6～8 小時備用；糯米洗淨，浸泡 2 小時；熟芝麻和杏仁分別碾碎。**2** 將浸泡好的黃豆、糯米和熟芝麻、杏仁一起放入豆漿機中，加清水至上下水位線之間，啟動機器。**3** 將打出的杏仁芝麻糯米豆漿過濾後，按個人口味趁熱加適量白糖，或等豆漿稍涼後加入蜂蜜即可飲用。

養生功效

這款豆漿能夠延緩衰老，預防多種慢性病。

三黑豆漿

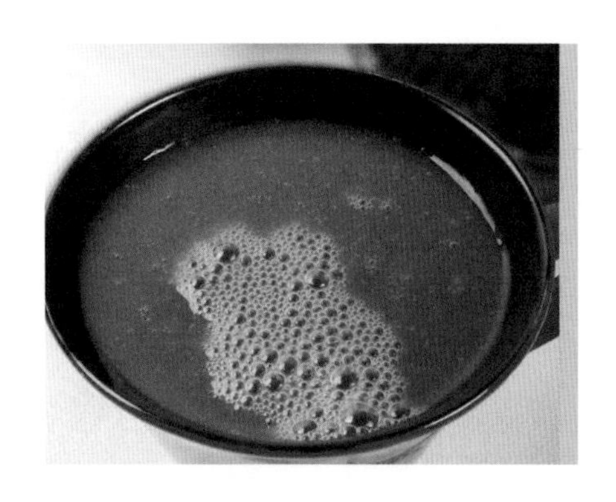

材料

黑豆 50 克，黑米 30 克，黑芝麻 20 克，白糖（或冰糖）適量。

做法

1 將黑豆洗淨，浸泡 6～8 小時備用；黑米淘洗乾淨，浸泡 2 小時；黑芝麻淘洗乾淨，焙出香味。**2** 將浸泡好的黑豆、黑米和黑芝麻一起放入豆漿機中，加清水至上下水位線之間，啟動機器。**3** 將打出的三黑豆漿過濾後，按個人口味趁熱加適量白糖（或冰糖）調味，不宜吃糖者，可用蜂蜜代替。

養生功效

這款豆漿具有補腎填精益髓之效。

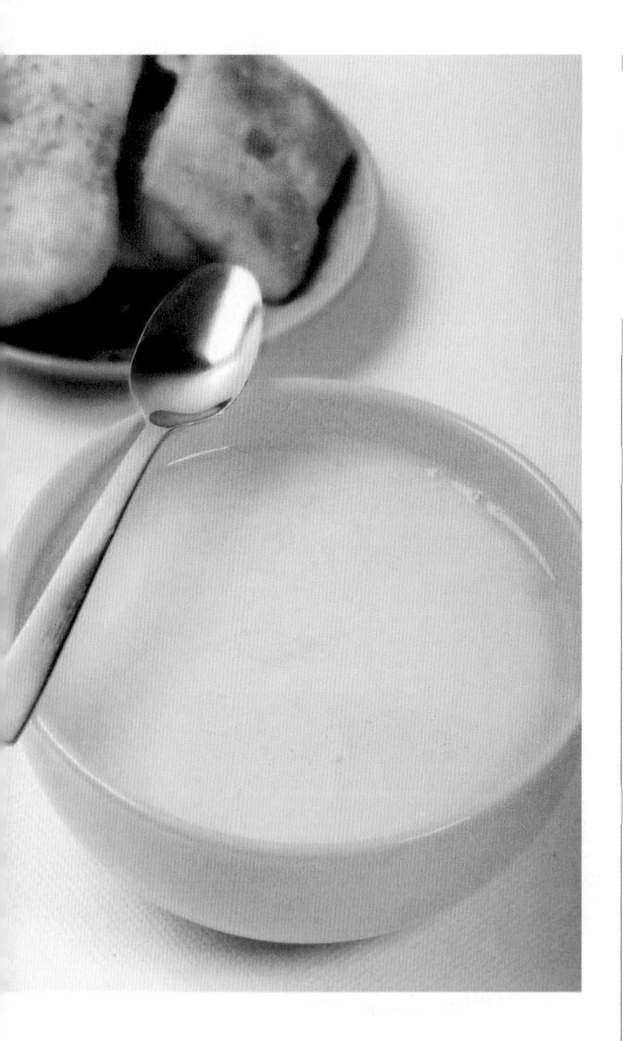

生菜綠豆豆漿

材料

生菜 30 克，綠豆 20 克，黃豆 50 克。

做法

1 將黃豆、綠豆洗淨，浸泡 6 ～ 8 小時備用；生菜洗淨後切碎。2 將浸泡好的黃豆、綠豆和切好的生菜一起放入豆漿機中，加清水至上下水位線之間，啟動機器。3 將打出的生菜綠豆豆漿過濾後即可飲用。

養生功效

香脆可口的生菜也是一種排毒功效很強的食材，生菜富含膳食纖維，可促進腸胃蠕動，有利於體內毒素排出，還可以逐漸降低血液中的膽固醇。另外，生菜性微寒，可清熱瀉火、消積散瘀。綠豆具有清熱解毒、止渴利尿等功效。這款豆漿具有排毒、清熱的養生作用。

! 貼心提示

生菜容易殘留農藥，沖洗後，最好用清水泡一泡。另外，生菜和綠豆均性涼，患有尿頻和胃寒的人不宜多飲生菜綠豆豆漿。

蓮藕豆漿

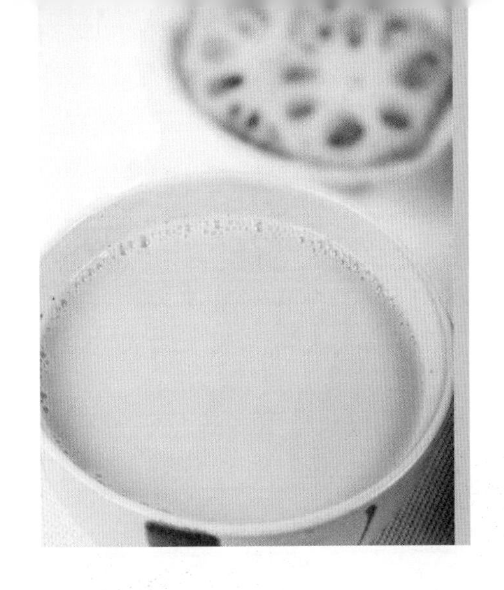

材料

蓮藕 50 克，黃豆 50 克。

做法

1 將黃豆洗淨，浸泡 6～8 小時備用；蓮藕去皮後切成小片，放入開水中略焯，撈出瀝乾。**2** 將浸泡好的黃豆和蓮藕片一起放入豆漿機中，加清水至上下水位線之間，啟動機器。**3** 將打出的蓮藕豆漿過濾後即可飲用。

養生功效

這款豆漿能夠清熱解毒，幫助排出體內廢物，滋養皮膚，增強人體抗病能力。

無花果豆漿

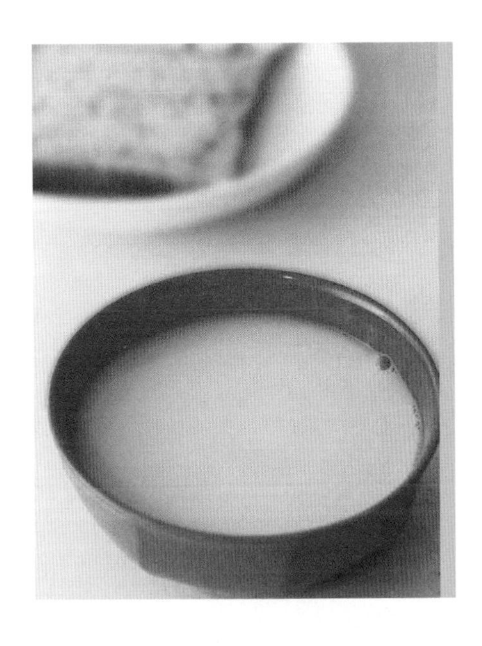

材料

無花果 2 個，黃豆 80 克，白糖（或冰糖）適量。

做法

1 將黃豆洗淨，浸泡 6～8 小時備用；無花果洗淨，去蒂，切粒。**2** 將浸泡好的黃豆和無花果一起放入豆漿機中，加清水至上下水位線之間，啟動機器。**3** 將打出的無花果豆漿過濾後，按個人口味趁熱加適量白糖（或冰糖）調味，不宜吃糖者，可用蜂蜜代替。

養生功效

這款豆漿具有促進腸胃蠕動、助消化、排毒養顏的作用。

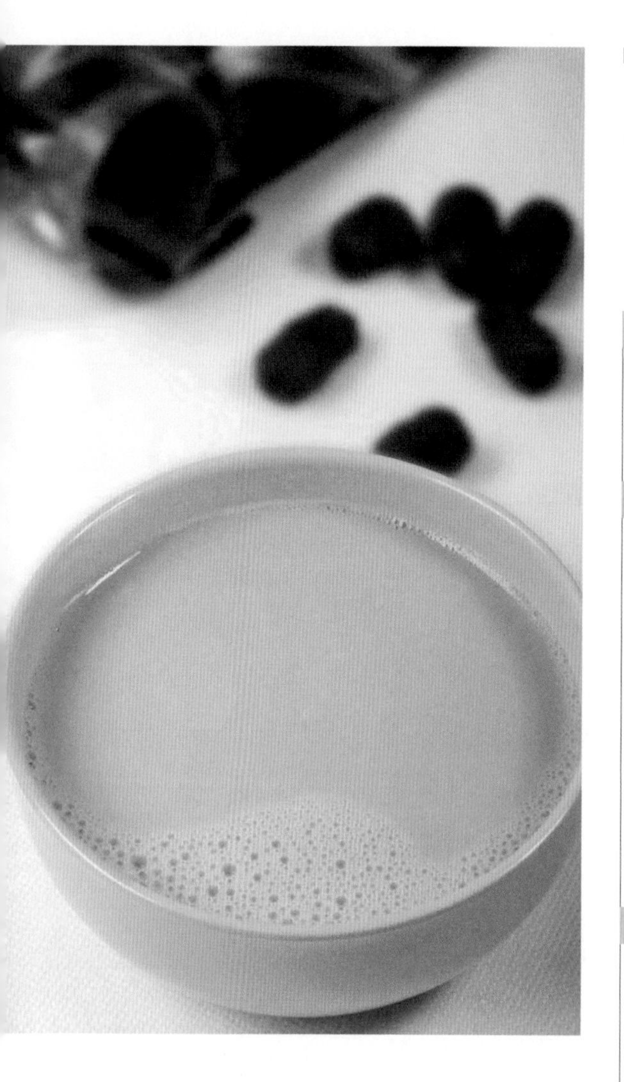

紅棗紫米豆漿

材料

紅棗 10 克，紫米 30 克，黃豆 60 克，白糖（或蜂蜜）適量。

做法

1 將黃豆洗淨，浸泡 6～8 小時備用；紅棗洗乾淨，去核；紫米淘洗乾淨，浸泡 2 小時。**2** 將浸泡好的黃豆、紫米和紅棗一起放入豆漿機中，加清水至上下水位線之間，啟動機器。**3** 將打出的紅棗紫米豆漿過濾後，按個人口味趁熱加適量白糖（或蜂蜜）即可飲用。

養生功效

紅棗具有養血安神的功效，是滋陰的良藥，可改善怕冷、面色蒼白和手腳冰冷的現象。紫米也叫作「血糯米」，有養血的功效。這款豆漿有養血安神的功效。

貼心提示

因為紅棗的糖分含量較高，糖尿病患者應少食或者不食。凡是濕熱內盛、腹部脹滿者也應少食紅棗紫米豆漿。

黃芪糯米豆漿

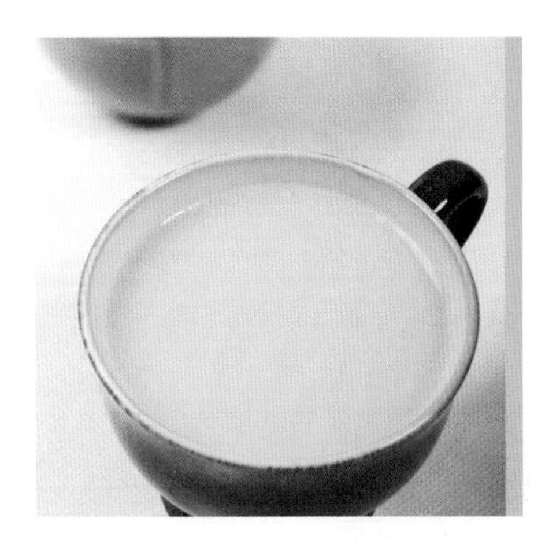

材料

黃芪 25 克，糯米 50 克，黃豆 50 克，白糖（或冰糖）適量。

做法

1 將黃豆洗淨，浸泡 6 ～ 8 小時備用；黃芪煎汁備用；糯米淘洗乾淨備用。2 將浸泡好的黃豆和糯米一起放入豆漿機中，倒入黃芪汁，加清水至上下水位線之間，啟動機器。3 將打出的黃芪糯米豆漿過濾後，按個人口味趁熱加適量白糖（或冰糖）調味，不宜吃糖者，可用蜂蜜代替。

養生功效

這款豆漿可補氣升陽，常飲用可緩解壓力、睏倦、短氣等症狀。

花生紅棗豆漿

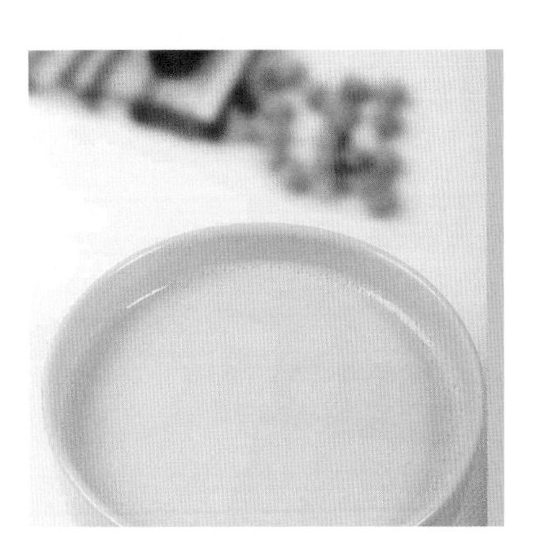

材料

黃豆 60 克，紅棗 15 克，花生 15 克，白糖（或冰糖）適量。

做法

1 將黃豆洗淨，浸泡 6 ～ 8 小時備用；紅棗洗淨，去核；花生仁洗淨。2 將上述食材一起放入豆漿機中，加清水至上下水位線之間，啟動機器。3 將打出的豆漿過濾後，按個人口味趁熱加適量白糖（或冰糖）調味，不宜吃糖者，可用蜂蜜代替。不喜甜者也可不加糖。

養生功效

這款豆漿既能養血、補血，又能止血，也適宜消瘦畏寒人群飲用。

祛痘淡斑

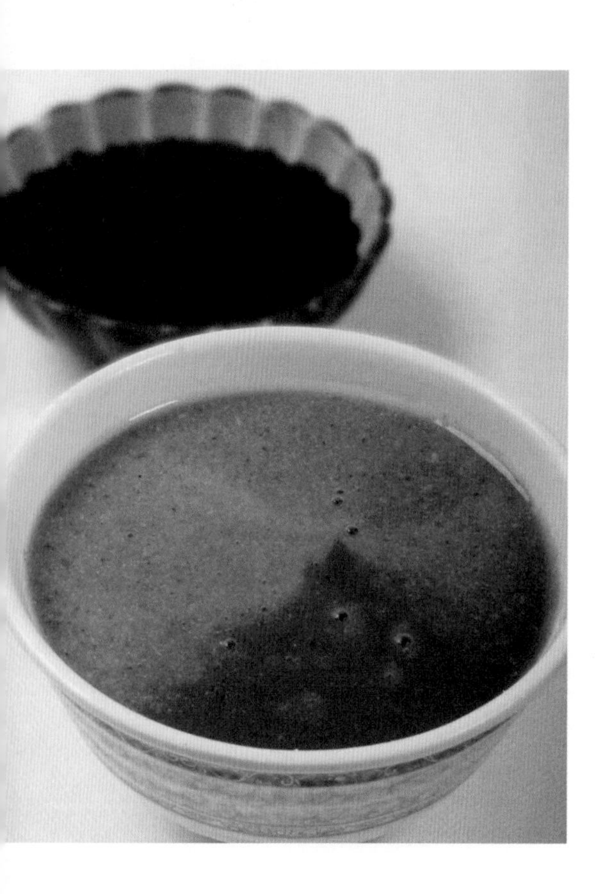

黑芝麻黑棗豆漿

材料

黑芝麻10克，黑棗30克，黑豆60克，白糖（或冰糖）適量。

做法

1 將黑豆洗淨，浸泡6～8小時備用；黑芝麻淘去沙粒；黑棗去核，洗淨，切碎。2 將浸泡好的黑豆和洗淨的黑芝麻、黑棗一起放入豆漿機中，加水至上下水位線之間，啟動機器。3 將打出的黑芝麻黑棗豆漿過濾後，按個人口味趁熱加適量白糖（或冰糖）調味，不宜吃糖者，可用蜂蜜代替。

養生功效

長過痘痘的皮膚，會存在一定程度的色素沉着，而且皮膚也會變得粗糙。這時就可以用黑芝麻黑棗豆漿來調理皮膚。黑芝麻美容功效顯著，黑芝麻中的維他命E可使皮膚柔嫩、光澤。黑芝麻還能潤腸通便。黑棗富含維他命C和鐵，可補血養血，使氣血暢通，氣色也會好起來。這款豆漿適合消除痘痘後調理皮膚時飲用。

貼心提示

豆漿中若放入太多的黑棗，飲用後會引起胃酸過多和腹脹，需要特別注意。

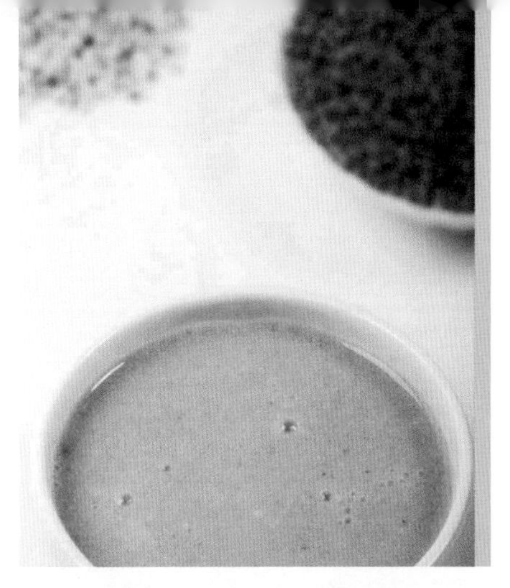

薏米綠豆豆漿

材料

薏米 20 克，綠豆 30 克，黃豆 50 克，白糖（或蜂蜜）適量。

做法

1 將黃豆、綠豆洗淨，浸泡 6 ～ 8 小時備用；薏米淘洗乾淨，浸泡 2 小時。**2** 將浸泡好的黃豆、綠豆、薏米一起放入豆漿機中，加清水至上下水位線之間，啟動機器。**3** 將打出的薏米綠豆豆漿過濾後，按個人口味趁熱加適量白糖，或等豆漿稍涼後加入蜂蜜即可飲用。

養生功效

這款豆漿可抑制皮膚油脂分泌、清潔毛孔，抑制痘痘生成。

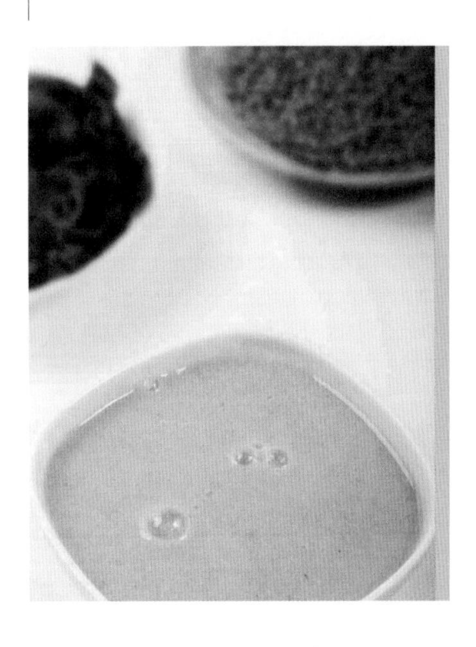

海帶綠豆豆漿

材料

海帶 30 克，綠豆 70 克，白糖（或冰糖）適量。

做法

1 綠豆洗淨，浸泡 6 ～ 8 小時，泡至發軟；海帶洗淨，切碎。**2** 將浸泡好的綠豆和海帶一起放入豆漿機中，加清水至上下水位線之間，啟動機器，煮至豆漿機提示海帶綠豆豆漿做好。**3** 將打出的海帶綠豆豆漿過濾後，按個人口味趁熱添加適量白糖（或冰糖）調味，不宜吃糖者，可用蜂蜜代替。

養生功效

這款豆漿能通過補鋅，抑制青春痘的生成，適合青春期少年防痘時飲用。

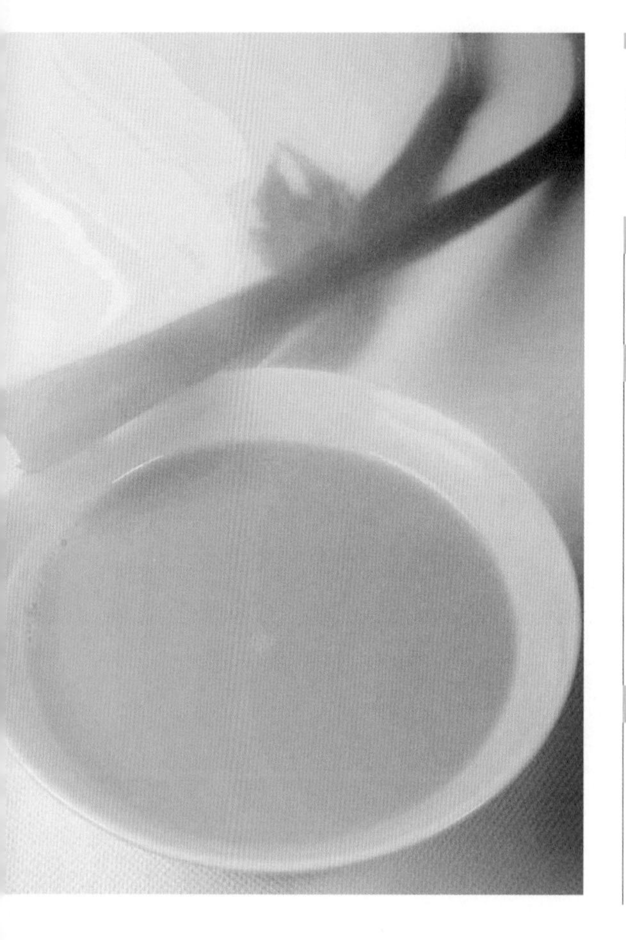

西芹豆漿

材料

西芹 20 克，黃豆 80 克。

做法

1 將黃豆洗淨，浸泡 6 ～ 8 小時備用；西芹擇洗乾淨後，切成碎件。2 將浸泡好的黃豆和西芹一起放入豆漿機中，加清水至上下水位線之間，啟動機器。3 將打出的西芹豆漿過濾後即可飲用。

養生功效

民間有「多吃芹菜不用問，降低血壓喊得應」的諺語。芹菜能減少腎上腺素的分泌，所以具有降低和平穩血壓的效果。這款豆漿有助於降低血壓。

! 貼心提示

西芹會抑制睪酮的生成，具有殺精作用，會減少精子數量，所以年輕的男性朋友應少飲西芹豆漿。

西芹黑豆豆漿

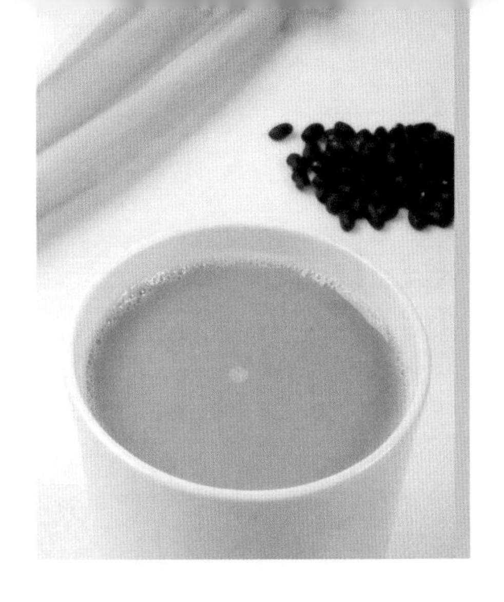

材料

西芹 30 克，黑豆 70 克。

做法

1 將黑豆洗淨，浸泡 6～8 小時備用；西芹擇洗乾淨後，切成碎件。2 將浸泡好的黑豆和西芹一起放入豆漿機中，加清水至上下水位線之間，啟動機器。3 將打出的西芹黑豆豆漿過濾後即可飲用。

養生功效

這款豆漿營養豐富，可保護血管，防止動脈粥樣硬化，有效降低血壓。

芸豆蠶豆豆漿

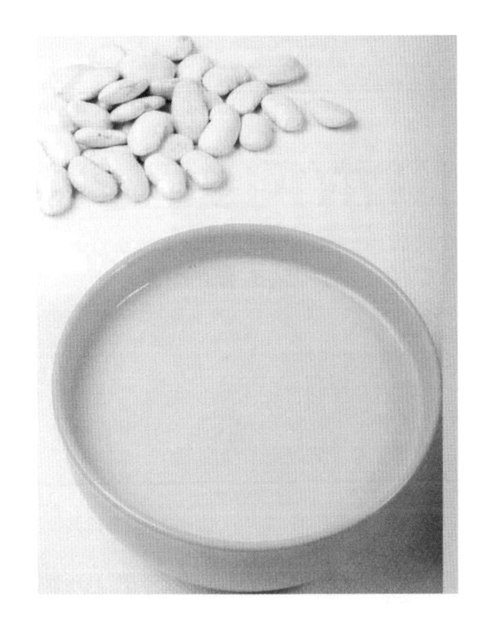

材料

芸豆 50 克，蠶豆 50 克，白糖（或冰糖）適量。

做法

1 將芸豆和蠶豆洗淨，浸泡 6～8 小時備用。2 將浸泡好的芸豆和蠶豆一起放入豆漿機中，並加水至上下水位線之間，啟動機器。3 將打出的芸豆蠶豆豆漿過濾後，按個人口味趁熱加適量白糖（或冰糖）調味，不宜吃糖者，可用蜂蜜代替。不喜甜者也可不加糖。

養生功效

這款豆漿可養血通脈，有預防心血管疾病之效。

薏米青豆黑豆豆漿

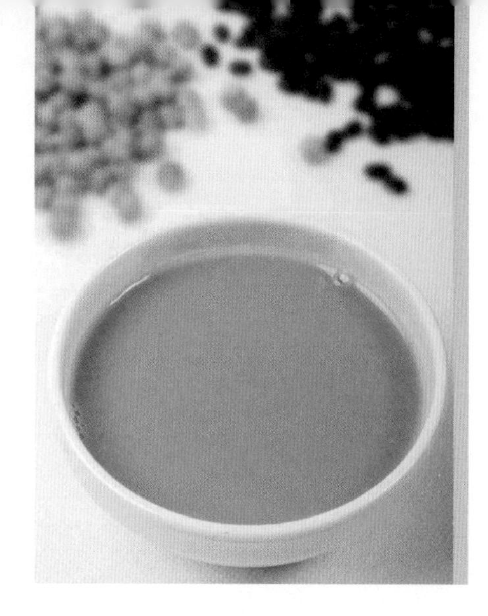

材料

黑豆 60 克，青豆 20 克，薏米 20 克，白糖（或冰糖）適量。

做法

1 將黑豆、青豆洗淨，泡至發軟備用；薏米淘洗淨，浸泡 2 小時。2 將浸泡好的黑豆、青豆、薏米一起放入豆漿機中，加清水煮至豆漿做好。3 將豆漿過濾後，按個人口味趁熱加適量白糖（或冰糖）調味，不宜吃糖者，可用蜂蜜代替。不喜甜者也可不加糖。

養生功效

這款豆漿不但營養均衡，而且養腎利尿，可預防高血壓，維持血壓平穩。

小米荷葉黑豆豆漿

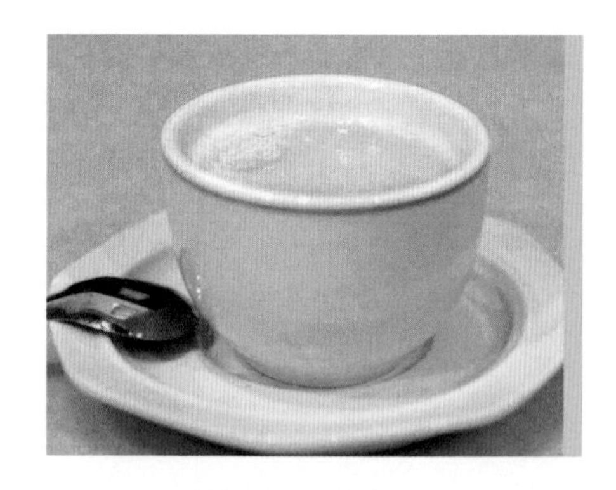

材料

荷葉 20 克，小米 30 克，黑豆 50 克，白糖（或冰糖）適量。

做法

1 將黑豆洗淨，浸泡 6 ～ 8 小時備用；荷葉洗淨，切碎；小米洗淨，浸泡 2 小時。2 將浸泡好的黑豆、小米與荷葉一起放入豆漿機中，加清水至上下水位線之間，啟動機器。3 將打出的小米荷葉黑豆豆漿過濾後，按個人口味趁熱加適量白糖（或冰糖）調味，不宜吃糖者，可用蜂蜜代替。

養生功效

這款豆漿能夠抑制血管收縮，改善心肌循環，從而降低血壓。

血脂異常

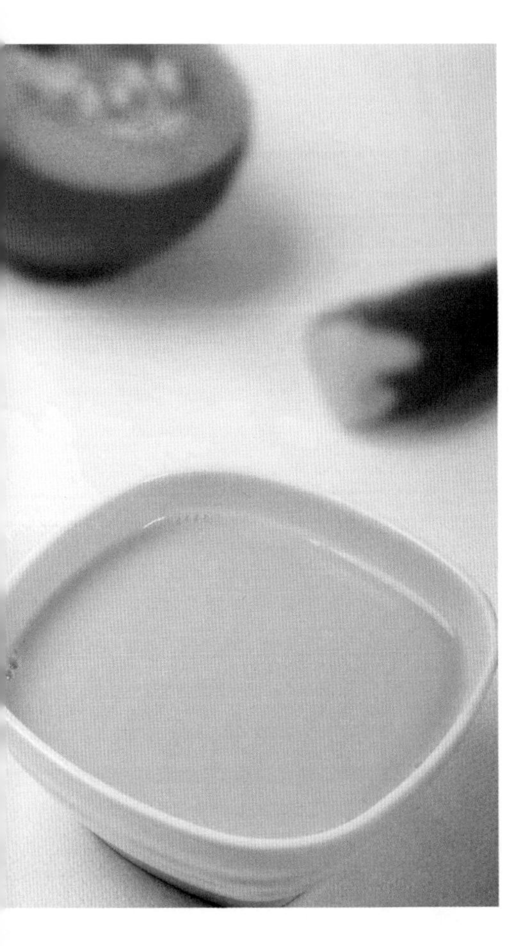

紫薯南瓜豆漿

材料

紫薯 20 克，南瓜 3 克，黃豆 50 克。

做法

1 將黃豆洗乾淨後，浸泡 6～8 小時備用；紫薯去皮、洗淨，之後切成小碎塊；南瓜去皮，洗淨後切成小碎塊。

2 將浸泡好的黃豆和切好的紫薯、南瓜一起放入豆漿機中，加清水至上下水位線之間，啟動機器。

養生功效

紫薯中富含花青素，花青素具有抗氧化作用。花青素和維他命 C 組合可使膽固醇分解成膽汁鹽，進而排出體外。換言之，紫薯中的花青素能加快有害膽固醇的分解和排出。南瓜可降血脂，助消化，提高機體免疫力。這款豆漿有助消化，降低膽固醇，改善血脂異常，也是去油脂的減肥佳品。

貼心提示

胃酸過多者不宜飲過多紫薯南瓜豆漿。

番薯芝麻豆漿

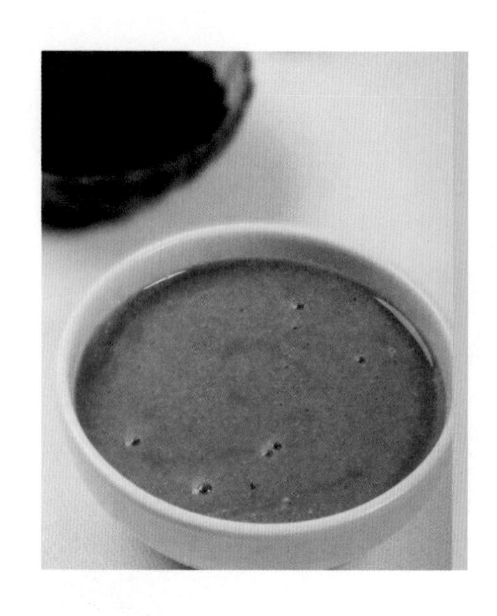

材料

番薯 50 克，黑芝麻 20 克，黃豆 30 克。

做法

1 將黃豆洗淨，浸泡 6～8 小時備用；番薯去皮洗淨，切成小塊；黑芝麻淘去沙粒。2 將浸泡好的黃豆和切好的番薯、淘淨的黑芝麻一起放入豆漿機中，加清水至上下水位線之間，啟動機器。3 將打出的番薯芝麻豆漿過濾，待溫熱後即可飲用。

養生功效

這款豆漿富含膳食纖維和維他命 E，可降血脂、護血管。

黃金米豆漿

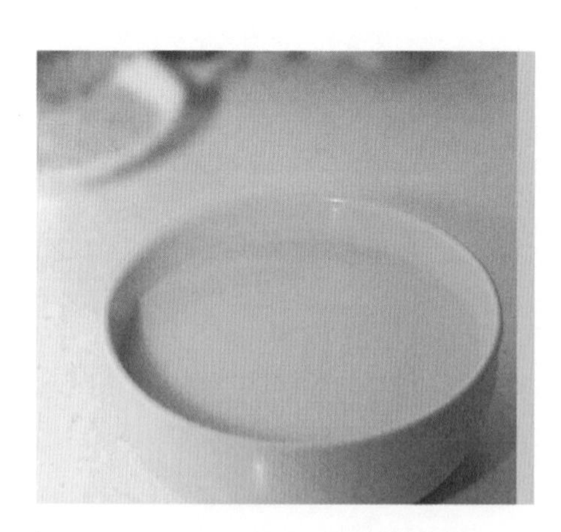

材料

黃金米 50 克，黃豆 50 克，白糖（或蜂蜜）適量。

做法

1 將黃豆洗淨，浸泡 6～8 小時備用；黃金米淘洗乾淨，浸泡 2 小時。2 將浸泡好的黃豆、黃金米一起放入豆漿機中，加清水至上下水位線之間，啟動機器。3 將打出的黃金米豆漿過濾後，按個人口味趁熱加適量白糖，或等豆漿稍涼後加入蜂蜜即可飲用。

養生功效

這款豆漿具有降血脂、健脾和胃之效。

山楂蕎麥豆漿

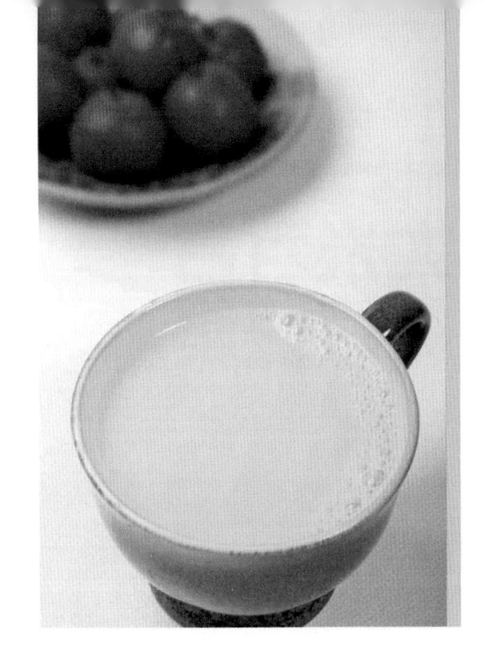

材料

蕎麥 30 克，山楂 20 克，黃豆 50 克。

做法

1 將黃豆洗淨，浸泡 6～8 小時備用；蕎麥淘淨；山楂去核，洗淨，切碎。2 將浸泡好的黃豆和蕎麥、山楂一起放入豆漿機中，添加清水至上下水位線之間，啟動機器。3 將打出的山楂蕎麥豆漿過濾，待溫熱後即可飲用。

養生功效

這款豆漿可調節脂類代謝，起到軟化血管、降低血脂的作用。

葡萄紅豆豆漿

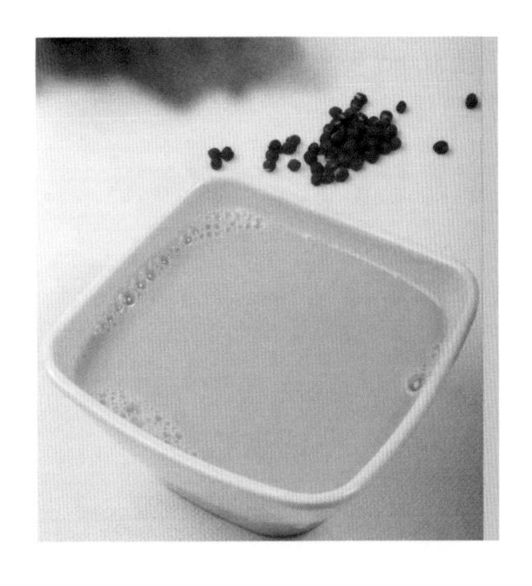

材料

葡萄 6～10 粒，紅豆 80 克。

做法

1 將紅豆洗淨，浸泡 6～8 小時備用；葡萄去皮、去籽。2 將浸泡好的紅豆和葡萄一起放入豆漿機中，加清水至上下水位線之間，啟動機器。3 將打出的葡萄紅豆豆漿過濾，待至溫熱後即可飲用。

養生功效

此款豆漿富含花青素等植物活性物質，可促進脂類代謝，抗氧化，保護心腦血管健康。

大米百合紅豆豆漿

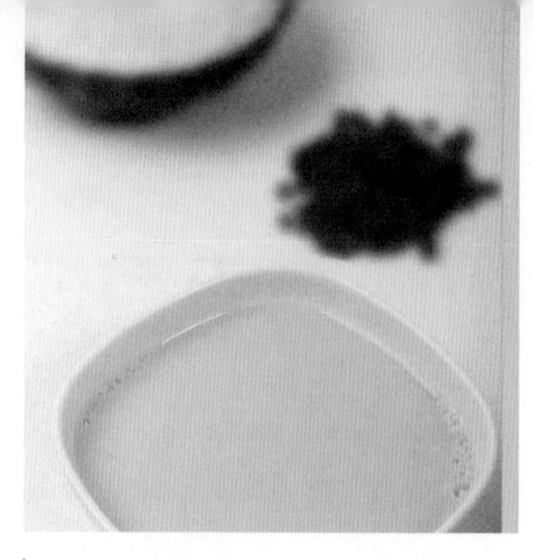

材料

乾百合 20 克，紅豆 50 克，大米 30 克。

做法

1 將紅豆洗淨，浸泡 6～8 小時備用；乾百合洗淨後略泡；大米淘洗乾淨，浸泡 2 小時。2 將浸泡好的紅豆、大米和百合一起放入豆漿機中，加清水至上下水位線之間，啟動機器。3 將打出的大米百合紅豆豆漿過濾，待至溫熱後即可飲用。

養生功效

這款豆漿可促進脂肪分解，抑制脂肪在體內的堆積。

薏米檸檬紅豆豆漿

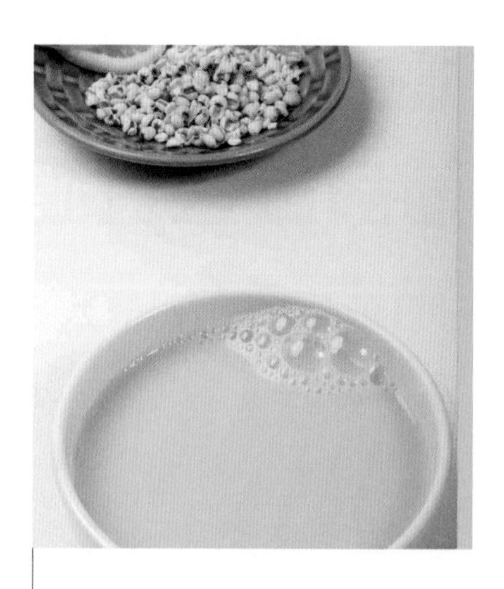

材料

紅豆、薏米各 40 克，陳皮、檸檬各 10 克。

做法

1 將紅豆清洗乾淨後，在清水中浸泡 6～8 小時，泡至發軟備用；薏米淘洗乾淨，用清水浸泡 2 小時；陳皮和檸檬切碎。2 將浸泡好的紅豆、薏米和陳皮、檸檬一起放入豆漿機中，加清水至上下水位線之間，啟動機器。3 將打出的薏米檸檬紅豆豆漿過濾，待至溫熱後即可飲用。

養生功效

這款豆漿能促進膽固醇代謝，降低血液中膽固醇的濃度。

糖尿病

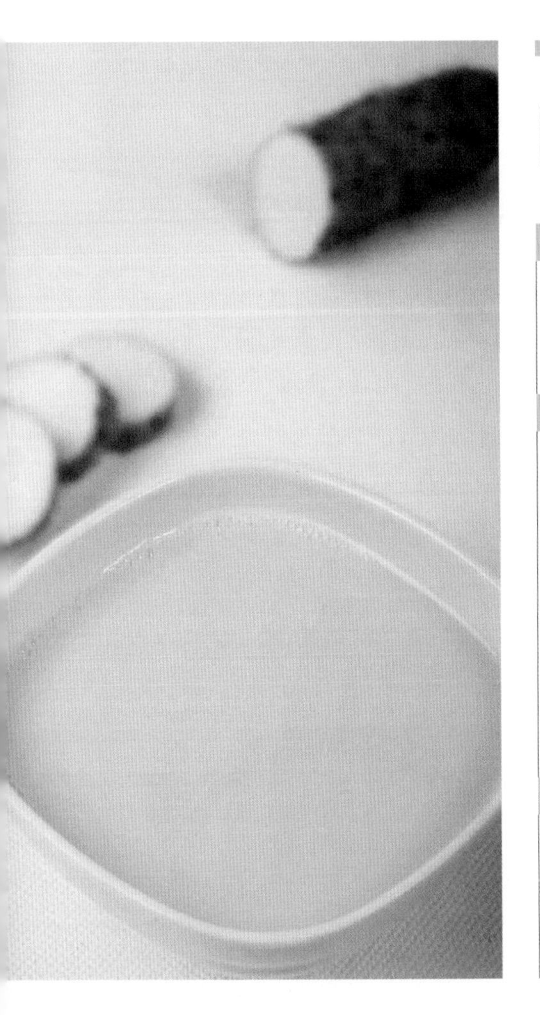

山藥豆漿

材料

山藥 50 克，黃豆 50 克，白糖（或冰糖）適量。

做法

1 將黃豆洗淨，浸泡 6～8 小時備用；山藥去皮後切成小塊，放入開水中焯燙，撈出瀝乾。2 將浸泡好的黃豆和煮熟的山藥塊一起放入豆漿機中，加清水煮至豆漿做好。3 過濾後，按個人口味趁熱加適量白糖（或冰糖）調味。不喜甜者也可不加糖。

養生功效

山藥中富含膳食纖維，能夠延遲胃中食物的排空，對飯後血糖快速升高有很好的控制作用。這款山藥豆漿特別適合糖尿病患者飲用。

! 貼心提示

山藥平補肺、脾、腎三臟，健脾、止泄、益氣，是補益佳品。但因其富含澱粉，所以糖尿病患者食用時，要減掉部分主食。

高粱小米豆漿

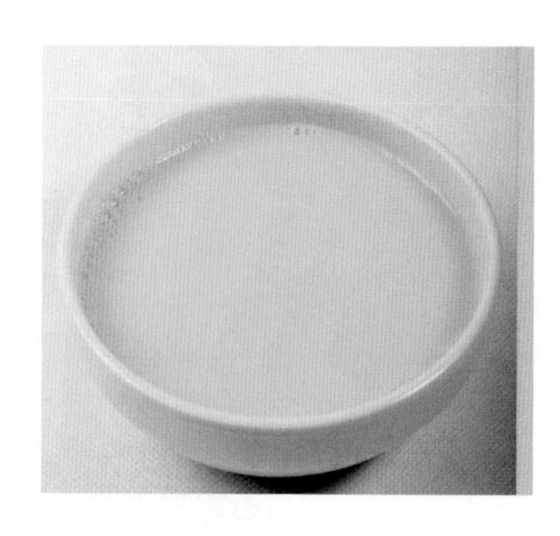

材料

高粱 25 克，小米 25 克，黃豆 50 克。

做法

1 將黃豆洗淨，浸泡 6 ～ 8 小時備用；高粱和小米淘洗乾淨，浸泡 2 小時。2 將浸泡好的黃豆和高粱、小米一起放入豆漿機中，加清水至上下水位線之間，啟動機器。3 將打出的高粱小米豆漿過濾後即可飲用。

養生功效

這款豆漿有較好的降糖、降脂作用，能改善糖耐量、降低膽固醇、促進腸蠕動、防止便秘，對降低血糖十分有效。

燕麥小米豆漿

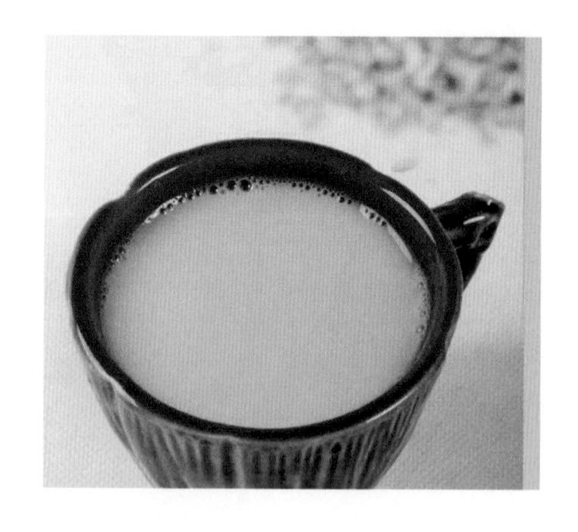

材料

燕麥 30 克，小米 20 克，黃豆 50 克。

做法

1 將黃豆洗淨，浸泡 6 ～ 8 小時備用；燕麥和小米淘洗乾淨，浸泡 2 小時。2 將浸泡好的黃豆和燕麥、小米一起放入豆漿機中，加清水至上下水位線之間，啟動機器。3 將打出的燕麥小米豆漿過濾後即可飲用。

養生功效

燕麥是典型的低升糖指數的食物，可抑制腸道對葡萄糖的吸收；小米含有較多的膳食纖維和礦物質，有利於身體健康。

黑米南瓜豆漿

材料

黑米 20 克，南瓜 30 克，紅棗 2 粒，黃豆 50 克。

做法

1 將黃豆洗淨，在清水中浸泡 6～8 小時；紅棗去核，切碎；南瓜去皮，切塊；黑米淘洗乾淨，用清水浸泡 2 小時。**2** 將上述食材一起放入豆漿機中，加水煮至豆漿做好。**3** 過濾後即可飲用。

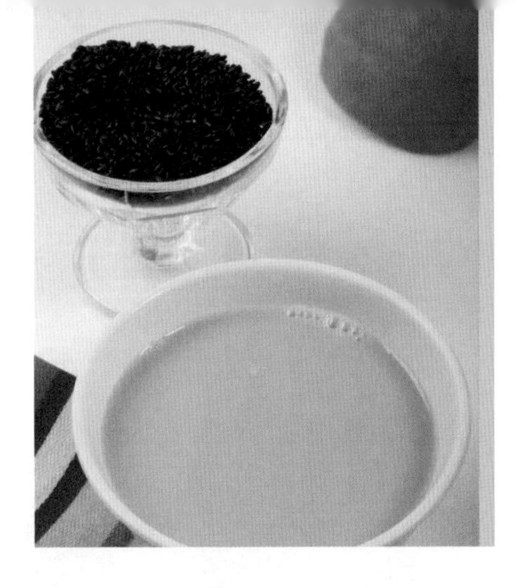

養生功效

黑米的升糖指數較低，此外，黑米中的鉀、鎂等礦物質，有助於改善糖尿病的併發症。南瓜也有一定的降糖作用。這款豆漿適宜糖尿病患者飲用。

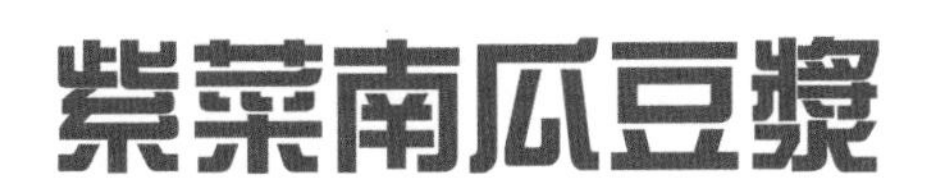

材料

南瓜 30 克，紫菜 20 克，黃豆 50 克。

做法

1 將黃豆洗淨，浸泡 6～8 小時備用；紫菜洗乾淨；南瓜去皮，洗淨後切成小碎塊。**2** 將浸泡好的黃豆和紫菜、南瓜塊一起放入豆漿機中，加清水至上下水位線之間，啟動機器。**3** 將打出的紫菜南瓜豆漿過濾後即可飲用。

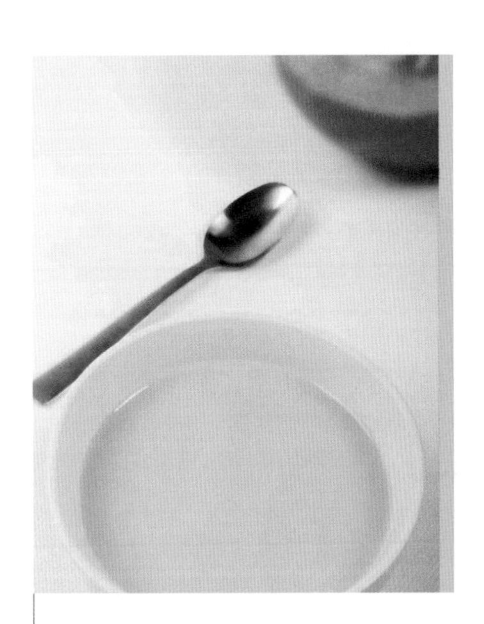

養生功效

南瓜中的降糖活性成分南瓜多醣可顯著降低血糖、降血脂。同時南瓜中的鈷是合成胰島素必須的微量元素。

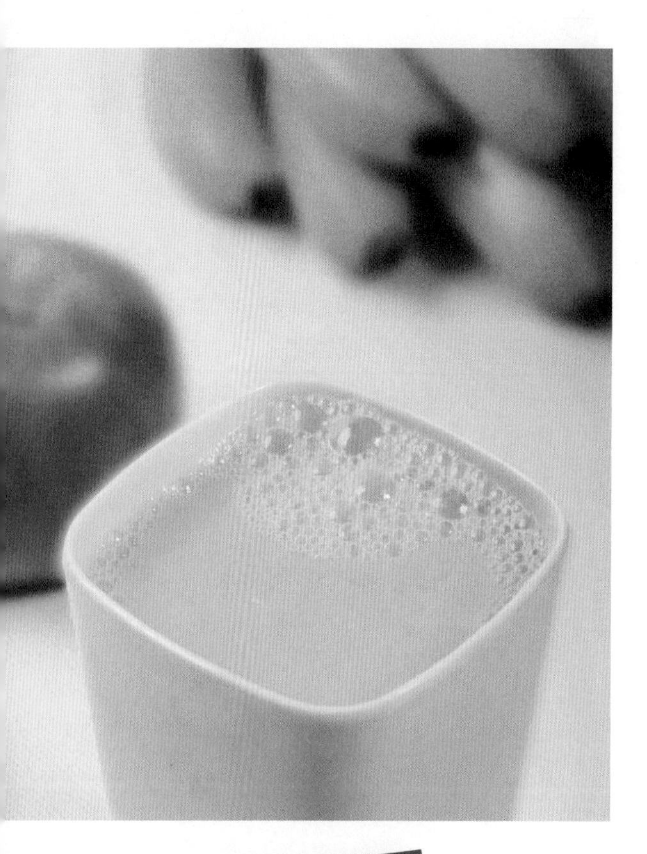

蘋果香蕉豆漿

材料

蘋果 1 個，香蕉 1 隻，黃豆 50 克，白糖（或冰糖）適量。

做法

1 將黃豆洗淨，浸泡 6 ～ 8 小時備用；蘋果清洗後，去皮去核，並切成小塊；香蕉去皮後，切成碎塊。**2** 將浸泡好的黃豆和蘋果、香蕉一起放入豆漿機中，加清水至上下水位線之間，啟動機器。**3** 將打出的蘋果香蕉豆漿過濾後，按個人口味趁熱添加適量白糖（或冰糖）調味，不宜吃糖者，可用蜂蜜代替。

養生功效

蘋果富含膳食纖維，膳食纖維可促進腸胃蠕動，有利於腸道中益菌的生長、繁殖，因此能夠促進排便、清潔腸道；香蕉中的膳食纖維也很豐富，能在腸道中吸收水分，使大便膨脹，並促進腸蠕動而排便。這款豆漿可以增強腸胃蠕動，緩解便秘。

貼心提示

製作蘋果香蕉豆漿時，不要選用未成熟的香蕉，因為未成熟的香蕉含有大量澱粉質、果膠和鞣酸，鞣酸比較難溶，有很強的收斂作用，會抑制胃腸液分泌並抑制其蠕動；如攝入過多尚未熟透且肉質發硬的香蕉，就會引起便秘或加重便秘。

粟米小米豆漿

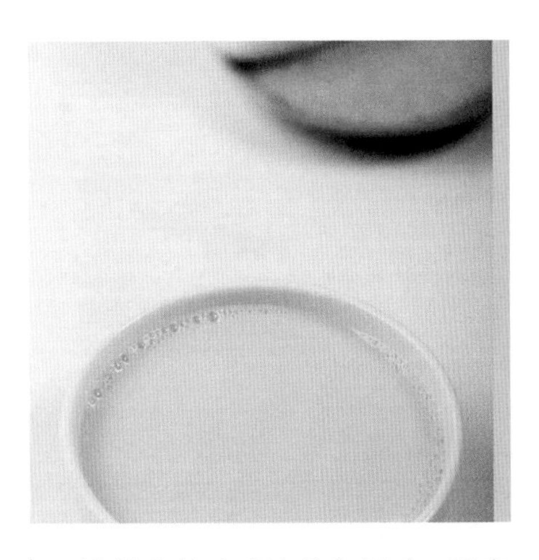

材料

粟米楂 25 克，小米 25 克，黃豆 50 克，白糖（或冰糖）適量。

做法

1 將黃豆洗淨，浸泡 6～8 小時備用；粟米楂和小米淘洗乾淨，浸泡 2 小時。2 將浸泡好的黃豆、粟米楂和小米一起放入豆漿機中，加清水至上下水位線之間，啟動機器。3 將打出的粟米小米豆漿過濾後，按個人口味趁熱加適量白糖（或冰糖）調味，不宜吃糖者，可用蜂蜜代替。

養生功效

這款豆漿有健脾和胃、潤腸通便作用，適合體虛便秘者飲用。

火龍果青豆豆漿

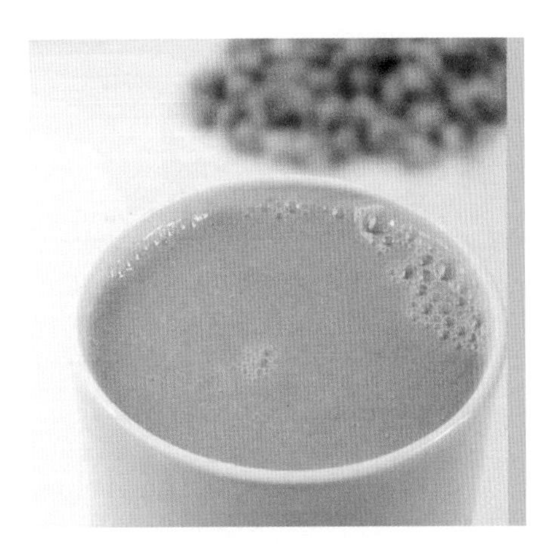

材料

火龍果半個，青豆 20 克，黃豆 50 克，白糖（或冰糖）適量。

做法

1 將黃豆、青豆洗淨，浸泡 6～8 小時備用；火龍果去皮後洗淨，並切成小塊。2 將浸泡好的黃豆、青豆和火龍果一起放入豆漿機中，加清水至上下水位線之間，啟動機器。3 將打出的火龍果青豆豆漿過濾後，按個人口味趁熱加適量白糖（或冰糖）調味，不宜吃糖者，也可不加糖。

養生功效

這款豆漿具有潤腸通便、降脂排濁的功效。

胃 病

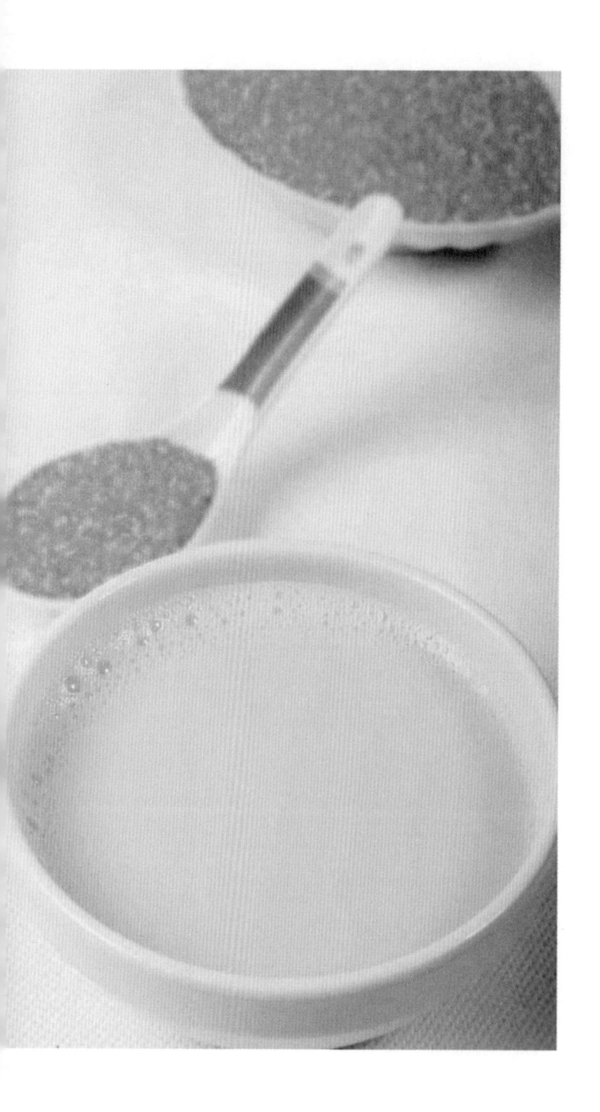

小米豆漿

材料

小米 50 克，黃豆 50 克，白糖（或蜂蜜）適量。

做法

1 將黃豆洗淨，浸泡 6～8 小時備用；小米淘洗乾淨，浸泡 2 小時。2 將浸泡好的黃豆和小米一起放入豆漿機中，加清水至上下水位線之間，啟動機器。3 將打出的小米豆漿過濾後，按個人口味趁熱加適量白糖，或等豆漿稍涼後加入蜂蜜即可飲用。

養生功效

中醫認為小米味甘鹹，有清熱解渴、健胃除濕、和胃安眠等功效，內熱者及脾胃虛弱者更適合食用。有的人胃口不好，吃了小米後既能開胃，又能養胃。民間還流行給產婦吃紅糖小米粥，給嬰兒餵小米粥湯的習慣。小米和黃豆熬成的豆漿色香柔滑、回味悠長，能夠養脾胃、滋陰養血。

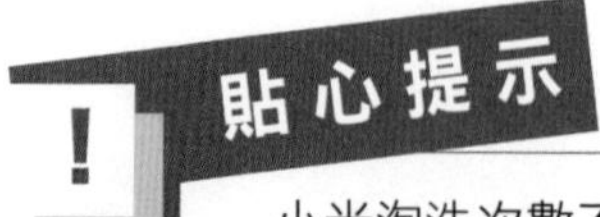

小米淘洗次數不要太多，也不要用力搓洗，以免令外層的營養物質流失。

大米南瓜豆漿

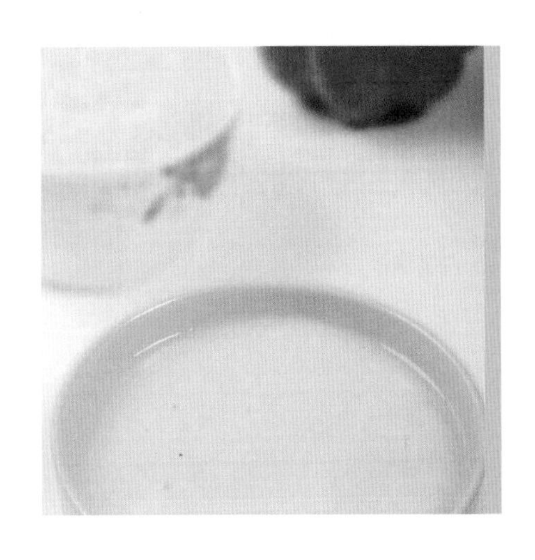

材料

南瓜 30 克，大米 20 克，黃豆 50 克。

做法

1 將黃豆洗淨，浸泡 6 ～ 8 小時備用；南瓜去皮去籽，切成小塊；大米淘洗乾淨，浸泡 2 小時。2 將浸泡好的黃豆、大米和南瓜塊一起放入豆漿機中，加清水至上下水位線之間，啟動機器。3 將打出的豆漿過濾後即可飲用。

養生功效

米湯能夠保護胃腸道黏膜，促進消化液分泌。南瓜能增強腸胃蠕動，保護胃腸道黏膜。黃豆有健脾寬中的作用。

番薯大米豆漿

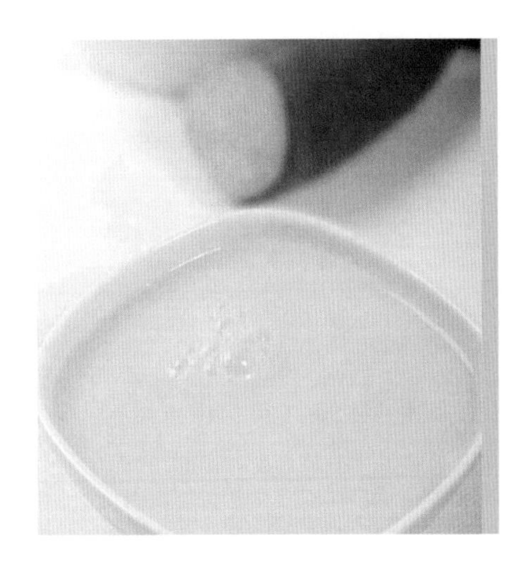

材料

番薯 30 克，大米 20 克，黃豆 50 克。

做法

1 將黃豆洗淨，浸泡 6 ～ 8 小時備用；番薯去皮、洗淨，切小塊；大米淘洗乾淨，浸泡 2 小時。2 將浸泡好的黃豆、大米和番薯放入豆漿機中，加清水至上下水位線之間，啟動機器。3 將打出的豆漿過濾後即可飲用。

養生功效

這款豆漿有健脾暖胃的功效，胃不適時喝一杯，會頓時感覺舒服很多。

糯米豆漿

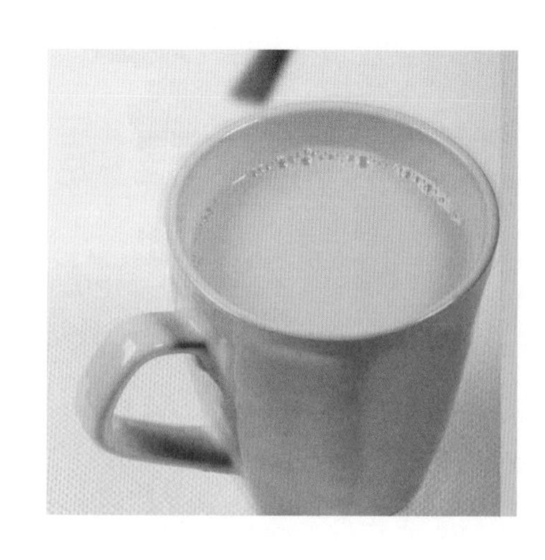

材料

糯米30克，黃豆70克，白糖（或冰糖）適量。

做法

1 將黃豆洗淨，浸泡6～8小時備用；糯米淘洗乾淨，浸泡2小時。2 將浸泡好的黃豆和糯米一起放入豆漿機中，加清水至上下水位線之間，啟動機器。3 將打出的糯米豆漿過濾後，按個人口味趁熱加適量白糖（或冰糖）即可飲用。

養生功效

這款豆漿有很好的健脾暖胃之效，對胃寒疼痛、食慾不振、脾虛泄瀉、腹脹、體弱乏力等症狀有一定的緩解作用。

麥芽糖豆漿

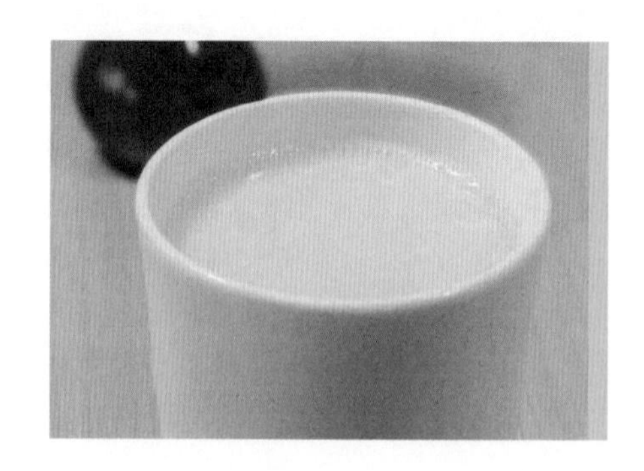

材料

黃豆100克，麥芽糖適量。

做法

1 將黃豆洗淨，浸泡6～8小時備用。2 將浸泡好的黃豆放入豆漿機中，加清水至上下水位線之間，啟動機器。3 將打出的豆漿過濾後，按個人口味趁熱加適量麥芽糖即可。

養生功效

麥芽糖溫補脾胃，《傷寒雜病論》中的名方「建中湯」中就有麥芽糖。麥芽糖配上豆漿，漿香微甜，既養陰又溫補，既潤肺又健脾和胃，尤其適合胃陰虛者飲用。

脂肪肝

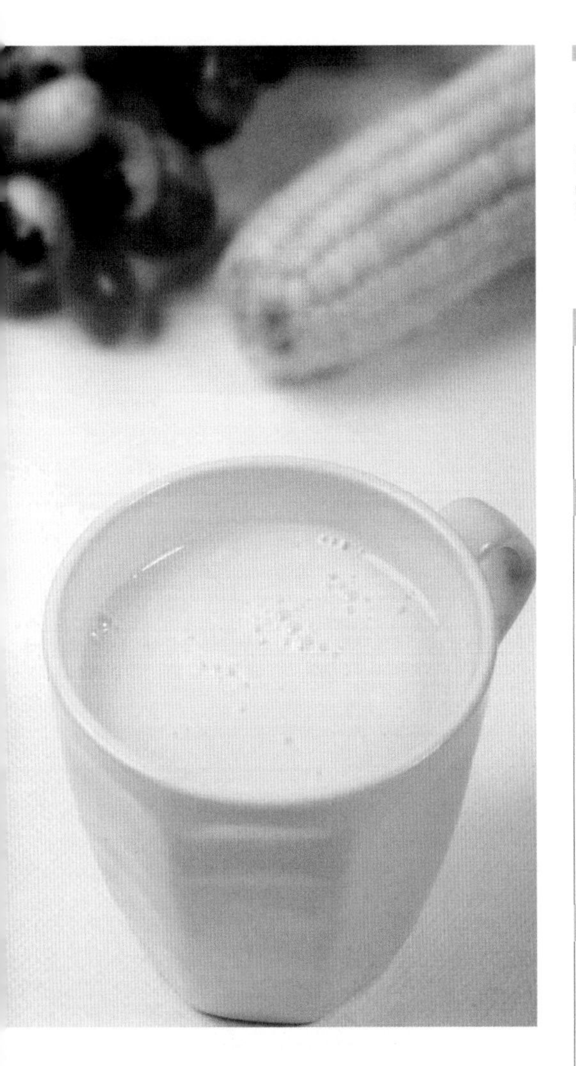

粟米葡萄豆漿

材料

甜粟米 20 克，葡萄 6～10 粒，黃豆 50 克，白糖（或冰糖）適量。

做法

1 將黃豆洗淨，浸泡 6～8 小時備用；用刀切下鮮粟米粒，清洗；葡萄去皮、去籽。2 將上述食材一起放入豆漿機中，加清水至上下水位線之間，啟動機器。3 將打出的粟米葡萄豆漿過濾後，按個人口味趁熱加適量白糖（或冰糖）調味即可飲用。

養生功效

粟米中的不飽和脂肪酸，可降低血液膽固醇濃度，並防止其沉積於血管壁。葡萄中的果酸能幫助消化，增進食慾，保護肝細胞。

貼心提示

甜粟米、葡萄的升糖指數高，因此糖尿病合併脂腸肝的患者不宜飲用此款豆漿。

銀耳山楂豆漿

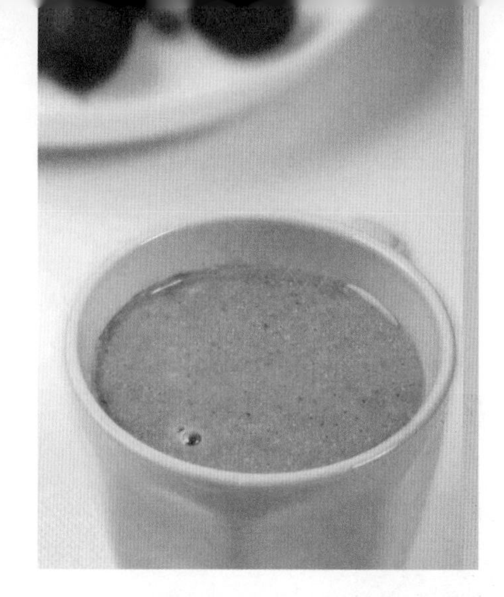

材料

山楂 15 克，銀耳 10 克，黃豆 50 克，白糖（或冰糖）適量。

做法

1 將黃豆洗淨，浸泡 6～8 小時備用；山楂清洗後去核，並切成小碎片；銀耳泡發，洗淨，切碎。2 將浸泡好的黃豆和山楂、銀耳一起放入豆漿機中，加清水至上下水位線之間，啟動機器。3 將打出的銀耳山楂豆漿過濾後，按個人口味趁熱加適量白糖（或冰糖）調味，不宜吃糖者，可用蜂蜜代替。

養生功效

這款豆漿抗氧化，促進血液循環，可保護肝臟。

荷葉青豆豆漿

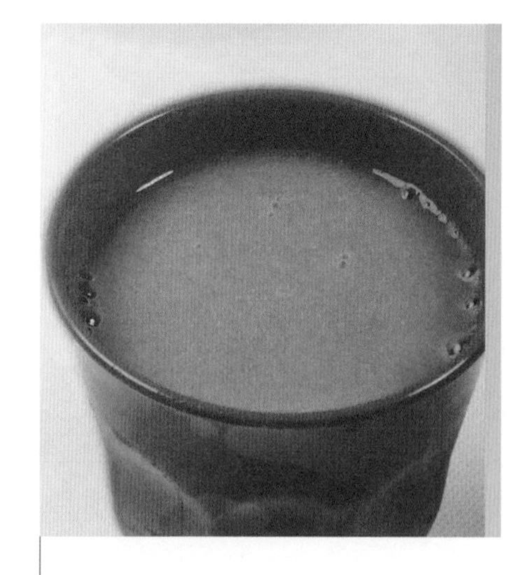

材料

荷葉 30 克，青豆 20 克，黃豆 50 克，白糖（或冰糖）適量。

做法

1 將黃豆、青豆洗淨，浸泡 6～8 小時備用；荷葉洗淨後撕成碎塊。2 將上述食材一起放入豆漿機中，加清水煮至豆漿做好。3 過濾後，按個人口味趁熱加適量白糖（或冰糖）調味即可。

養生功效

荷葉、青豆配搭黃豆製成的這款豆漿，可有效預防脂肪在肝臟堆積，並有一定的降血脂作用。

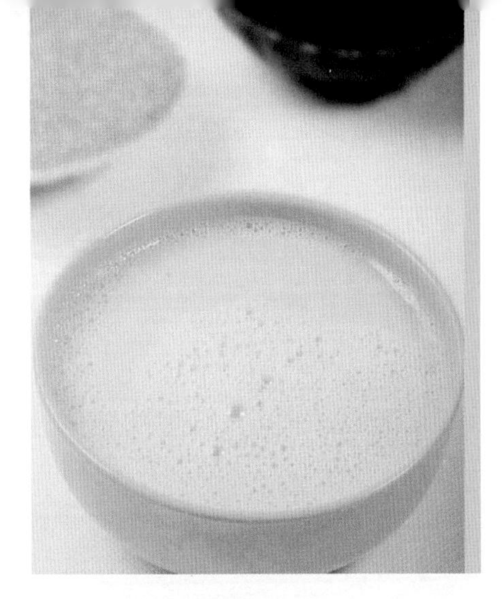

芝麻小米豆漿

材料

黑芝麻 20 克，小米 30 克，黃豆 50 克，白糖（或冰糖）適量。

做法

1 將黃豆洗淨，浸泡 6 ～ 8 小時備用；小米淘洗乾淨，浸泡 2 小時；黑芝麻淘去沙粒。**2** 將浸泡好的黃豆、黑芝麻和小米一起放入豆漿機中，加清水至上下水位線之間，啟動機器。**3** 將打出的芝麻小米豆漿過濾後，按個人口味趁熱加適量白糖（或冰糖）調味，不宜吃糖者，可用蜂蜜代替。不喜甜者也可不加糖。

養生功效

這款豆漿能促進細胞膜磷脂質形成。

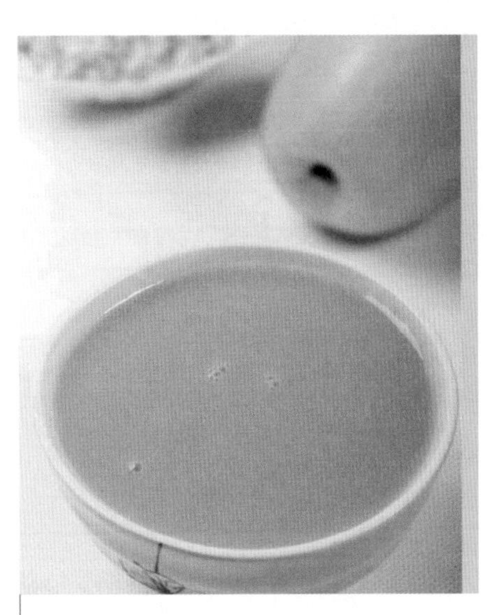

蘋果燕麥豆漿

材料

蘋果 1 個，燕麥 30 克，黃豆 50 克，白糖（或冰糖）適量。

做法

1 將黃豆洗淨，浸泡 6 ～ 8 小時備用；蘋果洗淨，去皮去核，切件；燕麥淘淨，浸泡 2 小時。**2** 將上述食材一起放入豆漿機中，加清水至上下水位線之間，啟動機器。**3** 將打出的蘋果燕麥豆漿過濾後，按個人口味趁熱加適量白糖（或冰糖）調味，不宜吃糖者，可用蜂蜜代替。

養生功效

這款豆漿富含膳食纖維，可降血脂，預防脂肪肝的發生。

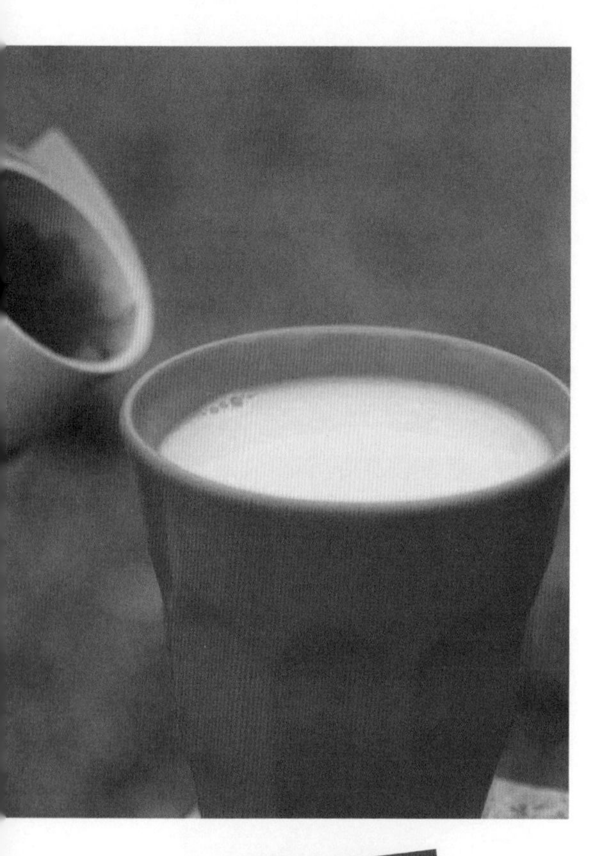

糯米山藥豆漿

材料

山藥 40 克，糯米 20 克，黃豆 40 克，白糖（或冰糖）適量。

做法

1 將黃豆洗淨，浸泡 6～8 小時備用；山藥去皮後切成小塊，放入開水中焯燙，撈出瀝乾；糯米清洗乾淨，浸泡 2 小時。2 將浸泡好的黃豆和山藥、糯米一起放入豆漿機中，加清水至上下水位線之間，啟動機器。3 將打出的糯米山藥豆漿過濾後，按個人口味趁熱加適量白糖（或冰糖）調味，不宜吃糖者，可用蜂蜜代替。不喜甜者也可不加糖。

養生功效

山藥是一味平補脾胃的藥食兩用之品。糯米是溫補強壯食品，具有健脾養胃、補中益氣、止虛汗之功效。這款豆漿對脾胃虛寒而致的運化不佳、食慾不振、腹脹腹瀉有一定的治療作用。

貼心提示

山藥如需長時間保存，應放入鋸木屑中包裹，短時間保存則只需用紙包裹放入陰涼處即可。如果購買的是已切開的山藥，則要避免接觸空氣，並用塑膠袋包好放入雪櫃冷藏為宜。切碎的山藥也可以放入冰箱冷凍。

薏米百合豆漿

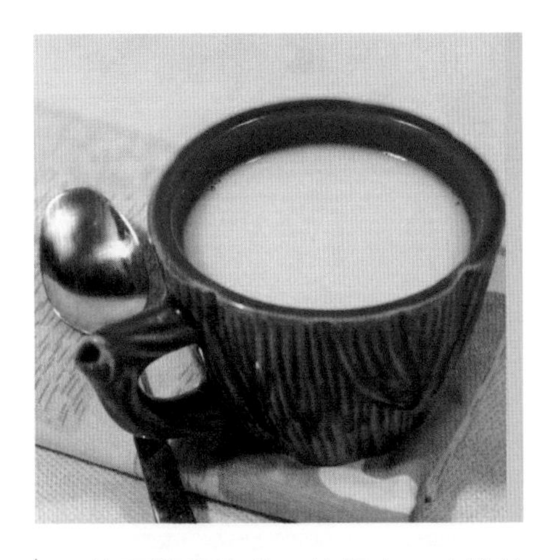

材料

薏米 30 克，百合 10 克，黃豆 60 克，白糖（或蜂蜜）適量。

做法

1 將黃豆洗淨，浸泡 6～8 小時備用；薏米淘洗乾淨，浸泡 2 小時備用；百合洗淨，略泡，切碎。2 將浸泡好的黃豆、薏米和百合一起放入豆漿機中，加清水至上下水位線之間，啟動機器。3 將打出的薏米百合豆漿過濾，等豆漿稍涼後，按個人口味趁熱加適量蜂蜜即可飲用。

養生功效

這款豆漿有明顯的清補功效，適合春季飲用。

燕麥紫薯豆漿

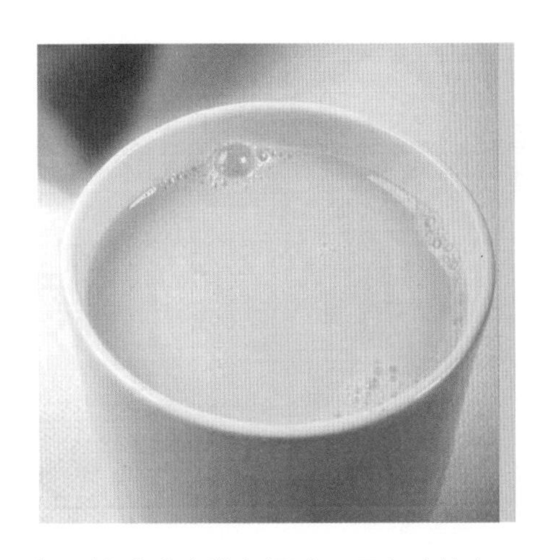

材料

燕麥 20 克，紫薯 30 克，黃豆 50 克，白糖（或冰糖）適量。

做法

1 將黃豆洗淨，浸泡 6～8 小時備用；燕麥淘淨，浸泡 2 小時；紫薯去皮，洗淨，切塊。2 將上述食材一起放入豆漿機中，加清水至上下水位線之間，啟動機器。3 將打出的燕麥紫薯豆漿過濾後，按個人口味趁熱加適量白糖（或冰糖）調味，不宜吃糖者，可用蜂蜜代替。

養生功效

這款豆漿能夠補充多種營養，增強機體免疫力。

葡萄乾檸檬豆漿

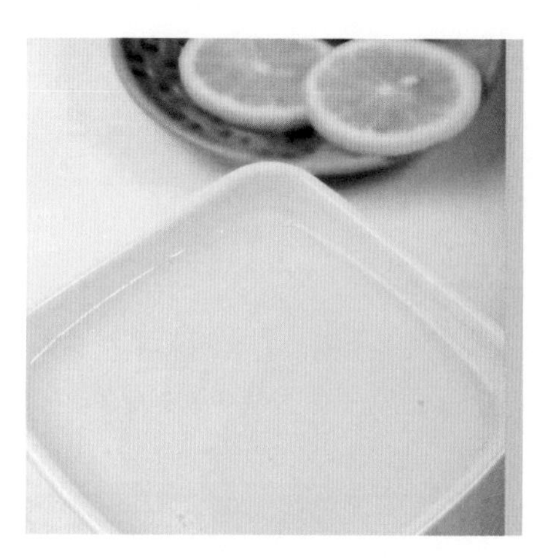

材料

黃豆 80 克，葡萄乾 20 克，檸檬 1 塊，白糖（或冰糖）適量。

做法

1 將黃豆洗淨，浸泡 6 ～ 8 小時備用；葡萄乾洗淨。2 將浸泡好的黃豆和葡萄乾一起放入豆漿機中，加清水至上下水位線之間，啟動機器。3 將打出的豆漿過濾後，擠入檸檬汁，再按個人口味趁熱加適量白糖或冰糖調味，不宜吃糖者，可用蜂蜜代替。不喜甜者也可不加糖。

養生功效

此款豆漿富含維他命 C，抗氧化作用強，可預防心血管疾病。

西芹紅棗豆漿

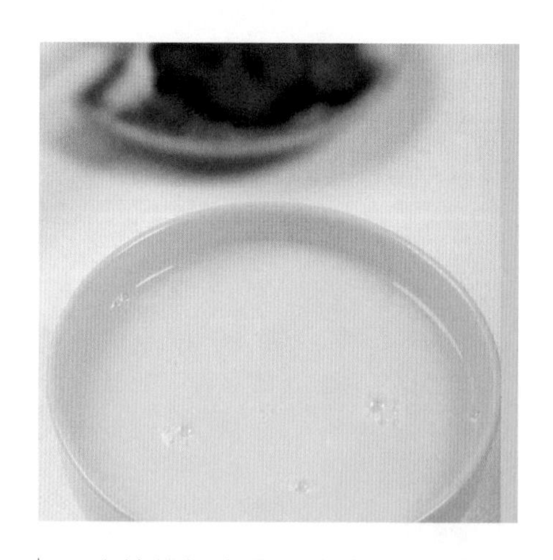

材料

西芹 20 克，紅棗 30 克，黃豆 50 克，白糖（或冰糖）適量。

做法

1 將黃豆洗淨，浸泡 6 ～ 8 小時備用；西芹洗淨、切成小段；紅棗洗淨，去核，切碎。2 將浸泡好的黃豆和西芹、紅棗一起放入豆漿機中，加清水至上下水位線之間，啟動機器。3 將打出的西芹紅棗豆漿過濾後，按個人口味趁熱加適量白糖（或冰糖）調味，不宜吃糖者，可用蜂蜜代替。

養生功效

此款豆漿富含膳食纖維及礦物質，可通大便、促健康。

麥米豆漿

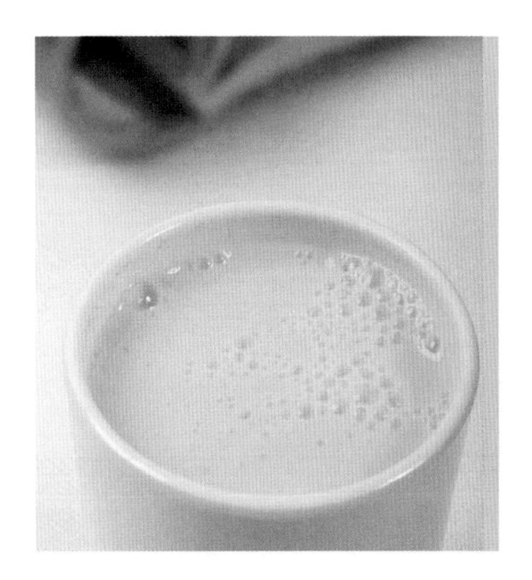

材料

小麥仁 20 克，大米 30 克，黃豆 50 克，白糖（或冰糖）適量。

做法

1 將黃豆洗淨，浸泡 6～8 小時備用；小麥仁、大米淘洗乾淨。2 將浸泡好的黃豆和小麥仁、大米一起放入豆漿機中，加清水至上下水位線之間，啟動機器。3 將打出的麥米豆漿過濾後，按個人口味趁熱添加適量白糖或冰糖調味，不宜吃糖者，可用蜂蜜代替。不喜甜者也可不加糖。

養生功效

這款豆漿可益氣寬中，養血安神。

蘆筍山藥豆漿

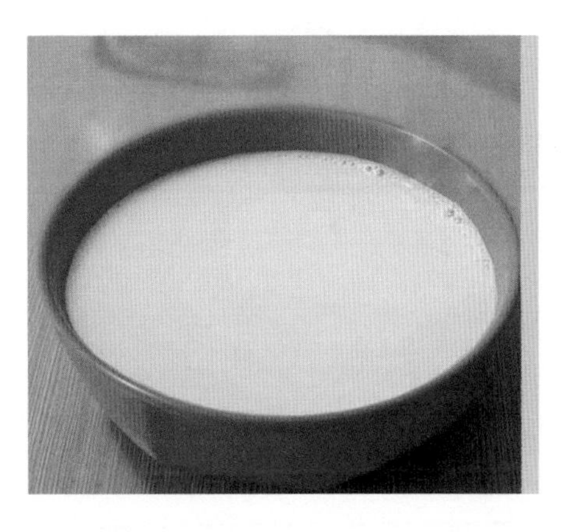

材料

蘆筍 40 克，山藥 20 克，黃豆 80 克，白糖（或冰糖）適量。

做法

1 黃豆洗淨，浸泡 6～8 小時備用；蘆筍洗淨，切段；山藥去皮，切片，放入開水中焯燙，撈出瀝乾。2 將浸泡好的黃豆和蘆筍、山藥一起放入豆漿機中，加清水至上下水位線之間，啟動機器。3 將打出的蘆筍山藥豆漿過濾後，按個人口味趁熱加適量白糖或冰糖調味，不宜吃糖者，可用蜂蜜代替。

養生功效

這款豆漿能補益肺脾腎、調理虛損、強身健體。

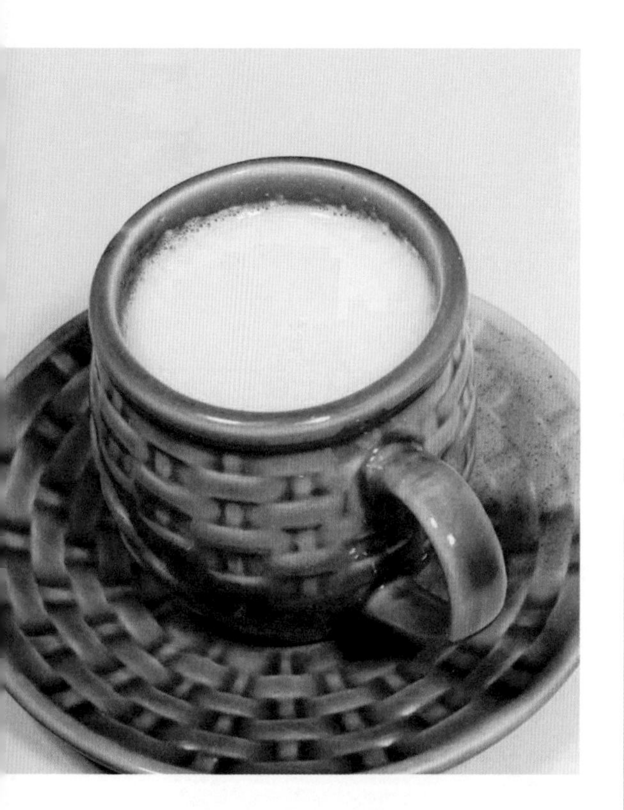

綠茶綠豆百合豆漿

材料

黃豆50克，綠豆25克，綠茶、乾百合、白糖（或冰糖）各適量。

做法

1 將黃豆、綠豆洗淨，浸泡6～8小時備用；乾百合洗淨泡軟；綠茶泡開。2 將浸泡好的黃豆、綠豆、綠茶、乾百合一起放入豆漿機中，加清水至上下水位線之間，啟動機器。3 將打出的綠茶綠豆百合豆漿過濾後，按個人口味趁熱加適量白糖（或冰糖）調味，不宜吃糖者，可用蜂蜜代替。

養生功效

脾屬陰喜燥惡濕，胃屬陽喜潤惡燥，一旦飲食不注意，過葷過辣，胃就容易生熱，這時性甘寒入胃經的綠豆能起到滋養脾胃的作用，還有消暑生津之效，適宜夏季食用。中醫認為百合具有清心安神、潤肺止咳的作用，特別適合肺胃陰虛的人食用。這款豆漿具有清暑解熱、滋陰潤燥的功效。

貼心提示

從事化學工業、建造業的人可能會接觸高濃度粉塵、強輻射等，這類人可以常吃一些綠豆。假如出現了酒精中毒、煤氣中毒、農藥中毒和誤服藥物中毒等情況，可在到醫院搶救前先灌一碗綠豆湯緊急處理。

椰汁豆漿

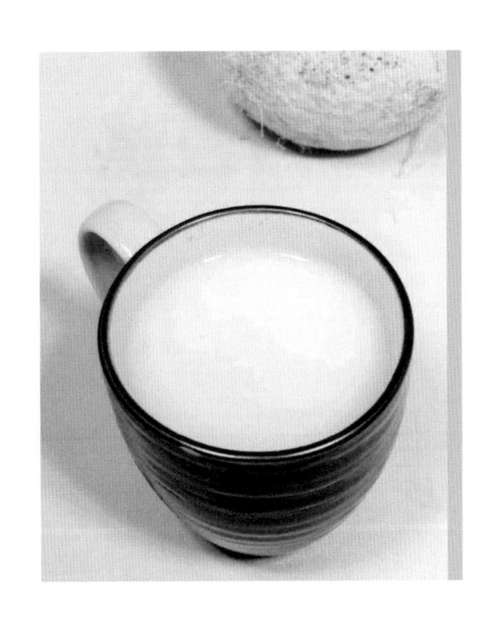

材料

黃豆100克，椰汁適量。

做法

1 將黃豆洗淨，浸泡6～8小時備用。2 將浸泡好的黃豆放入豆漿機中，加清水至上下水位線之間，啟動機器。3 將打出的豆漿過濾後，加入椰汁即可。

養生功效

椰汁是夏季極好的清熱解渴之品。用椰汁製成的豆漿是老少皆宜的美味佳品，尤其在夏天飲用時，能夠清熱利尿、解渴，另外，還有利水、解毒之效。此外，椰汁還可調理酸性體質、潤養肌膚。

西瓜豆漿

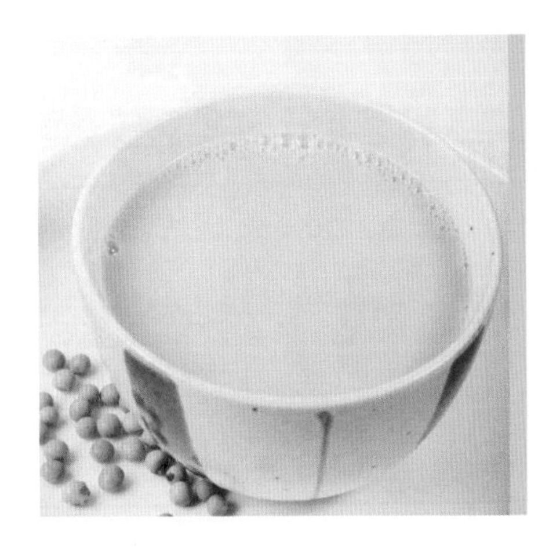

材料

西瓜50克，黃豆50克，白糖（或冰糖）適量。

做法

1 將黃豆洗淨，浸泡6～8小時備用；西瓜去皮、去籽後切成小塊。2 將浸泡好的黃豆和西瓜一起放入豆漿機中，加清水至上下水位線之間，啟動機器。3 將打出的西瓜豆漿過濾後，按個人口味趁熱加適量白糖（或冰糖）調味，不宜吃糖者，可用蜂蜜代替。

養生功效

西瓜豆漿可以說是夏天解暑的清涼飲品，既能除熱又能解渴。

綠茶米豆漿

材料

黃豆 50 克，大米 40 克，綠茶 10 克，白糖（或冰糖）適量。

做法

1 將黃豆洗淨，浸泡 6～8 小時備用；大米洗淨，浸泡 2 小時；綠茶用開水泡好。2 將浸泡好的黃豆和大米一起放入豆漿機中，加清水至上下水位線之間，啟動機器。3 將打出的豆漿過濾後，倒入綠茶水即可。再按個人口味趁熱加適量白糖（或冰糖）調味，不宜吃糖者，可用蜂蜜代替。

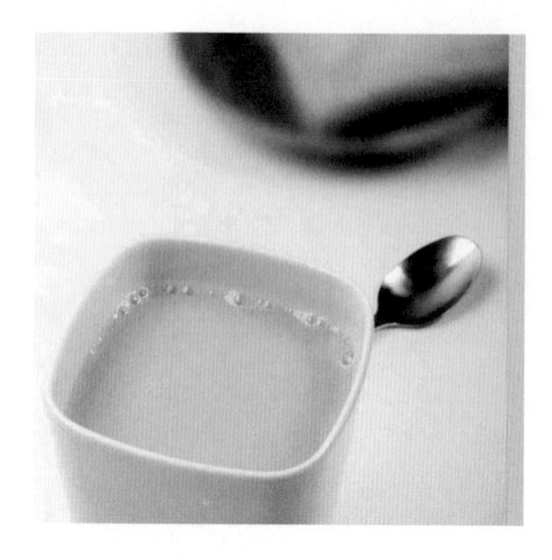

養生功效

這款豆漿口感清新，可清熱生津，適合夏季飲用。

荷葉綠茶豆漿

材料

荷葉 20 克，綠茶 2 克，黃豆 50 克，白糖（或冰糖）適量。

做法

1 將黃豆洗淨，浸泡 6～8 小時備用；荷葉洗淨，切碎；綠茶用開水泡好。2 將浸泡好的黃豆和荷葉一起放入豆漿機中，加清水至上下水位線之間，啟動機器。3 將打出的豆漿過濾後，倒入綠茶水即可。然後可按個人口味趁熱加適量白糖（或冰糖）調味，不宜吃糖者，可用蜂蜜代替。

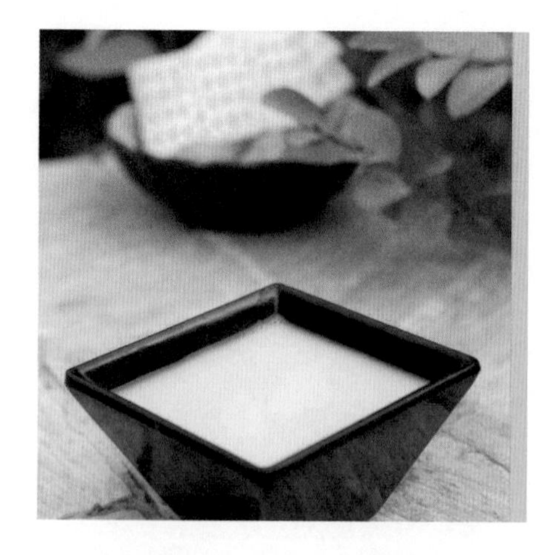

養生功效

這款豆漿是夏季清熱解暑的佳品。

菊花綠豆豆漿

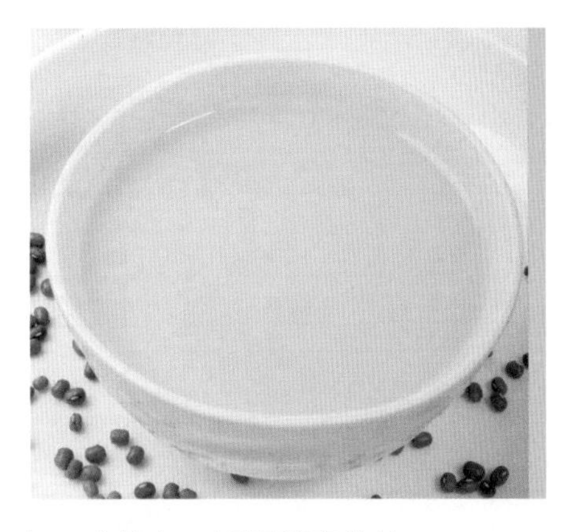

材料

菊花20克，綠豆80克，白糖（或冰糖）適量。

做法

1 將綠豆洗淨，浸泡6～8小時備用；菊花洗淨備用。2 將浸泡好的綠豆和菊花一起放入豆漿機中，加清水至上下水位線之間，啟動機器。3 將打出的菊花綠豆豆漿過濾後，按個人口味趁熱加適量白糖（或冰糖）調味，不宜吃糖者，可用蜂蜜代替。

養生功效

這款豆漿能夠清熱解毒、疏散風熱，尤其是對於夏季外感風熱引起的一系列症狀有一定緩解作用。

三豆消暑豆漿

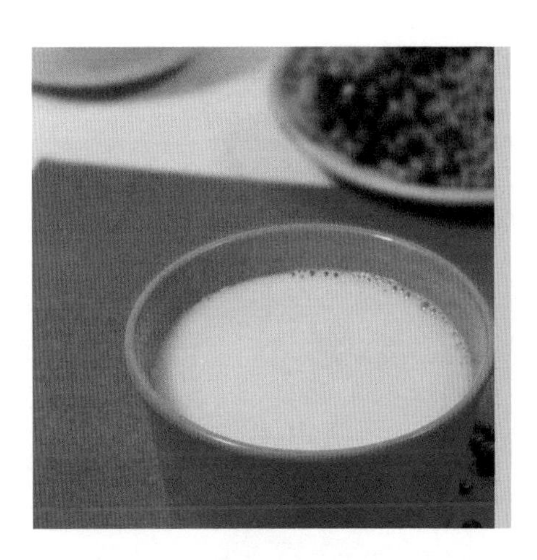

材料

黑豆30克、紅豆30克，綠豆30克，白糖（或冰糖）適量。

做法

1 將黑豆、紅豆、綠豆洗淨，浸泡6～8小時備用。2 將浸泡好的黑豆、紅豆、綠豆一起放入豆漿機中，加清水至上下水位線之間，啟動機器。3 將打出的豆漿過濾後，按個人口味趁熱加適量白糖（或冰糖）調味，不宜吃糖者，可用蜂蜜代替。

養生功效

這款豆漿能夠消暑、潤燥、補虛，還能促進腸胃蠕動，有助於通便和排尿。

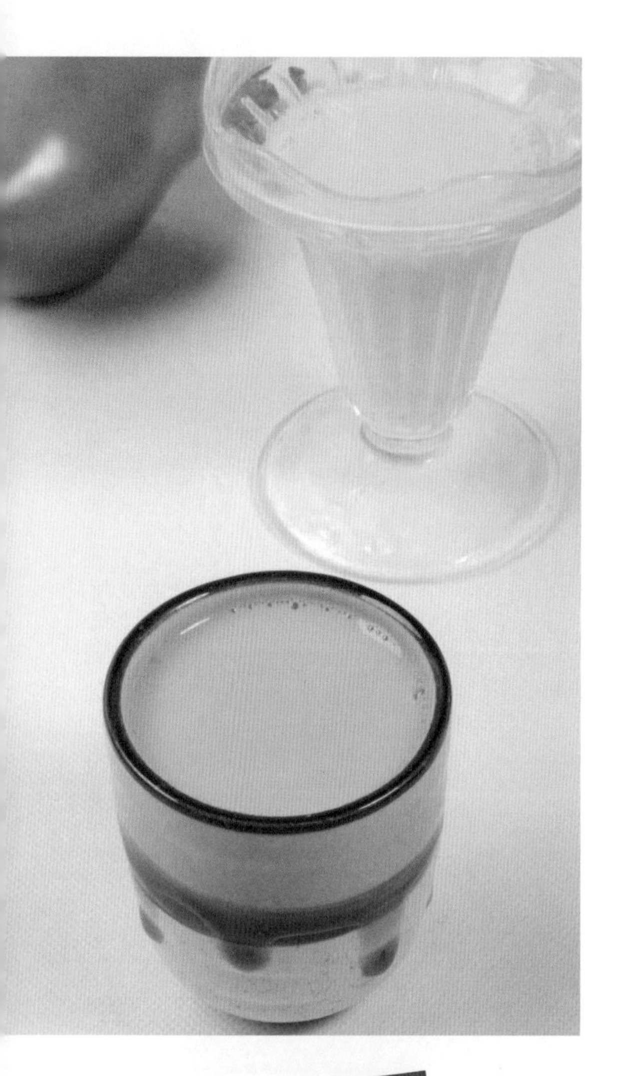

木瓜銀耳豆漿

材料

木瓜 1 個，銀耳 20 克，黃豆 50 克，白糖（或冰糖）適量。

做法

1 將黃豆洗淨，浸泡 6 ～ 8 小時備用；木瓜去皮去籽後洗淨，並切成小塊；銀耳泡發洗淨，切碎。2 將浸泡好的黃豆和木瓜、銀耳一起放入豆漿機中，加清水至上下水位線之間，啟動機器。3 將打出的木瓜銀耳豆漿過濾後，按個人口味趁熱加適量白糖或冰糖調味，不宜吃糖者，可用蜂蜜代替。不喜甜者也可不加糖。

養生功效

木瓜健脾利濕，藥食兩用。木瓜含有維他命 C、鈣、磷、鉀，具有保健、美容、預防便秘等功效。同時，木瓜具有潤肺功能。銀耳的顯著功效為潤肺止咳。秋季食用此款豆漿，能夠滋陰潤燥。

! 貼心提示

木瓜所含成分有助於蛋白質、澱粉質的分解、吸收，是一種開胃、助消化的水果。

綠桑百合檸檬豆漿

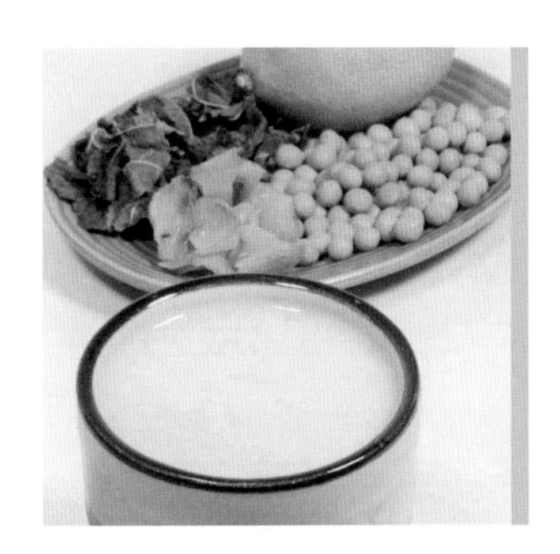

材料

黃豆 80 克，綠豆 35 克，桑葉 2 克，乾百合 20 克，檸檬 1 塊。

做法

1 將黃豆、綠豆洗淨，浸泡 6 ～ 8 小時備用；百合清洗淨後略泡；桑葉洗淨，切碎待用；檸檬榨汁備用。2 將浸泡好的黃豆、綠豆、百合和桑葉一起放入豆漿機中，加清水至上下水位線之間，啟動機器。3 將打出的綠桑百合檸檬豆漿過濾後，擠入檸檬汁即可飲用。

養生功效

這款豆漿滋陰潤燥、清潤安神，適合秋季飲用。

龍井豆漿

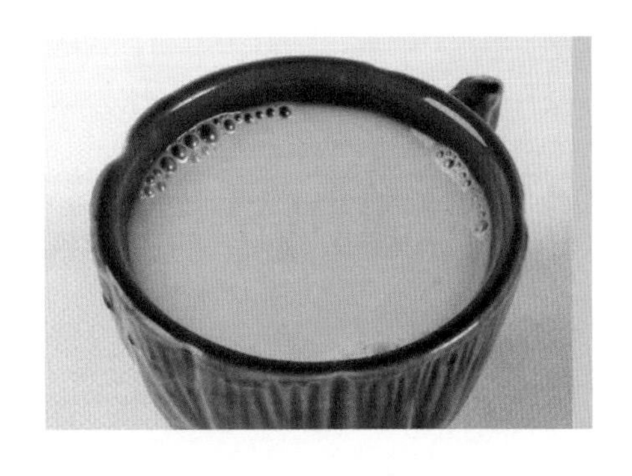

材料

龍井 10 克，黃豆 80 克。

做法

1 將黃豆洗淨，浸泡 6 ～ 8 小時備用；龍井用開水泡好。2 將浸泡好的黃豆放入豆漿機中，加清水至上下水位線之間，啟動機器。3 將打出的豆漿過濾後，加入龍井茶水即可。

養生功效

龍井茶是綠茶中的精品，茶葉中的咖啡鹼能促使中樞神經興奮，幫助人們振奮精神、活躍思維、消除疲勞。上班族經常飲用，還能提高工作效率。這款豆漿具有一股清香的茶味，可提神醒腦、抗疲勞。

百合銀耳綠豆豆漿

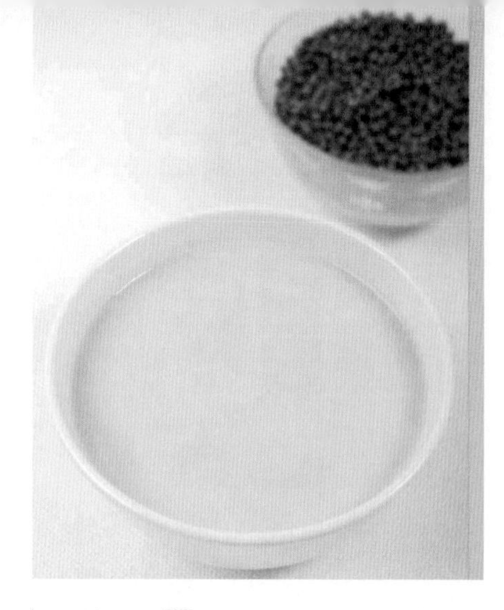

材料

綠豆 70 克，乾百合 20 克，銀耳 10 克，白糖（或冰糖）適量。

做法

1 將綠豆洗淨，浸泡 6～8 小時備用；乾百合清洗淨後略泡；銀耳用清水泡發，洗淨，切碎待用。2 將浸泡好的綠豆、百合與切碎的銀耳一起放入豆漿機中，加清水至上下水位線之間，啟動機器。3 將打出的百合銀耳綠豆豆漿過濾後，按個人口味趁熱加適量白糖（或冰糖）調味，不宜吃糖者，可用蜂蜜代替。

養生功效

這款豆漿清熱、潤燥，適宜秋季飲用。

紅棗紅豆豆漿

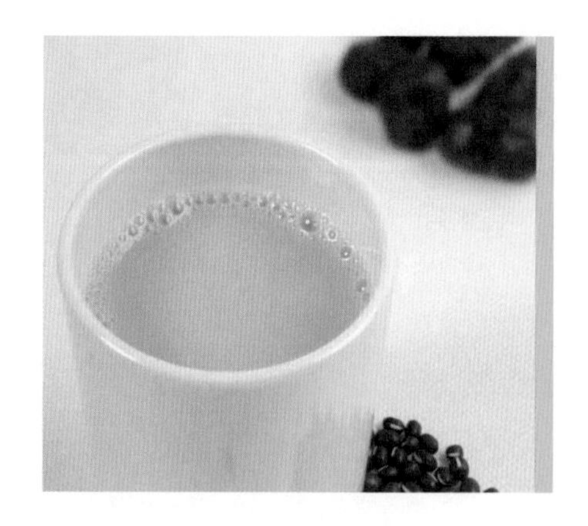

材料

紅豆 100 克，紅棗 3 粒，白糖（或冰糖）適量。

做法

1 將紅豆洗淨，浸泡 6～8 小時備用；紅棗去核洗淨後，用溫水泡開。2 將上述食一起放入豆漿機中，加水至上下水位線之間，啟動機器。3 將打出的紅棗紅豆豆漿過濾後，按個人口味趁加適量白糖（或冰糖）調味，不宜吃糖者，可用蜂蜜代替。

養生功效

這款紅棗紅豆豆漿具有益氣養血活血、寧心安神的功效。

花生百合蓮子豆漿

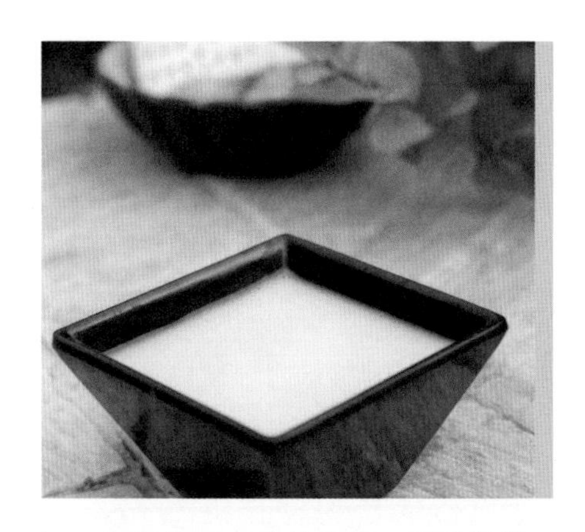

材料

花生 30 克，乾百合 10 克，蓮子 10 克，黃豆 50 克，白糖（或冰糖）適量。

做法

1 將黃豆洗淨，浸泡 6～8 小時備用；乾百合和蓮子（去芯）洗淨後略泡；花生去皮後碾碎。2 將浸泡好的黃豆、百合、蓮子和花生一起放入豆漿機中，加清水至上下水位線之間，啟動機器。3 將打出的花生百合蓮子豆漿過濾後，按個人口味趁熱加適量白糖（或冰糖）調味，不宜吃糖者，可用蜂蜜代替。

養生功效

這款豆漿滋陰潤燥，養心安神。

二豆蜜漿

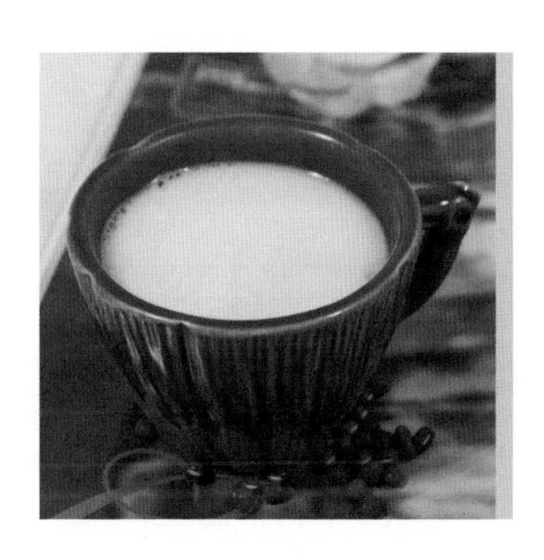

材料

赤小豆 20 克，綠豆 80 克，蜂蜜 50 克。

做法

1 將赤小豆、綠豆洗淨，浸泡 6～8 小時備用。2 將浸泡好的赤小豆和綠豆一起放入豆漿機中，加清水至上下水位線之間，啟動機器。3 將打出的豆漿過濾後，加入蜂蜜即可飲用。

養生功效

這款豆漿具有清熱利水、健脾潤肺、清熱解毒的功效。

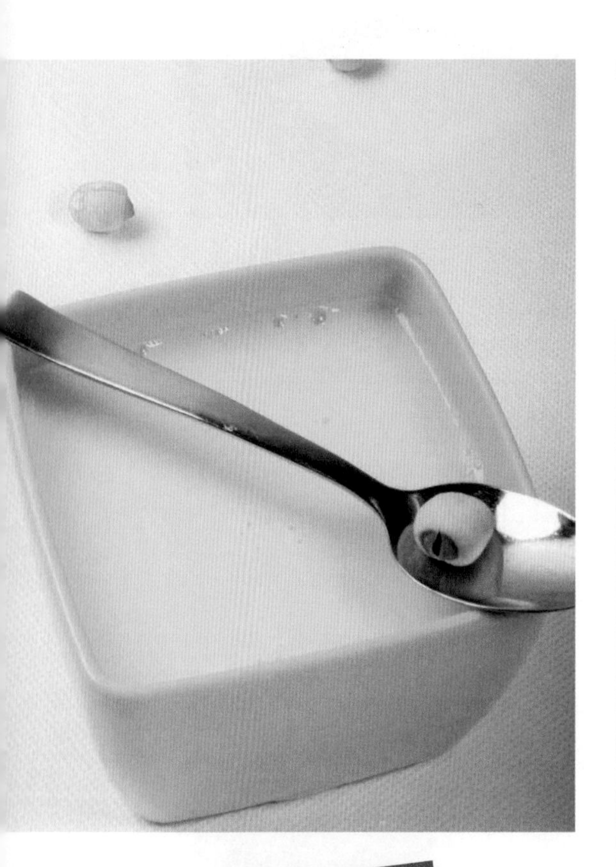

蓮子紅棗糯米豆漿

材料

紅棗 15 克，蓮子 15 克，糯米 20 克，黃豆 50 克，白糖（或冰糖）適量。

做法

1 將黃豆洗淨，浸泡 6～8 小時備用；紅棗洗淨，去核，切碎；蓮子去芯，洗淨後略泡；糯米淘洗乾淨，浸泡 2 小時。2 將浸泡好的黃豆、糯米、蓮子和紅棗一起放入豆漿機中，加清水至上下水位線之間，啟動機器。3 將打出的蓮子紅棗糯米豆漿過濾後，按個人口味趁熱加適量白糖（或冰糖）調味，不宜吃糖者，可用蜂蜜代替。

養生功效

紅棗味甘性溫，含有多種生物活性物質，對人體有多種保健功效。紅棗中豐富的維他命 C，能夠促進生長發育、增強體力、減輕疲勞。紅棗性溫，能夠幫助身體驅寒。蓮子健脾和胃，清心寧神。紅棗、蓮子、糯米配搭黃豆製成的這款豆漿具有溫補脾胃的作用。

貼心提示

新鮮的蓮子可以生吃，清香可口，剝的時候可以將蓮芯留下來泡綠茶。蓮蓬也不要隨便丟棄，蓮蓬有一股特別的荷香味，做飯時在快熟的時候把蓮蓬放在米飯上，米飯吃起來會更香，別有一番風味。

杏仁松子豆漿

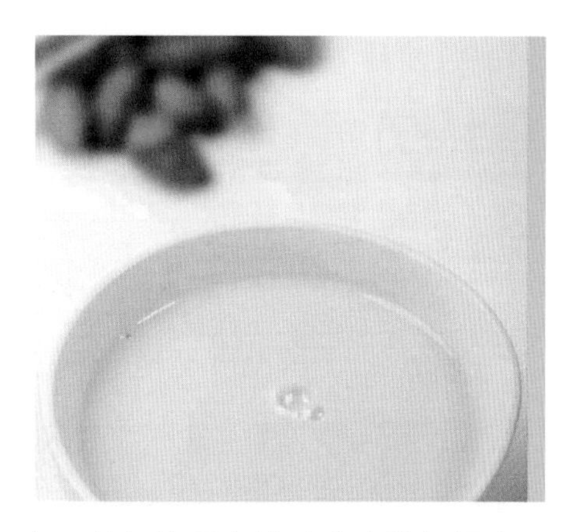

材料

黃豆 70 克，杏仁 20 克，松子 10 克，白糖（或冰糖）適量。

做法

1 將黃豆洗淨，浸泡 6～8 小時備用；杏仁洗淨，泡軟；松子洗淨，泡軟，打碎。2 將浸泡好的黃豆、杏仁和松子一起放入豆漿機中，加清水至上下水位線之間，啟動機器。3 將打出的杏仁松子豆漿過濾後，按個人口味趁熱加適量白糖（或冰糖）調味，不宜吃糖者，可用蜂蜜代替。不喜甜者也可不加糖。

養生功效

這款豆漿溫經祛寒效果明顯，適宜冬季飲用。

黑芝麻蜂蜜豆漿

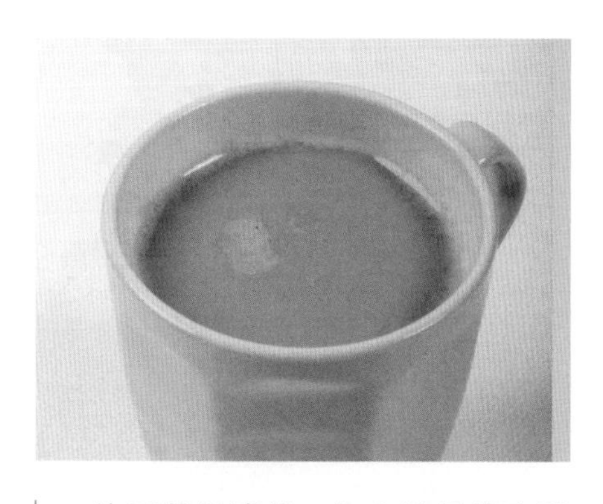

材料

黑芝麻 5 克，黃豆 100 克，蜂蜜適量。

做法

1 將黃豆洗淨，浸泡 6～8 小時備用；黑芝麻淘去沙粒。2 將浸泡好的黃豆和洗淨的黑芝麻一起放入豆漿機中，加水至上下水位線之間，啟動機器。3 將打出的豆漿過濾後，加入適量蜂蜜即可飲用。

養生功效

黑芝麻具有補肝腎、潤五臟、益氣力、長肌肉、填腦髓的作用。蜂蜜是潤補佳品。這款豆漿是冬日補益肝腎的保健佳品。

馬蹄雪梨黑豆豆漿

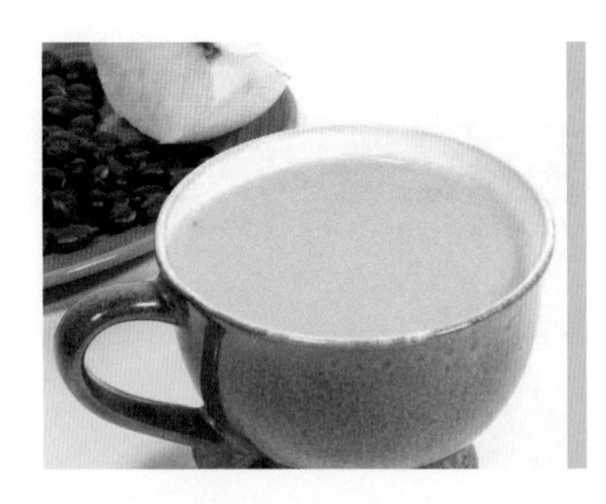

材料

馬蹄 30 克，雪梨 1 個，黑豆 50 克，白糖（或冰糖）適量。

做法

1 將黑豆洗淨，浸泡 6～8 小時備用；馬蹄去皮，洗淨，切成小塊；雪梨洗淨，去皮，去核，切碎。2 將浸泡好的黑豆和馬蹄、雪梨一起放入豆漿機中，加清水至上下水位線之間，啟動機器。3 將打出的馬蹄雪梨黑豆豆漿過濾後，按個人口味趁熱加適量白糖（或冰糖）調味，不宜吃糖者，可用蜂蜜代替。

養生功效

這款豆漿味道清甜，暖胃解膩，尤其適合配搭冬季口感較油膩的菜餚。

燕麥薏米紅豆豆漿

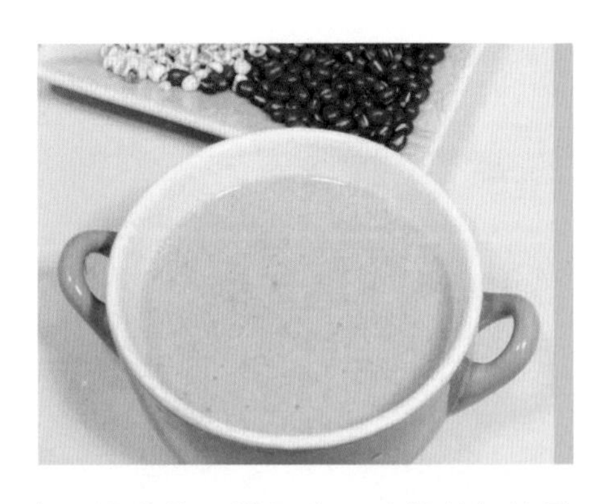

材料

紅豆 50 克，燕麥 20 克，薏米 30 克，白糖（或冰糖）適量。

做法

1 紅豆洗淨，浸泡 6～8 小時備用；薏米和燕麥淘淨，浸泡 2 小時。2 將上述食材一起放入豆漿機中，加清水至上下水位線之間，啟動機器。3 將打出的豆漿過濾後，按個人口味趁熱加適量白糖（或冰糖）調味，不宜吃糖者，可用蜂蜜代替。

養生功效

這款燕麥薏米紅豆豆漿可補血養顏、調理體質，有很好的滋補作用，是適合全家的冬日暖飲。

PART 2

五穀雜糧米糊，天然食補方

米糊做法簡單，口味貼近大眾，同時備受現代人推崇。富含各種穀類營養的米糊，口感極佳，容易被人體消化吸收，可迅速為人體提供能量，能較好地發揮保健作用。米糊口味獨特，可讓濃郁的米香充分釋放，增強感官享受，促進食慾。

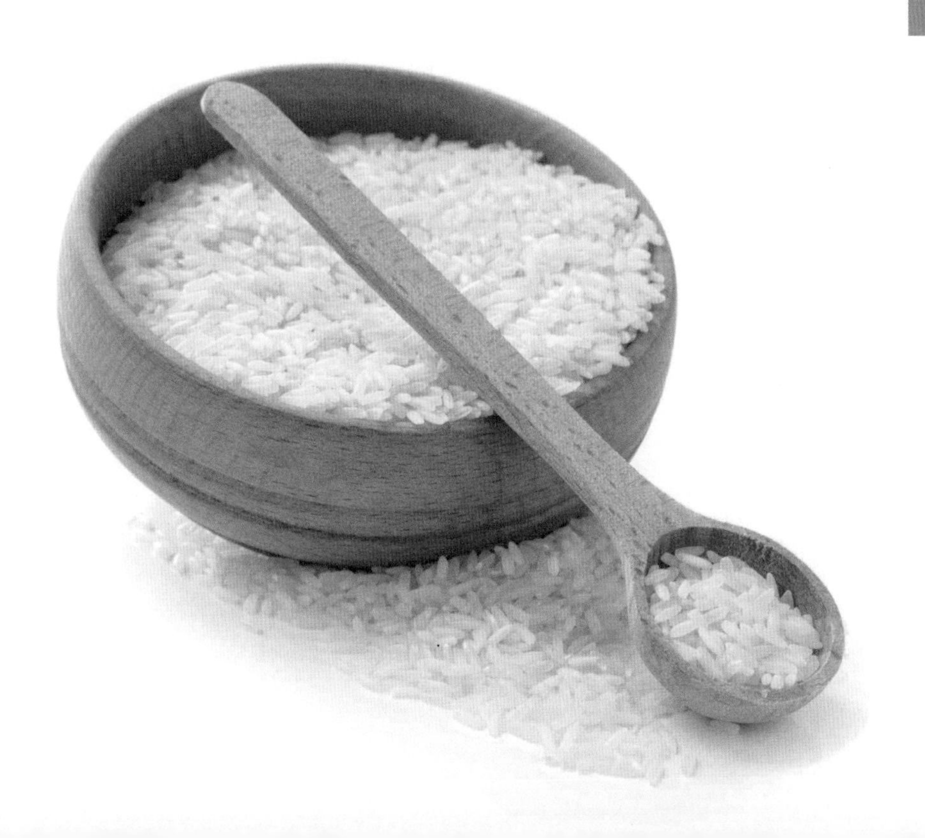

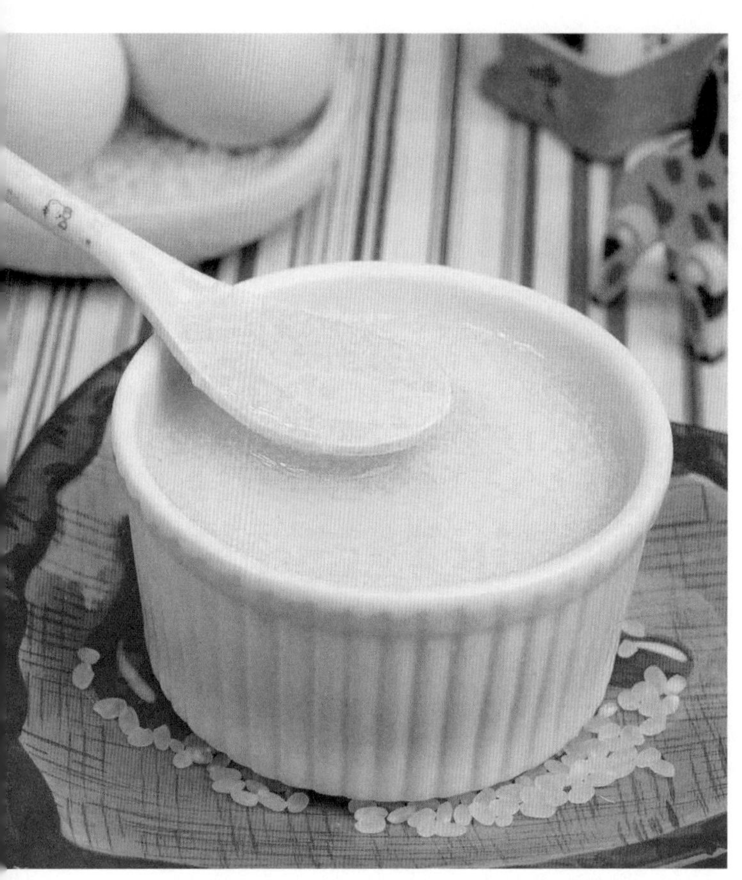

蛋黃米糊

材料

雞蛋 1 個，嬰兒米粉 50 克。

做法

1 雞蛋煮熟，取蛋黃壓成泥狀。2 用開水將嬰兒米粉調開，放入蛋黃泥調勻。

養生功效

雞蛋含有人體所需的 8 種必需氨基酸，其氨基酸模式最接近人體，是最易被人體吸收利用的蛋白質。雞蛋還富含鐵，且容易吸收、利用。蛋黃中含有豐富的卵磷脂，卵磷脂被消化後可以釋放出膽鹼，膽鹼進入血液，可通過血腦屏障，健腦益智。

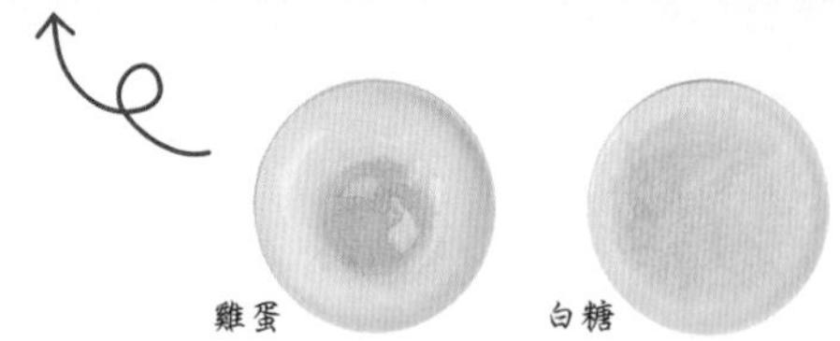

貼心提示

蛋黃一定要壓碎。此米糊適合添加輔食階段的寶寶食用。

番薯米糊

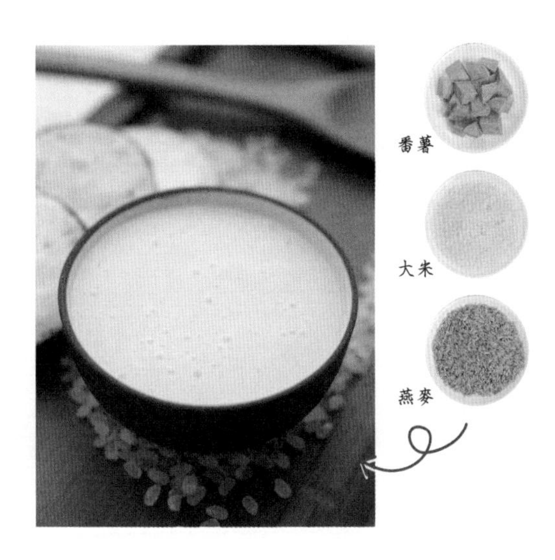

材料

番薯 40 克，大米 50 克，燕麥 30 克，生薑適量。

做法

1 番薯清洗乾淨，切成小粒；大米、燕麥分別淘洗乾淨，浸泡至軟；生薑去皮洗淨，切片。2 將上述材料放入豆漿機，加適量水，按豆漿機提示製作好米糊，裝杯即可。

養生功效

番薯中的黏多醣可促進脂肪及膽固醇代謝，保護心腦血管健康。

花生米糊

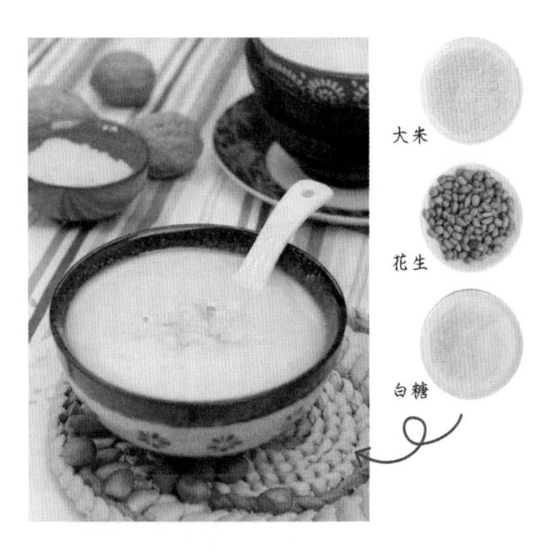

材料

大米 80 克，熟花生 50 克，白糖適量。

做法

1 大米淘淨，浸泡 2 小時；熟花生去紅皮。2 將大米和熟花生倒入豆漿機，加水，攪成漿，至豆漿機提示米糊做好，濾出裝杯，加入白糖調味即可。

養生功效

花生含有卵磷脂和鈣，可提高記憶力。花生中還含有兒茶素、賴氨酸等成分，有益身體健康。

山藥米糊

材料

山藥 40 克，大米 60 克，鮮百合、蓮子各 10 克。

做法

1 蓮子泡軟去芯，洗淨；大米淘洗乾淨，浸泡至軟；山藥去皮，洗淨切片，泡在清水裏；百合洗淨，分成小塊。**2** 將所有材料放入豆漿機中，加水，攪成漿後煮至豆漿機提示米糊做好，盛出即可。

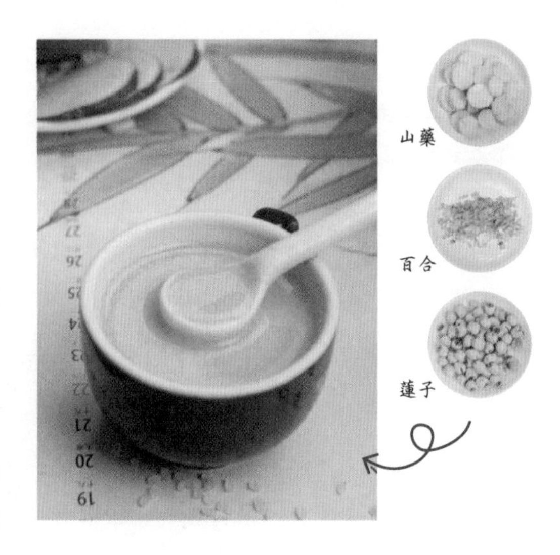

養生功效

山藥作為藥食兩用的中藥材，具有助消化、斂虛汗、止瀉之功效。

南瓜米糊

材料

大米、糯米各 30 克，南瓜 20 克，紅棗 10 克。

做法

1 大米、糯米分別淘洗乾淨，用清水浸泡 2 小時；南瓜洗淨，去皮去籽，切成小塊；紅棗用溫水洗淨，去核，切碎。**2** 將全部材料倒入豆漿機中，加水，攪成漿並煮沸，濾出即可。

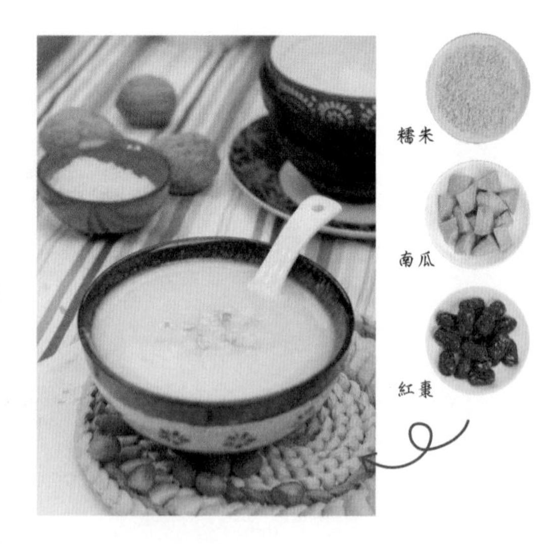

養生功效

這款米糊有補中益氣、健脾養胃、止虛汗之功效。

花生芝麻糊

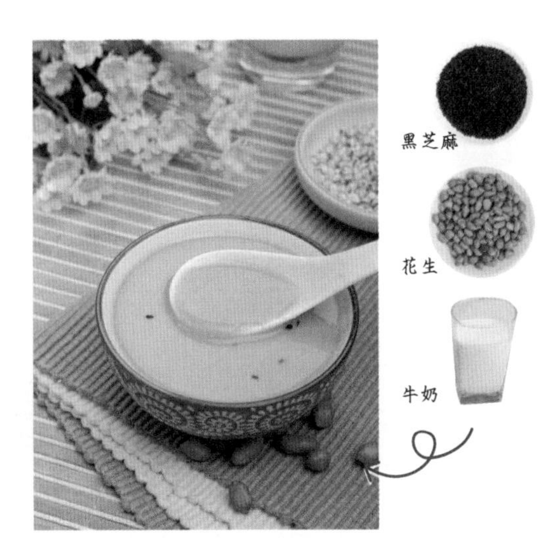

材料

熟花生 200 克，熟黑芝麻 100 克，牛奶 30 毫升，生粉、白糖各適量。

做法

1 熟黑芝麻用攪碎機打碎，放入鍋中，加入開水、白糖、牛奶調勻，加蓋，以大火煮 8 分鐘。**2** 加入生粉調勻，加蓋，以大火煮 2 分鐘，撒上熟花生仁即可。

養生功效

這款米糊有潤腸通便、排毒養顏之效，常食可使皮膚保持柔嫩、細緻和光滑。

腰果花生米糊

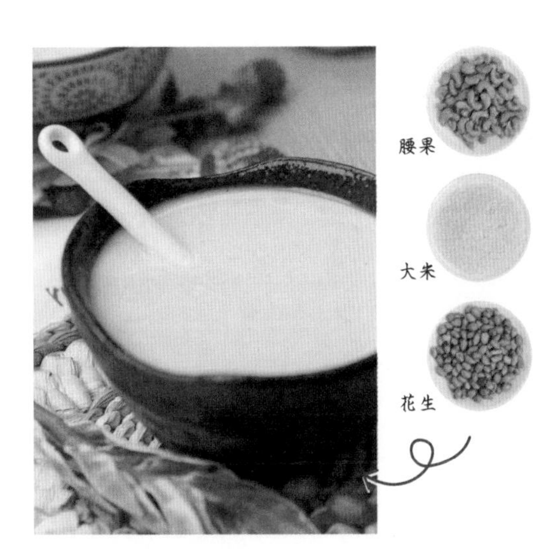

材料

大米 100 克，腰果、花生各 25 克。

做法

1 大米洗淨，浸泡；花生、腰果洗淨。**2** 將所有材料放入豆漿機，加適量水，按「米糊」鍵，待糊成，煮熟裝杯即可。

養生功效

這款米糊有補充體力、消除疲勞的效果，適合易疲倦者食用。經常食用有強身健體、提高機體抵抗力的作用。

山藥芝麻糊

材料

黑芝麻 100 克，糯米 50 克，山藥 15 克，鮮牛奶 200 毫升，冰糖適量。

做法

1 糯米洗淨，浸泡；山藥去皮洗淨，切顆粒，泡於清水中；黑芝麻洗淨，入鍋炒香。2 將處理好的材料放入攪拌機，加入鮮牛奶和水，攪拌，過濾，加入冰糖煮熟即可。

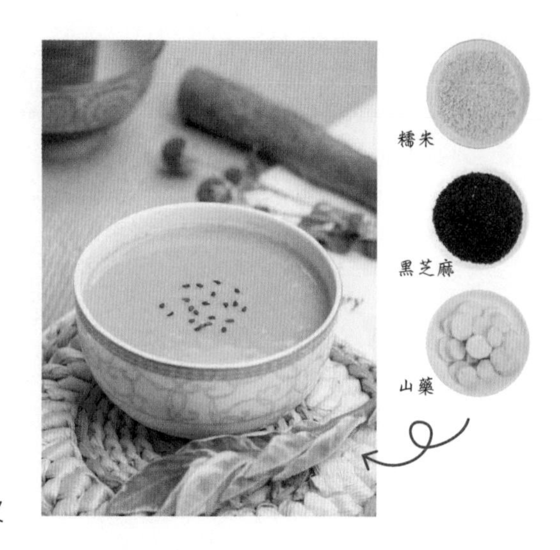

養生功效

這款米糊具有補肝腎、滋五臟、益精血、潤腸燥等功效。

牛奶香蕉糊

材料

粟米楂 50 克，香蕉 1 隻，牛奶 150 毫升，白糖適量。

做法

1 香蕉去皮，放入豆漿機打成糊。2 將牛奶、粟米楂和白糖放入鍋中調勻煮沸，再倒入香蕉泥調勻即可。

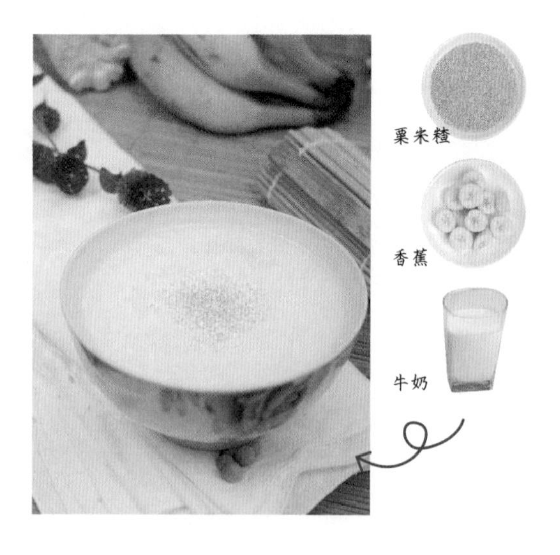

養生功效

牛奶是人體鈣的最佳來源，而且鈣磷比例非常適當，利於鈣的吸收。新鮮牛奶中含有多種免疫球蛋白，能增強人體抗病能力。

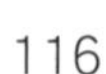

黑豆芝麻米糊

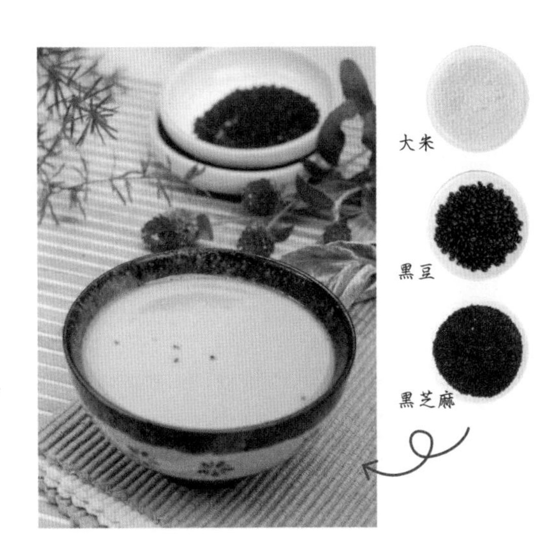

材料

大米 100 克，黑豆、黑芝麻各 50 克，蜂蜜適量。

做法

1 黑豆洗淨，泡軟；大米洗淨，浸泡；黑芝麻洗淨，入鍋炒香。

2 將上述材料放入豆漿機中，加適量水，按「米糊」鍵，待糊成，盛出加入蜂蜜攪拌即可。

養生功效

大米具有補中益氣、滋陰潤肺、健脾和胃之效。黑豆有潤肺、活血利水、祛風除濕、補血安神、明目健脾、補腎益陰、解毒的作用。

核桃花生麥片米糊

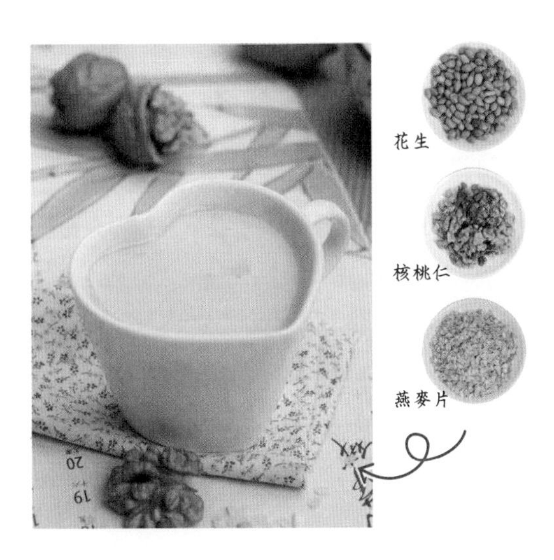

材料

大米 90 克，花生、核桃仁、燕麥片各 25 克。

做法

1 大米洗淨，浸泡至軟；花生、核桃仁洗淨，泡軟。**2** 將所有材料放入豆漿機中，加適量水，按「米糊」鍵，待糊成，盛出即可。

養生功效

這款米糊富含膳食纖維和必須脂肪酸，可促進代謝、健腦益智。

紅豆
山楂米糊

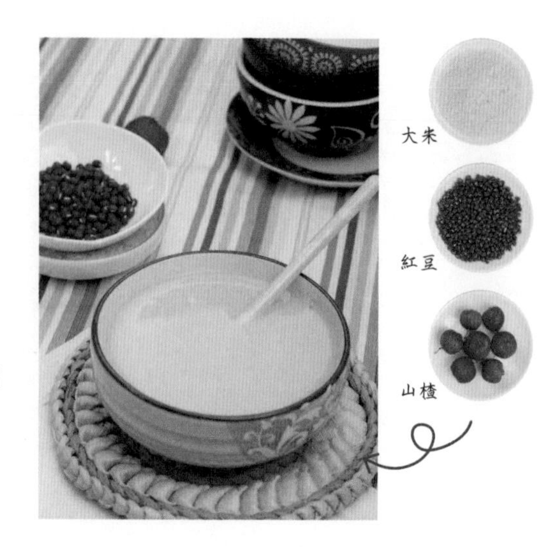

材料

大米 100 克，紅豆 50 克，山楂 25 克，紅糖適量。

做法

1 紅豆洗淨，泡軟；大米洗淨，浸泡；山楂洗淨，去蒂、核，切小塊。2 將上述材料放入豆漿機中，加適量水，按「米糊」鍵，待糊成，盛出加入紅糖攪拌即可。

養生功效

山楂含豐富的黃酮類化合物，具有保護心肌的作用。紅豆有清熱解毒、健脾益胃、利尿消腫、通氣除煩等功效。

南瓜黃豆
大米糊

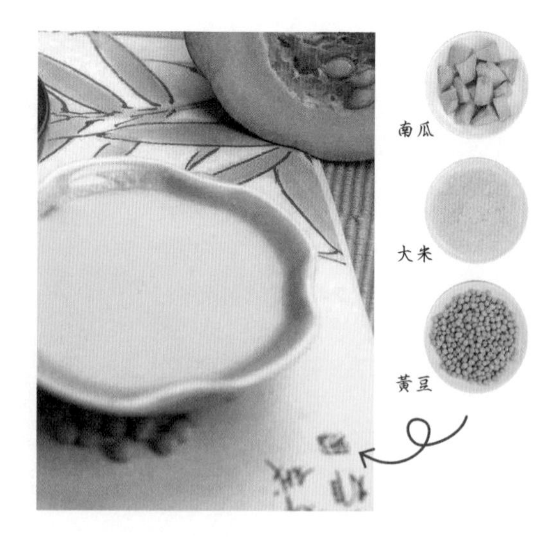

材料

大米 60 克，南瓜、黃豆各 20 克，冰糖適量。

做法

1 大米、黃豆洗淨，泡軟；南瓜洗淨，去皮，切小塊。2 將上述材料放入豆漿機中，加適量水攪打，煮沸後裝杯，加入冰糖調味即可。

養生功效

南瓜中的南瓜多糖具有抗氧化、增強人體免疫力的作用，常食南瓜可輔助降血糖、降血脂。

十穀米糊

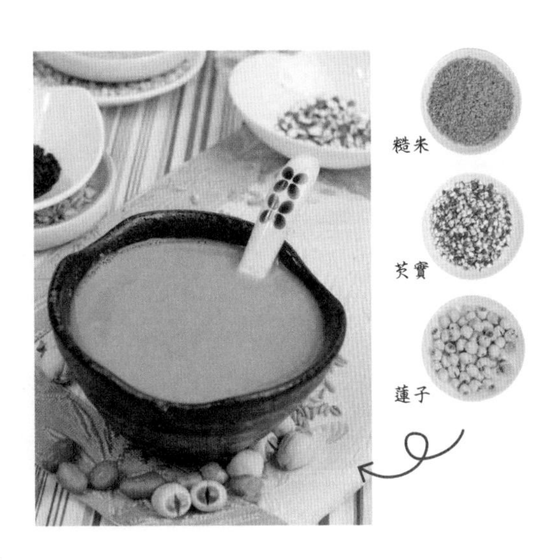

材料

糙米、黑糯米、小米、小麥、蕎麥、芡實、燕麥、蓮子、麥片、薏米共 80 克，熟花生 10 克，白糖適量。

做法

1 將全部材料（熟花生、白糖除外）洗淨，浸泡好。2 將上述材料和熟花生放入豆漿機中，加水，按「米糊」鍵攪打成糊，裝杯，加入白糖調味即可。

養生功效

糙米具有減肥、降低膽固醇、保護心臟、健腦等功能。蕎麥性甘味涼，有開胃寬腸，下氣消積功效。

黑米核桃糊

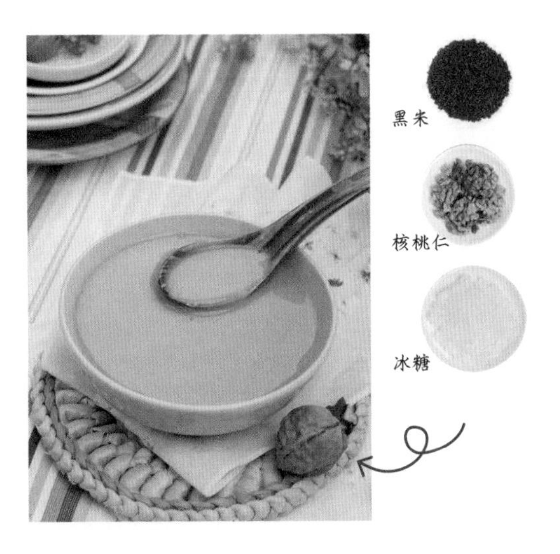

材料

黑米 70 克，核桃仁 20 克，冰糖適量。

做法

1 黑米洗淨，泡軟；核桃仁洗淨。2 將黑米、核桃仁放入豆漿機中，加水，按「米糊」鍵，待糊成，裝杯，加入冰糖調味即可。

養生功效

這款米糊可益智健腦，還可補腎烏鬚髮，是一款老少皆宜的米糊。

小米紅蘿蔔糊

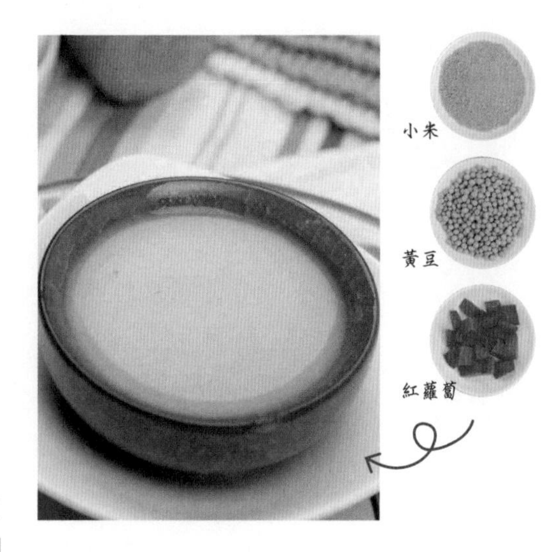

材料

小米、黃豆、紅蘿蔔各 50 克。

做法

1 黃豆、小米泡軟，洗淨；紅蘿蔔去皮，洗淨，切小塊。2 將所有材料放入豆漿機中，加水攪成漿，燒沸後倒出米糊即可。

養生功效

黃豆中蛋白質含量不僅高，而且質量好，蛋白質的氨基酸模式比較接近人體，所以容易被消化吸收。黃豆中的脂肪含有很多不飽和脂肪酸，容易被人體消化吸收。

桂圓米糊

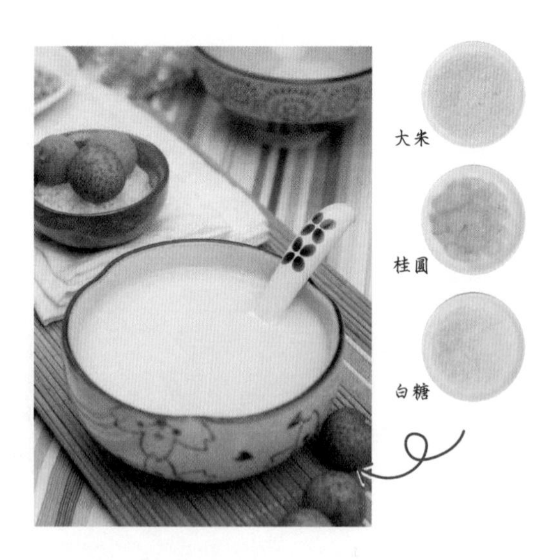

材料

大米 50 克，桂圓肉 30 克，白糖適量。

做法

1 大米洗淨，浸泡軟；桂圓肉洗淨切粒。2 將大米、桂圓肉放入豆漿機中，加水，按「米糊」鍵，待糊成，裝杯，加入白糖調味即可。

養生功效

這款米糊滋補功能強大，還能增強記憶，消除疲勞。

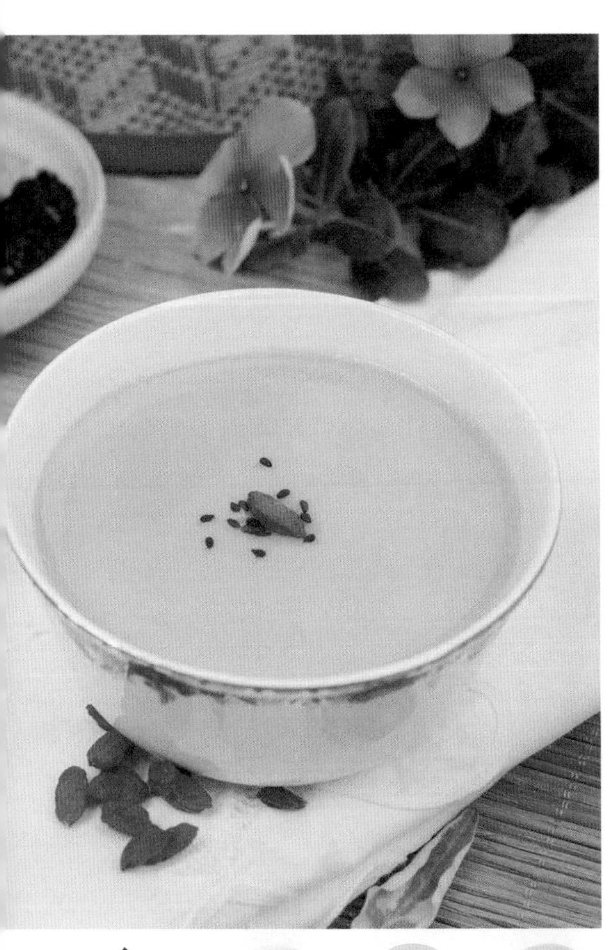

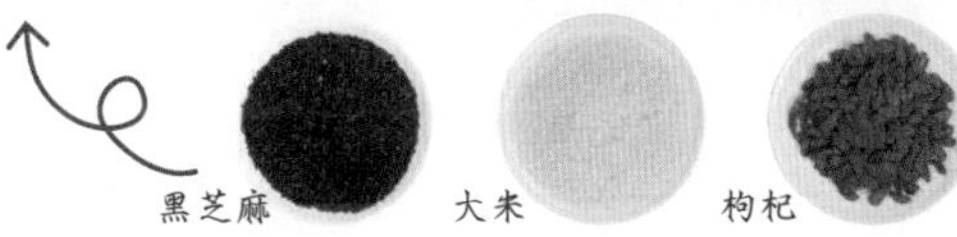

枸杞芝麻糊

材料

熟黑芝麻 300 克，大米 100 克，枸杞 10 克，白糖適量。

做法

1 熟黑芝麻磨成細末；大米洗淨，曬乾後入鍋炒香，然後磨成大米粉；枸杞洗淨。

2 鍋內加水燒沸，加入大米粉和黑芝麻粉攪勻，待再次燒開後加入白糖，攪勻盛出，撒上少許枸杞即可。

養生功效

黑芝麻富含天然維他命 E，其含量高踞植物性食物之首，維他命 E 是良好的抗氧化劑，適當補充維他命 E 可以起到潤膚養顏的作用。

貼心提示

黑芝麻和大米一定要細細研磨，有助於營養物質被機體充分吸收。

薏米芝麻雙仁米糊

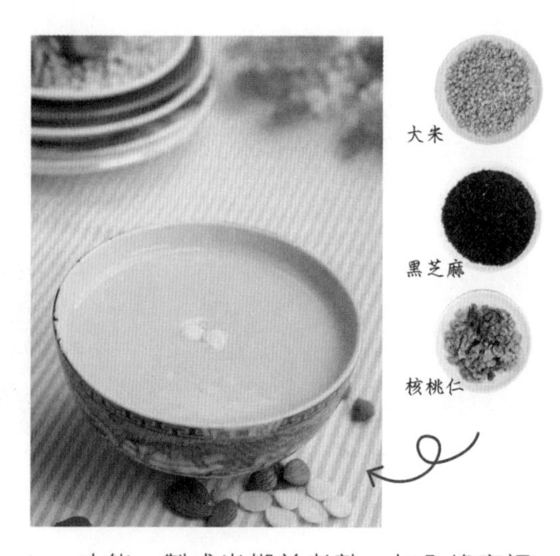

材料

大米 100 克，薏米 80 克，黑芝麻、核桃仁、杏仁、蜂蜜各適量。

做法

1 大米、薏米分別淘洗乾淨，浸泡 2 小時；黑芝麻、核桃仁、杏仁分別用小火炒香。**2** 將上述材料一同放入豆漿機，加適量水，使用豆漿機的「米糊」功能，製成米糊並煮熟，加入蜂蜜調味即可。

養生功效

這款米糊可消除粉刺、淡化色斑、潤養肌膚。

小米芝麻糊

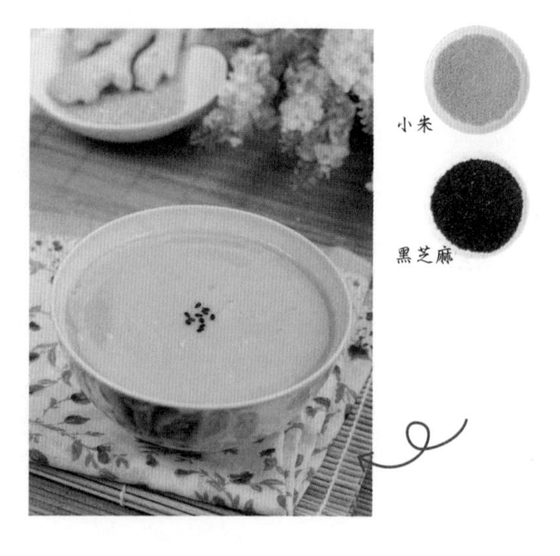

材料

小米 100 克，黑芝麻 50 克，薑片 5 片。

做法

1 小米洗淨，浸泡；黑芝麻洗淨。**2** 將所有材料放入豆漿機中，按「米糊」鍵，待糊成，煮熟盛出即可。

養生功效

黑芝麻富含維他命 E，有滋潤並嫩滑皮膚的功效，同時黑芝麻可緩解便秘，排除體內毒素，改善氣色。

紅棗核桃米糊

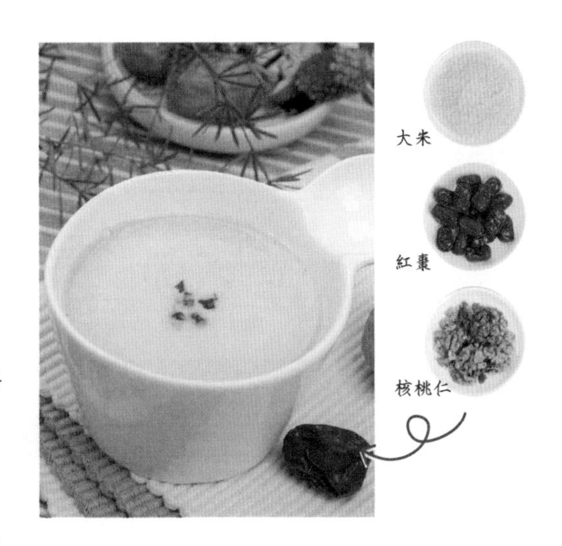

材料

大米 75 克，紅棗、核桃仁各 30 克，白糖適量。

做法

1 大米淘洗乾淨，浸泡 2 小時；紅棗用溫水泡發，去核，切成小塊；核桃仁洗淨。**2** 將上述材料放入豆漿機中，加水，攪打成米糊煮熟。**3** 裝杯，調入白糖即可。

養生功效

這款米糊不僅能補腎溫陽，補肺健脾，還可以潤腸通便，潤澤肌膚，保持身體健康。

蓮子百合紅豆糊

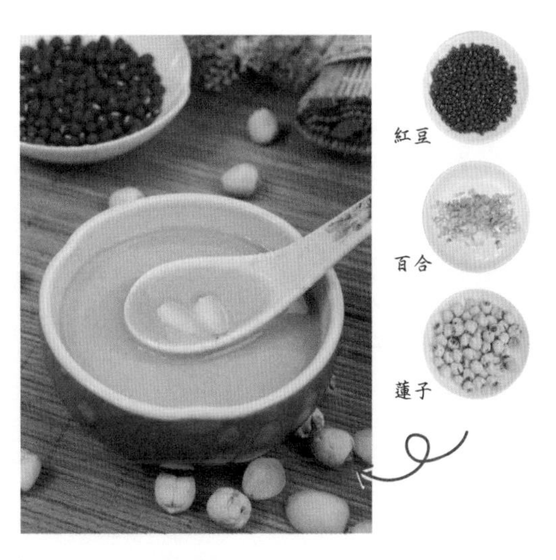

材料

紅豆 90 克，百合 15 克，陳皮、蓮子各 10 克，冰糖適量。

做法

1 紅豆、蓮子、陳皮、百合分別洗淨，浸泡，蓮子去芯；冰糖研碎。**2** 將紅豆、蓮子、陳皮、百合放入豆漿機中，加水，按「米糊」鍵，待糊成，盛出加入冰糖攪拌均勻即可。

養生功效

常食這款米糊可養心活血，促進血液循環，使肌膚紅潤光澤。

薏米紅豆糊

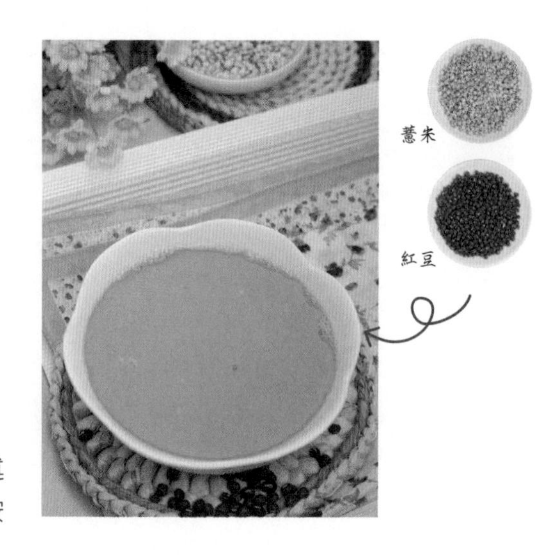

材料

薏米 100 克，紅豆 50 克。

做法

1 薏米、紅豆分別淘洗乾淨，用清水浸泡 6 小時。**2** 將上述材料放入豆漿機中，加水，按豆漿機操作提示製作成米糊。**3** 盛出攪勻即可。

養生功效

薏米具有改善皮膚粗糙、淡斑美白的養顏功效。此外，薏米在五穀中含膳食纖維較多，低脂低熱，有助於減肥降脂。

大米糙米糊

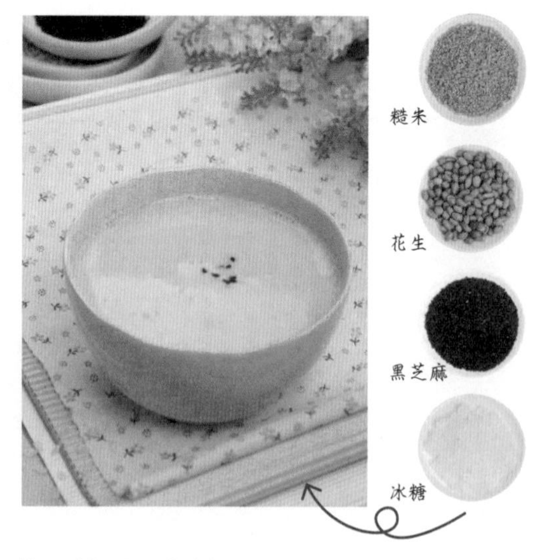

材料

大米、糙米各 50 克，熟花生 25 克，黑芝麻 10 克，冰糖適量。

做法

1 大米、糙米洗淨，撈起曬乾水後放入鍋裏炒香；熟花生去紅皮；黑芝麻洗淨，撈起曬乾水後入鍋炒香。**2** 將上述材料放入豆漿機中，加水，按「米糊」鍵，待糊成，裝杯，加入冰糖調味即可。

養生功效

此款米糊能提高人體免疫功能，促進血液循環，改善氣色。

紫米糊

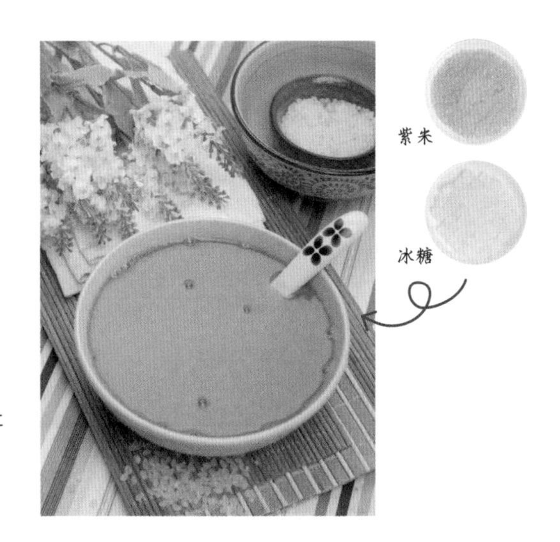

材料

紫米 150 克，冰糖適量。

做法

1 紫米洗淨，泡軟；冰糖研碎。**2** 將紫米放入豆漿機中，加水，按「米糊」鍵，待糊成，裝杯，加入冰糖調味即可。

養生功效

紫米中含有花青素，花青素是天然的抗氧化劑，對人體中的自由基活性有控制作用，可以減少皮膚色斑的生成，同時也能延緩皮膚因氧化反應而產生的老化現象。

枸杞核桃米糊

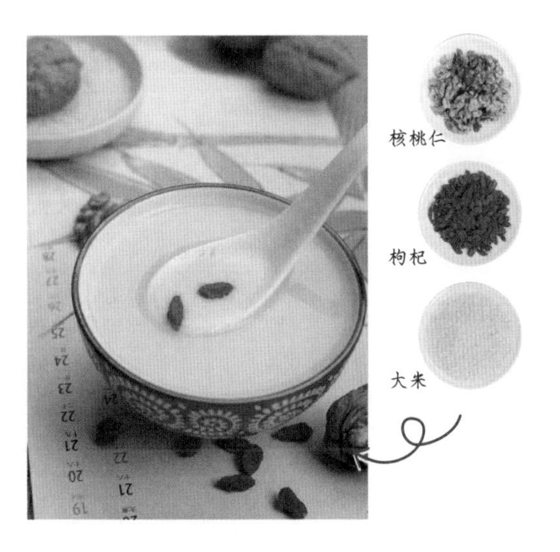

材料

大米 60 克，枸杞、核桃仁各 20 克，冰糖適量。

做法

1 大米洗淨，泡軟；核桃仁、枸杞洗淨。**2** 將上述材料放入豆漿機中，加水，按「米糊」鍵，待糊成，裝杯，加入冰糖調味即可。

養生功效

核桃仁是養顏益壽的上佳食品。枸杞果皮中富含枸杞多醣，可有效清除自由基，可延緩衰老和抗疲勞。

蓮子花生黃豆米糊

材料

大米 70 克，蓮子、熟花生、黃豆各 10 克，冰糖適量。

做法

1 大米、黃豆洗淨，泡軟；蓮子泡軟，去蓮芯，洗淨；熟花生去紅皮。2 將上述材料放入豆漿機中，加水攪成糊，煮沸後裝杯，加入冰糖調味即可。

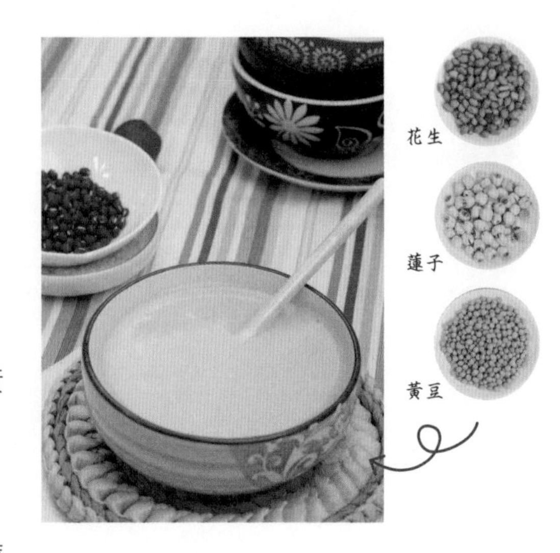

養生功效

花生含有維他命 E 和鋅，能抗衰防老，滋潤皮膚；亦富含油脂，可潤腸通便，有助於排毒養顏。

杏仁米糊

材料

大米 60 克，杏仁粉 40 克，冰糖適量。

做法

1 大米洗淨，浸泡。2 將大米放入豆漿機中，加水，按「米糊」鍵，待糊成，裝杯，加入杏仁粉、冰糖調勻即可。

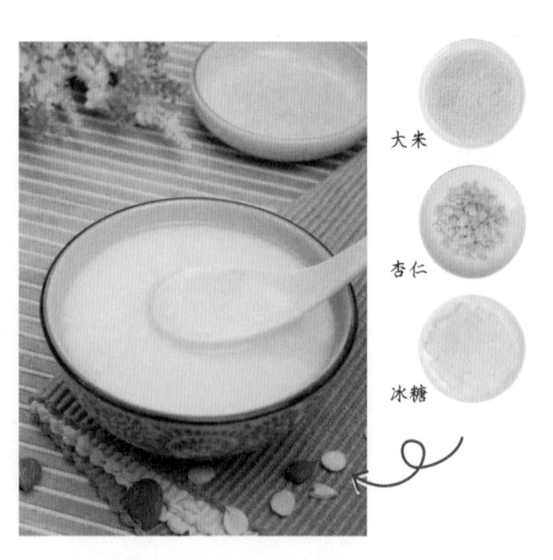

養生功效

杏仁粉含天然維他命 E，可以滋潤皮膚，淡化色斑，使皮膚白嫩。杏仁粉中還含有豐富的膳食纖維，有明顯的瘦身效果。

四神米糊

材料

大米40克，薏米、蓮子、山藥、芡實、熟花生各10克，冰糖適量。

做法

1 大米、薏米、蓮子、芡實分別洗淨、剖開，蓮子去芯；山藥去皮，洗淨切小塊，浸泡在清水中；熟花生搓掉外皮。**2** 將上述材料放入豆漿機中，加水，按「米糊」鍵，待糊成，裝杯，加入冰糖調味即可。

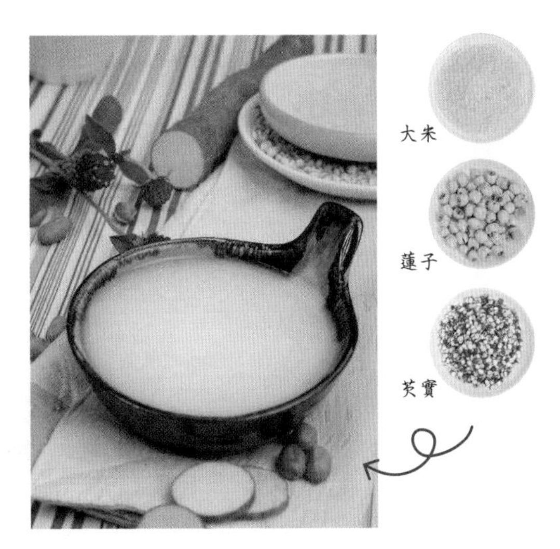

養生功效

這款米糊有助於提高記憶力，具有健身強體、延緩衰老的作用。

薏米米糊

材料

大米50克，薏米30克，花生10克，冰糖適量。

做法

1 大米、薏米洗淨，浸泡好；花生去掉紅皮，洗淨。**2** 將上述材料放入豆漿機中，加水，按「米糊」鍵，待糊成，裝杯，加入冰糖調味即可。

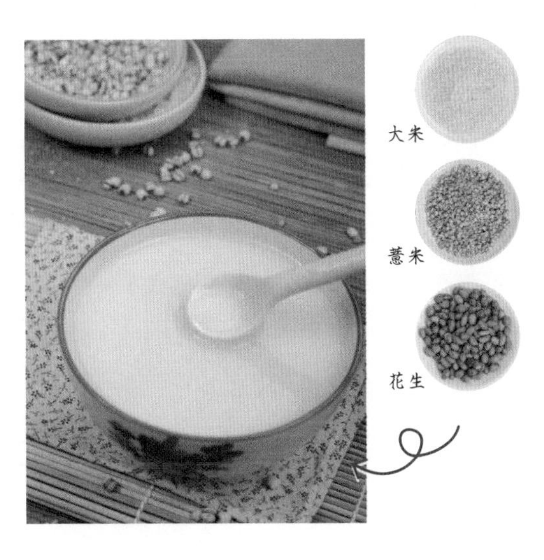

養生功效

這款米糊可滋潤皮膚，還可改善粉刺、黑斑、雀斑等面部問題。

糙米糊

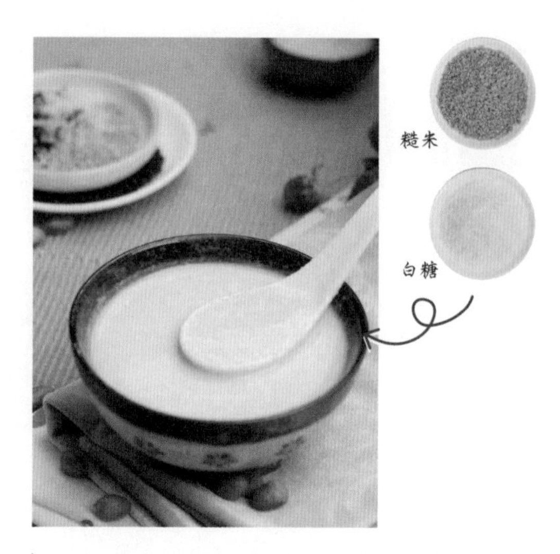

材料

糙米 100 克，熟花生 25 克，白糖適量。

做法

1 糙米洗淨，用水浸泡。**2** 將糙米、熟花生放入豆漿機中，加水攪成米糊，燒沸，加入白糖拌勻即可。

養生功效

花生富含很多不飽和脂肪酸、卵磷脂、鐵、鈣等營養素，可健腦益智、澤膚潤肌、排毒通便。糙米含有多種維他命、礦物質，升糖指數低，是塑身養顏的佳品。

花生芝麻米糊

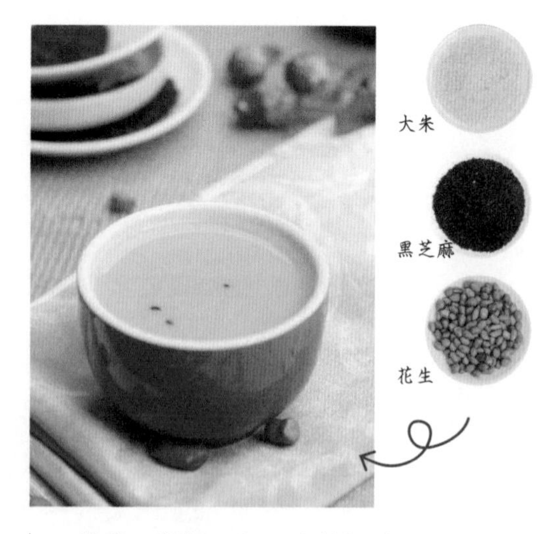

材料

大米 50 克，花生 100 克，黑芝麻 25 克，白糖適量。

做法

1 大米洗淨，浸泡；花生、黑芝麻分別洗淨，曬乾水，分別入鍋炒香，然後搓掉花生的紅皮。**2** 將上述材料放入豆漿機中，加水，按「米糊」鍵，待糊成，裝杯，加入白糖調味即可。

養生功效

這款米糊不僅有嫩白養顏的功效，還有烏髮的作用。

香米糊

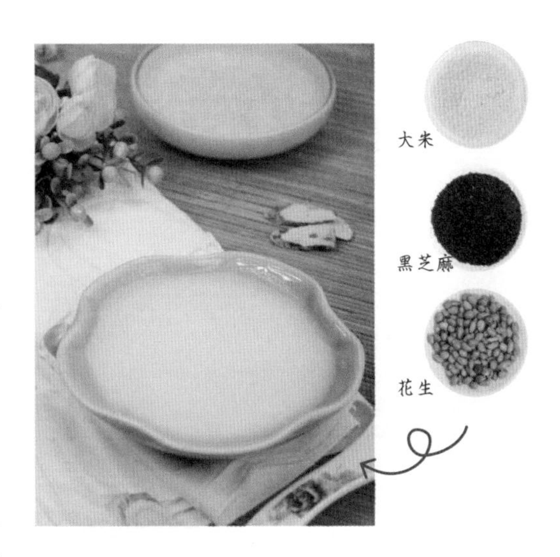

材料

大米 70 克，黑芝麻、花生各 35 克，牛奶適量。

做法

1 花生、黑芝麻、大米均洗淨，大米加水浸泡。**2** 將上述材料放入豆漿機中，加水，加入適量牛奶，按「米糊」鍵，待糊成，裝杯即可。

養生功效

這款米糊不僅可以補充肌膚所缺的水分，使肌膚光滑細膩、充滿彈性、有光澤，還有清除黑色素的作用，淡化皮膚色斑。

糙米花生糊

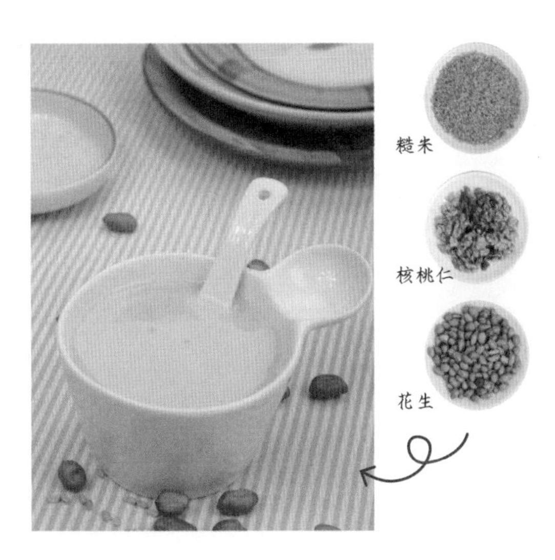

材料

糙米 70 克，花生 20 克，核桃仁 10 克，冰糖適量。

做法

1 糙米洗淨，浸泡；花生、核桃仁洗淨。**2** 將上述材料放入豆漿機中，加水，按「米糊」鍵，待糊成，裝杯，加入冰糖調味即可。

養生功效

這款米糊可美膚、通便、益智，常食使人美貌與智慧並存。

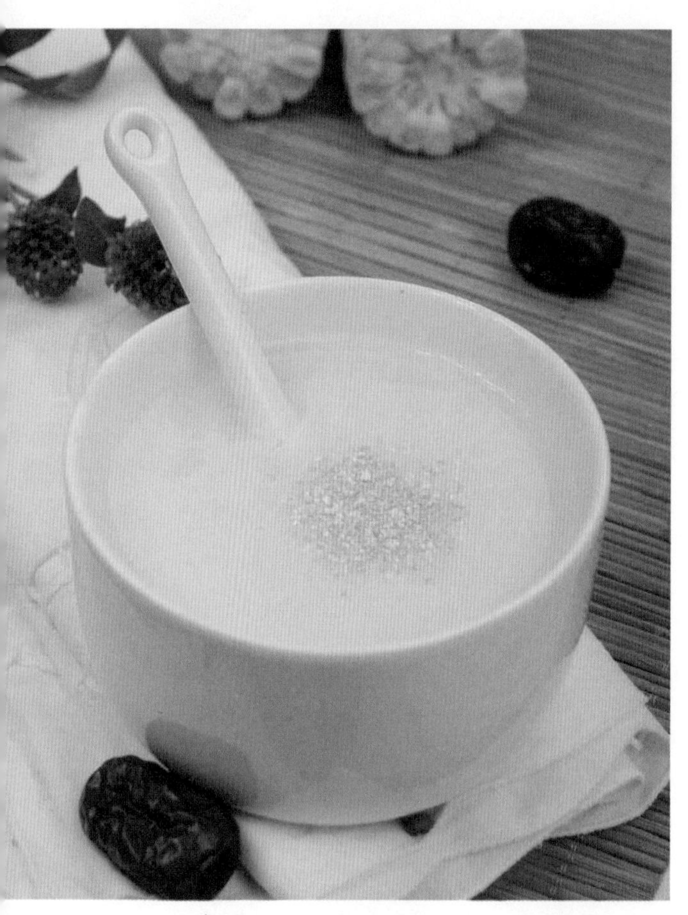

粟米糊

材料

鮮粟米粒 60 克，大米 50 克，粟米楂 30 克。

做法

1 鮮粟米粒洗淨；大米浸泡 2 小時；粟米楂淘洗乾淨。
2 將所有食材倒入豆漿機中，加水，按操作提示煮好米糊。

養生功效

這款米糊可防治便秘、慢性胃炎、腸炎、腸癌，並對降低血清膽固醇和預防冠心病有一定作用。

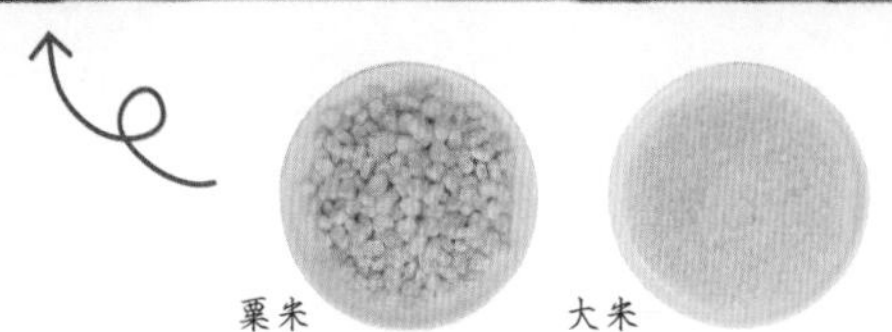

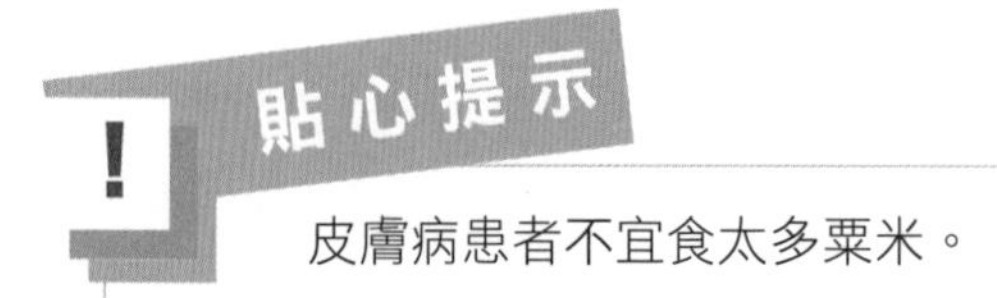

皮膚病患者不宜食太多粟米。

紅蘿蔔米糊

材料

紅蘿蔔、綠豆各 20 克，大米 40 克，蓮子 10 克。

做法

1 綠豆洗淨，浸泡 4 小時；大米淘淨，浸泡至軟；紅蘿蔔去皮洗淨，切粒；蓮子泡軟去芯，洗淨。**2** 將所有材料倒入豆漿機中，加適量清水攪成漿並煮沸，濾出即可。

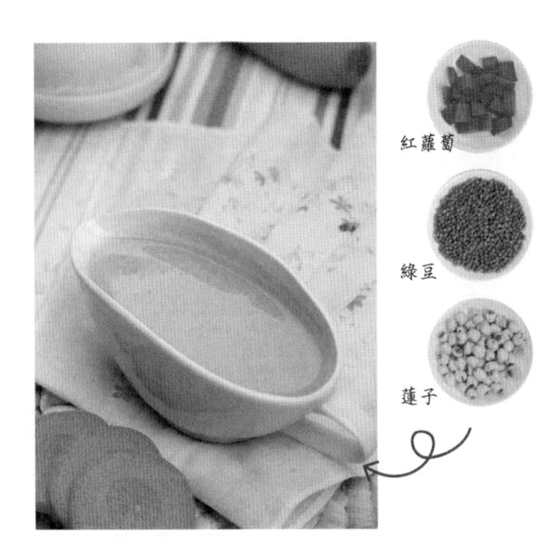

養生功效

紅蘿蔔含琥珀酸鉀，有助於防止血管硬化，降低膽固醇。綠豆含豐富的胰蛋白酶抑制劑，可以保護肝臟。

芝麻首烏糊

材料

製何首烏 20 克，黑芝麻 200 克，紅糖適量。

做法

1 製何首烏片烘乾，研成末；黑芝麻炒酥碾碎。**2** 淨鍋置中火上，加清水，將製何首烏粉煎沸，加入黑芝麻粉、紅糖熬成糊即可。

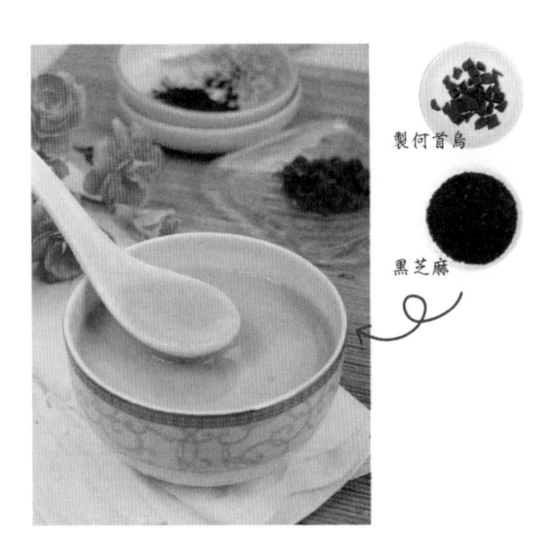

養生功效

這款米糊有補肝腎、益精血、烏鬚髮的功效，還可降血脂，預防心血管疾病的發生。

烏金養生糊

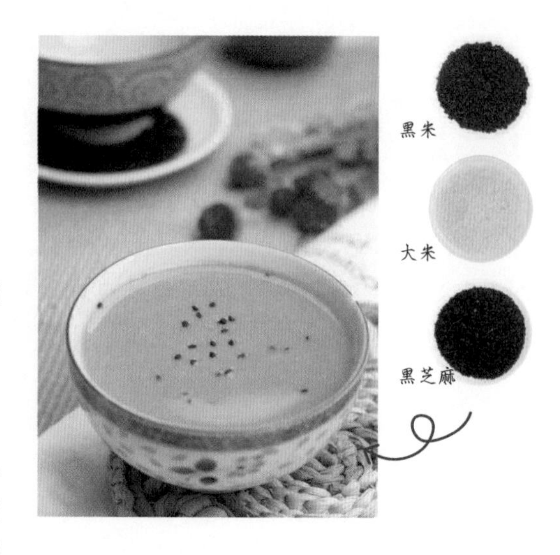

材料

黑米 100 克，大米、熟黑芝麻各 50 克。

做法

1 黑米、大米洗淨，浸泡 1 小時。2 將所有食材放入豆漿機中，加水攪成糊，燒沸盛出即可。

養生功效

這款米糊清香油亮，軟糯適中，營養豐富，具有很好的滋補作用。

赤小豆蓮子糊

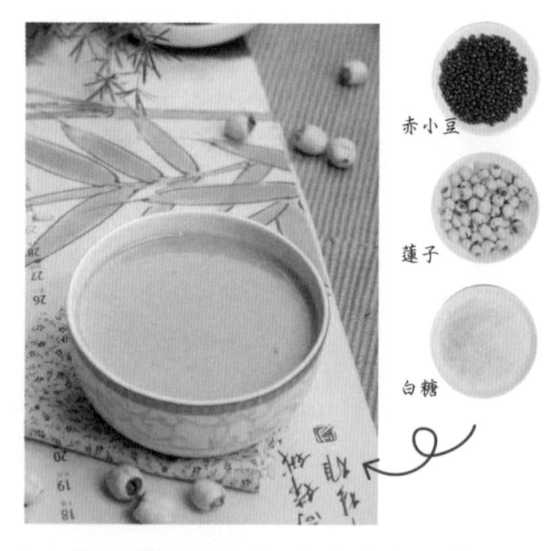

材料

赤小豆 100 克，去芯蓮子 50 克，白糖、生粉水各適量。

做法

1 赤小豆洗淨，加水，用高壓鍋壓熟；蓮子洗淨，泡軟。2 將赤小豆、蓮子一同放入豆漿機，加適量赤小豆湯、白糖，打碎成泥。3 將赤小豆湯煮開，用生粉勾芡，加入赤小豆蓮子泥中攪勻煮熟即可。

養生功效

這款米糊有健脾益胃、利尿消腫等功效，可治療小便不利、腳氣病。

蓮子奶糊

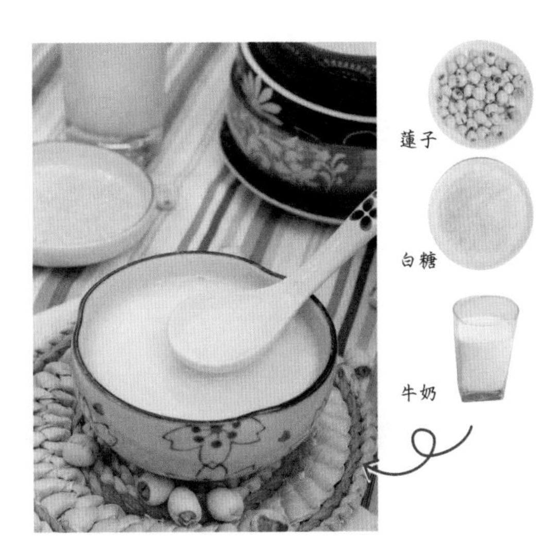

材料

蓮子 60 克，牛奶 200 毫升，白糖適量。

做法

1 蓮子洗淨去芯，曬乾後磨成粉，加入少量清水調成蓮子糊。2 鍋中注入牛奶，放入白糖，煮沸。3 將蓮子糊慢慢倒入鍋中，並不斷攪拌，煮熟即可。

養生功效

這款米糊富含鈣、磷等礦物質，還具健脾安神之效，尤其適宜更年期女性食用。

桑葚黑芝麻糊

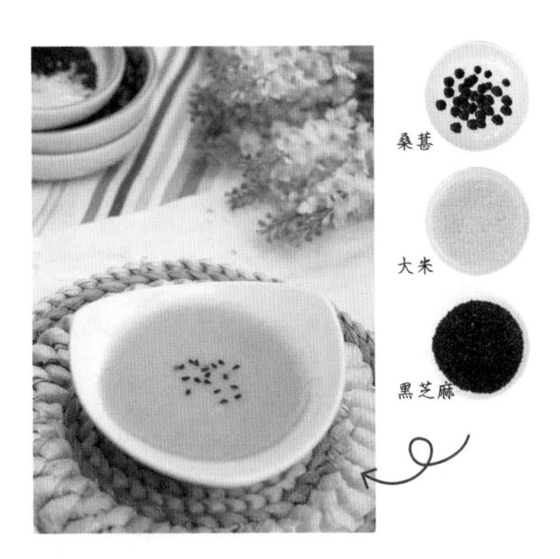

材料

桑葚 60 克，大米 30 克，黑芝麻、白糖各適量。

做法

1 將桑葚洗淨；黑芝麻、大米分別研磨成粉。2 鍋中注水燒開，倒入所有材料攪煮，煮成糊狀後，加白糖調味即可。

養生功效

這款米糊不僅為人體提供能量， 還有健脾胃、助消化之功。

棗杞生薑米糊

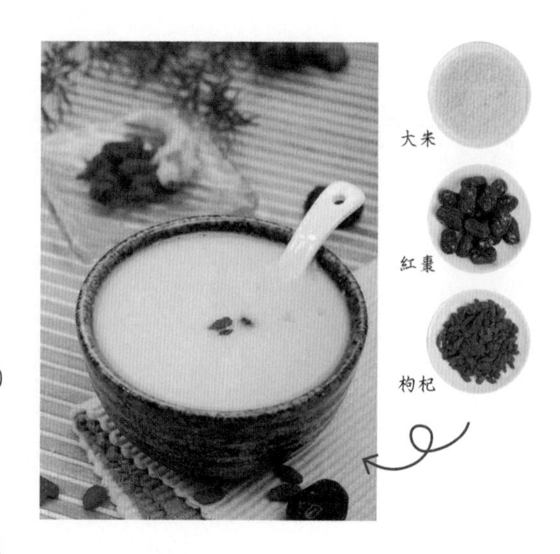

材料

大米 65 克，紅棗、枸杞各 20 克，生薑 5 片。

做法

1 大米淘淨，泡軟；紅棗用溫水泡發，去核，切塊；枸杞洗淨；生薑去皮洗淨，切片。2 將所有材料放入豆漿機中，加水攪成米糊，煮熟即可。

養生功效

枸杞含多種維他命及鈣、磷、鐵等礦物質，可補腎養血。紅棗能促進白血球的生成，降低血清膽固醇，提高血清白蛋白，保護肝臟。

核桃藕粉糊

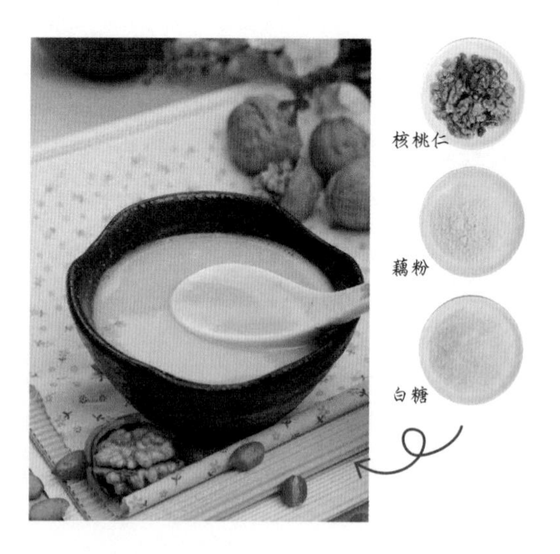

材料

核桃仁 100 克，藕粉 30 克，白糖、花生油各適量。

做法

1 核桃仁洗淨，炸酥，研磨成泥。2 藕粉調成糊，放入核桃泥調勻。3 煮沸適量清水，放入調好的核桃藕粉糊，調勻，放入白糖，不斷攪拌，煮熟即可。

養生功效

蓮藕中含有豐富的丹寧酸，具有收縮血管和止血的作用。蓮藕含鐵量較高，常吃還可預防缺鐵性貧血。

芝麻栗子羹

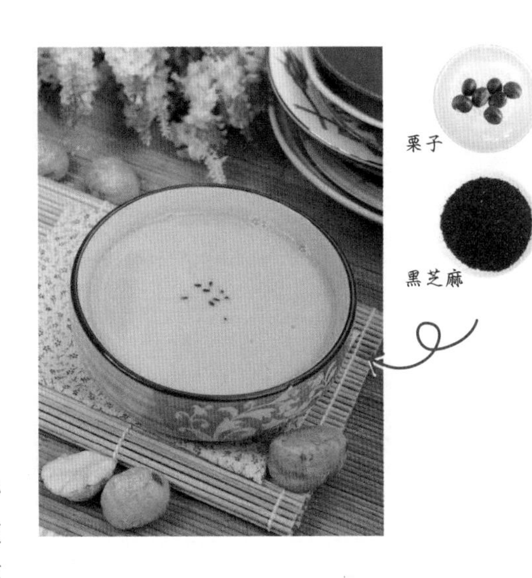

材料

黑芝麻、新鮮栗子各 100 克。

做法

1 黑芝麻洗淨，用小火炒熟；栗子洗淨，煮熟去殼，切成小塊。**2** 將黑芝麻、栗子一同放入豆漿機，加水，按提示製作成米糊，盛出，攪拌均勻即可。

養生功效

栗子含有豐富的不飽和脂肪酸、多種維他命和礦物質，可有效預防和治療高血壓、冠心病、動脈硬化等心血管疾病，有益於人體健康。

粟米綠豆糊

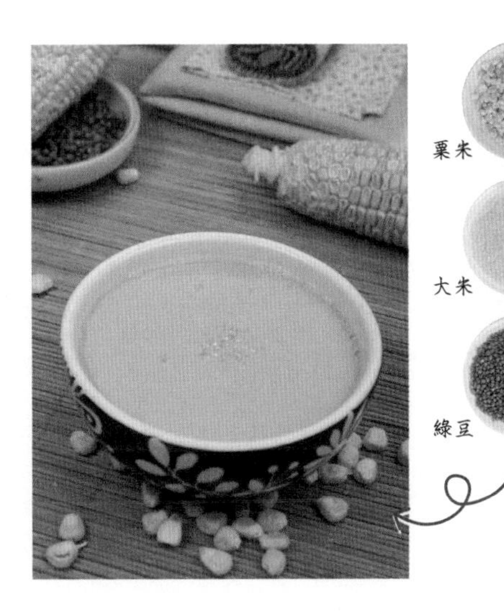

材料

大米 70 克，新鮮粟米粒 30 克，綠豆 20 克。

做法

1 大米淘淨，浸泡 2 小時；綠豆淘淨，浸泡 4 小時；新鮮粟米粒洗乾淨。**2** 將所有材料放入豆漿機中，加水，按照豆漿機提示製作成米糊，煮熟即可。

養生功效

這款米糊對冠心病、動脈粥樣硬化、高血脂及高血壓等疾病都有一定的預防和治療作用。

黑米黃豆核桃糊

材料

黑米 80 克，黃豆、核桃仁各 20 克，冰糖適量。

做法

1 黑米、黃豆洗淨，泡軟；核桃仁洗淨。2 將上述材料放入豆漿機中，添水，按「米糊」鍵，待糊成，裝杯，加入冰糖調味即可。

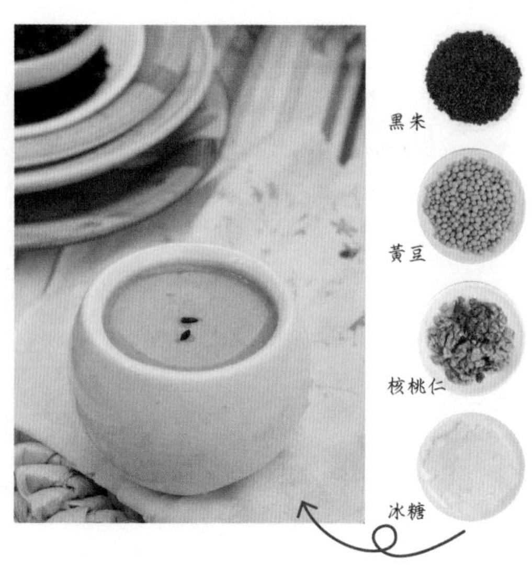

養生功效

黑米中的黃酮類化合物能維持血管正常滲透壓，減輕血管脆性，防止血管破裂，還可止血；黑米還有改善心肌營養，降低心肌耗氧量等功效。

黑糖薏米糊

材料

黃豆 50 克，薏米 30 克，黑糖 10 克。

做法

1 黃豆、薏米洗淨並用水泡軟。2 將黃豆、薏米放入豆漿機中，加水攪成漿，燒沸後加入黑糖拌勻即可。

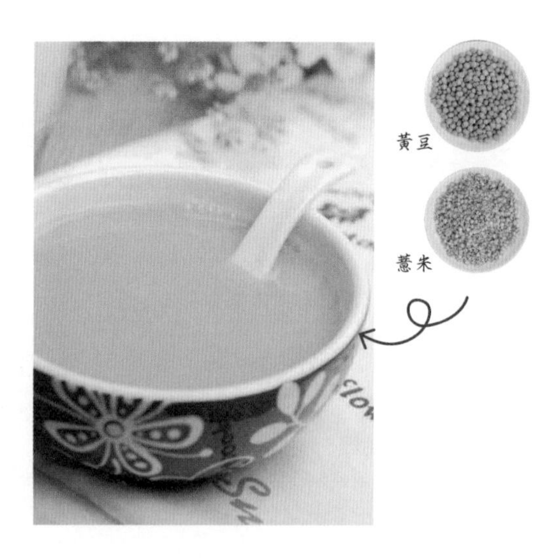

養生功效

此款米糊作用較為緩和，微寒而不傷胃，益脾而不滋膩，是價值很高的藥食兩用的保健食品。

香椰穀米糊

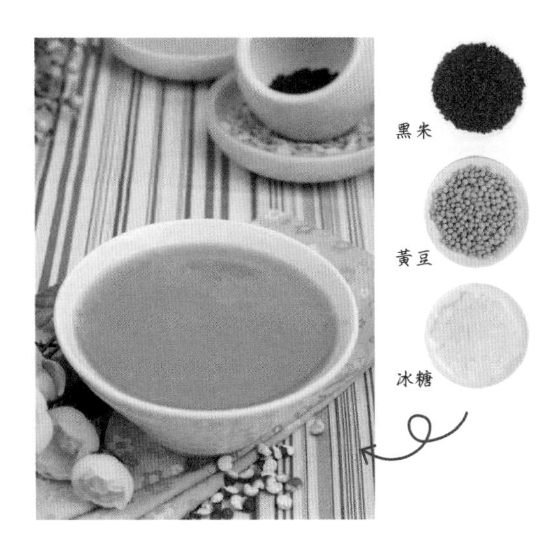

材料

香椰、黑米、黃豆各 50 克，冰糖適量。

做法

1 香椰、黑米、黃豆洗淨，泡軟。**2** 將香椰、黑米、黃豆放入豆漿機中，加水攪成米糊，燒沸後加入冰糖拌勻即可。

養生功效

這款米糊不僅可以預防和緩解眼睛乾澀、疲勞等症狀，還具有一定的殺蟲消積功效。

核桃腰果米糊

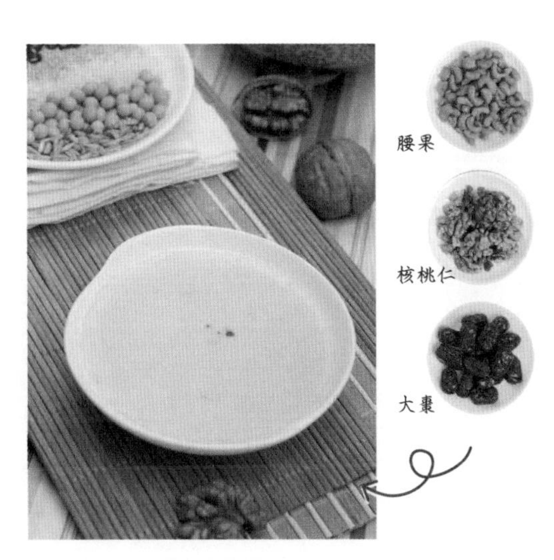

材料

大米、小米各 50 克，腰果、核桃各 20 顆，大棗、桂圓各 15 粒，冰糖適量。

做法

1 大米、小米洗淨，泡軟；腰果、核桃取肉，切碎；桂圓去殼、核，取肉；大棗洗淨，去核。**2** 將上述材料放入豆漿機中，加水，按「米糊」鍵，待糊成，裝杯，加入冰糖調味即可。

養生功效

這款米糊可補腎益腦。

番薯大米糊

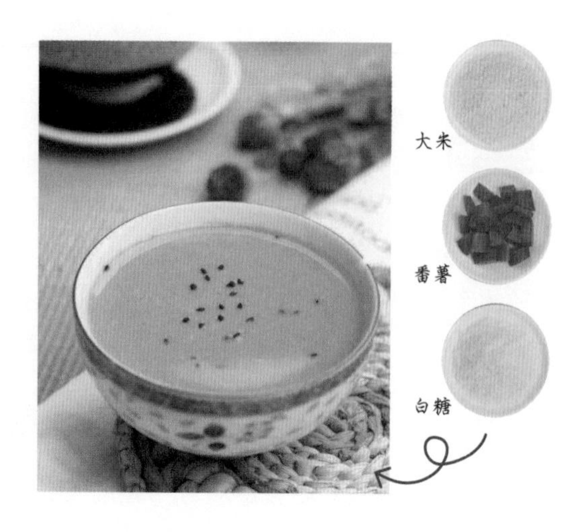

材料

番薯 1 個，大米 100 克，白糖適量。

做法

1 將番薯洗淨，煮熟後去皮，切小塊；大米洗淨，泡軟。**2** 將番薯、大米放入豆漿機中，加水，按「米糊」鍵，待糊成，裝杯，加入白糖調味即可。

養生功效

大米味甘性平，可養胃健脾、益氣力。番薯能促使排便通暢，可預防乳腺癌和結腸癌的發生；能提高消化功能，滋補肝腎，清肝利膽。

山藥蓮子米糊

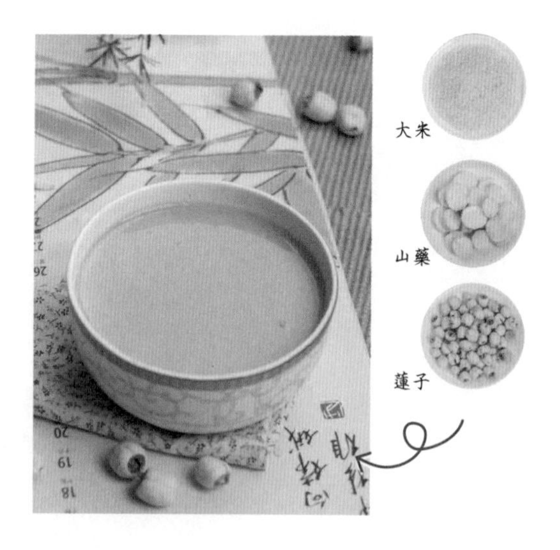

材料

大米 50 克，山藥 30 克，蓮子 10 克，冰糖適量。

做法

1 大米洗淨，浸泡；山藥去皮，洗淨切塊，浸泡在清水中；蓮子泡軟，去芯，洗淨。**2** 將上述材料放入豆漿機中，加水，按「米糊」鍵，待糊成，裝杯，加入冰糖調味即可。

養生功效

這款米糊有益智健腦、平補脾胃、促進消化的功效。

PART 3

每天一杯蔬果汁，全家老少保健康

蔬果汁讓朋友聚會、閒暇時間不再一成不變。用各種新鮮、自然的蔬菜水果打造出來的營養飲品，不僅可以解渴、提神，還有保健、美容等多重功效。蔬果汁中含有大量的礦物質、維他命、膳食纖維等營養素，合理均勻食用不僅可以維持身體健康，加強機體對營養的吸收，而且蔬果中某些營養成分還會提高人體對疾病的抵抗力。蔬果汁中所含的膳食纖維還可以幫助消化、排泄、促進新陳代謝，利於體內毒素排出，從而改善皮膚質素，是最根本的護膚之道。豐富的膳食纖維和維他命可以幫助燃燒體內脂肪，有瘦身減肥的特殊功效。

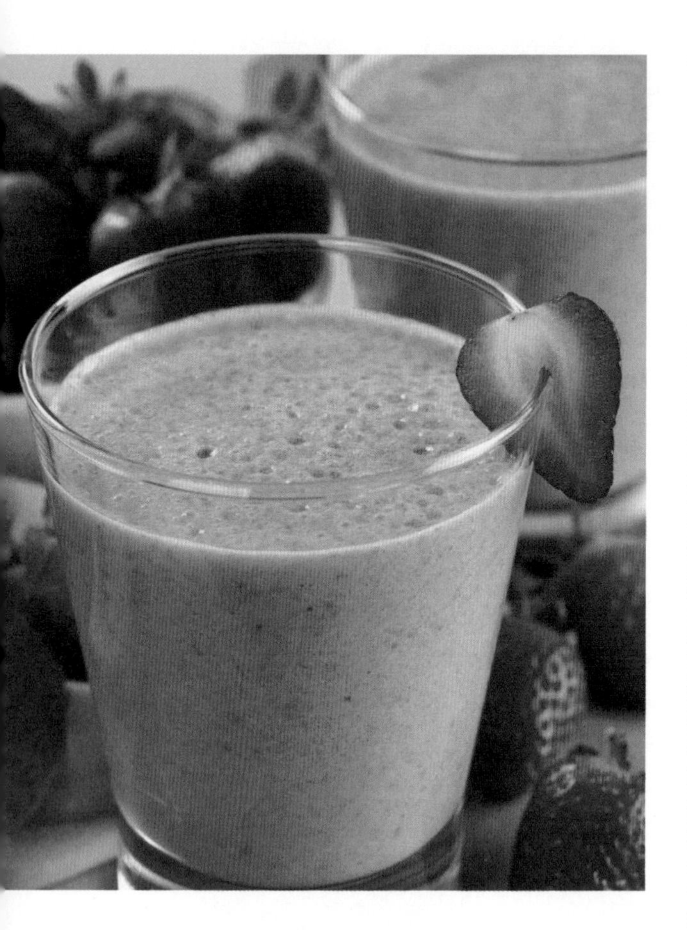

牛奶
士多啤梨汁

材料

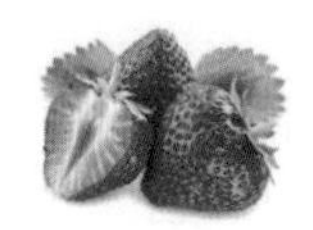

士多啤梨
350 克

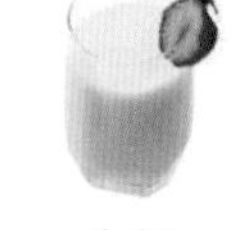

牛奶
200 毫升

做法

1 將士多啤梨洗淨，去蒂，瀝乾水分後放入榨汁機中。2 倒入牛奶，按下啟動鍵榨汁。最後倒入杯中即可。

養生功效

士多啤梨營養豐富，果肉中含有大量的糖類、膳食纖維、有機酸等營養物質，與牛奶配搭榨汁，具有消暑解渴、美容養顏的功效，尤其適合在暑熱天氣飲用。

貼心提示

士多啤梨應選購碩大堅挺、果形完整、無畸形、外表鮮紅發亮的果實；洗士多啤梨時，最好先用淡鹽水浸泡 5 分鐘，再將其沖洗乾淨；但是，鹽水浸泡時間不宜超過 5 分鐘，以免影響口感。

車厘茄紅蘿蔔汁

材料

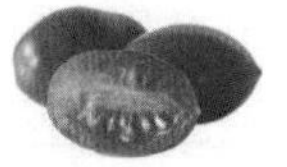
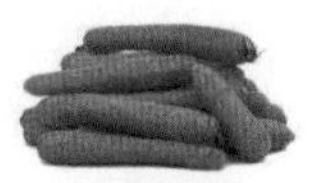
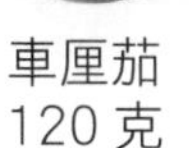

車厘茄 120 克　　紅蘿蔔 80 克

做法

1 將車厘茄去蒂，對半切開；紅蘿蔔洗淨，去皮切件。2 將以上材料一併放入果汁機中榨汁，最後倒入杯中即可。

養生功效

車厘茄又稱聖女果、小西紅柿，具有生津止渴、健胃消食、清熱解毒、涼血平肝、補血養血和增進食慾的功效；與紅蘿蔔一同配搭榨汁具有消暑解渴、開胃消食的功效，尤其適合兒童、女性食用。

哈密瓜芒果汁

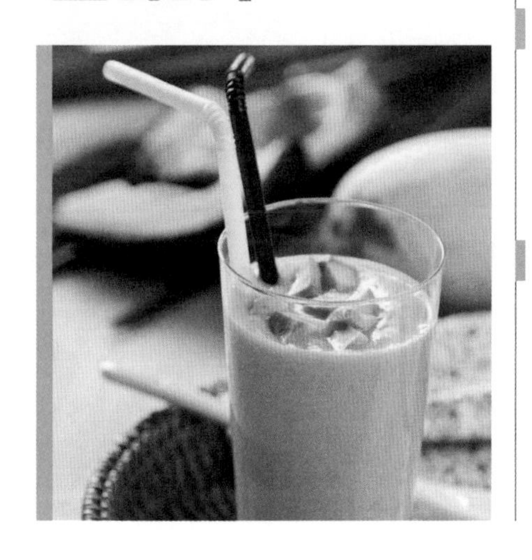

材料

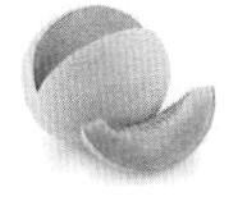
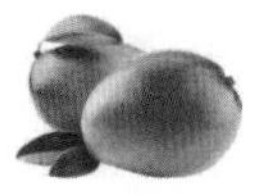

哈密瓜 100 克　　芒果 1 個

做法

1 將哈密瓜去皮，切件；將芒果去皮，取肉切成小塊。2 將切好的哈密瓜和芒果放入榨汁機中榨汁即成。

養生功效

哈密瓜含有豐富的維他命、膳食纖維及鈣、磷、鐵等礦物質元素，有消暑解渴、益胃生津的功效，與芒果配搭榨汁具有消暑解渴、開胃消食的功效，尤其適合夏天食用。

士多啤梨蜂蜜汁

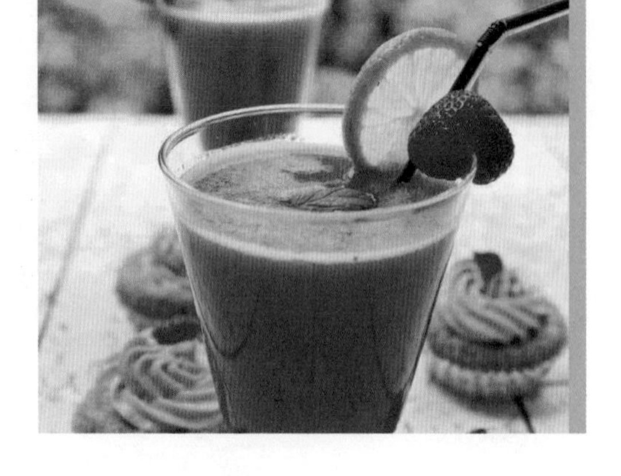

材料

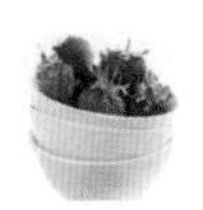

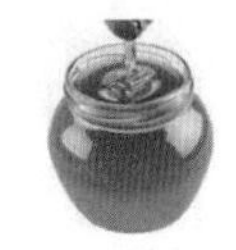

士多啤梨 180 克　蜂蜜適量

做法

1 將士多啤梨用清水洗淨，去蒂。2 將士多啤梨放入榨汁機中榨汁。3 最後倒入杯中，放入蜂蜜，並攪拌 20 秒即可。

養生功效

士多啤梨含有豐富的維他命 C、胡蘿蔔素、果糖、枸櫞酸、蘋果酸、膳食纖維等營養成分，有解熱祛暑之功效。這款果汁有消暑解渴、潤肺生津、健脾養胃等功效。

西瓜汁

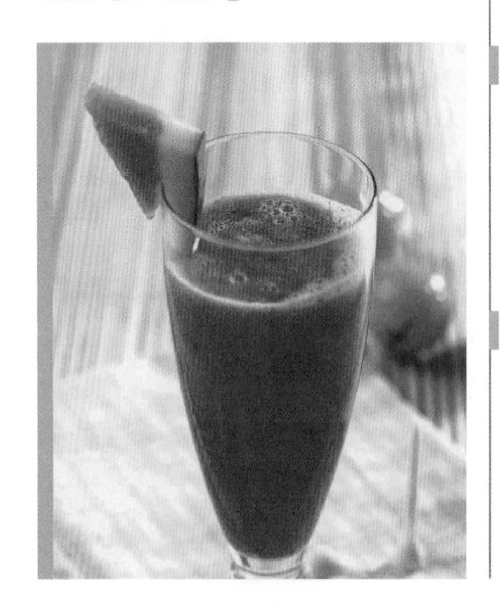

材料

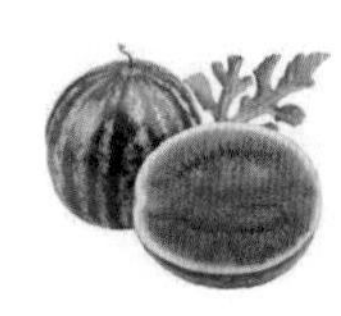

西瓜 300 克

做法

1 將西瓜切開，去皮、去籽，取出果肉。2 將西瓜肉放入榨汁機，用榨汁機榨出西瓜汁。3 把西瓜汁倒入杯中即可。

養生功效

西瓜味甘性涼，具有消暑、生津止渴、健脾益胃之效，是炎炎夏季首選的價廉味美的水果。西瓜翠衣即西瓜的綠皮部分更是一味清熱利尿、利濕化濁、生津消暑的中藥。

奇異果蘋果檸檬汁

材料

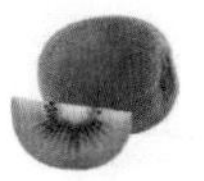
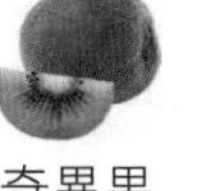
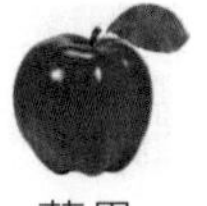
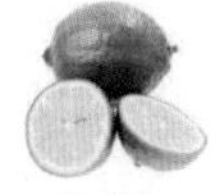

奇異果	蘋果	檸檬
2 個	半個	1/3 個

做法

1 將奇異果去皮切片；蘋果洗淨去皮、核，切小塊；將檸檬洗淨，去皮，切薄片。2 將以上材料放入榨汁機中榨汁即可。

養生功效

奇異果富含碳水化合物、膳食纖維、維他命、礦物質等營養素，有清熱、止渴、通淋巴之效；檸檬富含維他命C、糖類、鈣、磷、鐵等成分，能預防感冒、抵抗壞血病。這款果汁能清熱解暑，預防疾病。

芹菜蘆筍汁

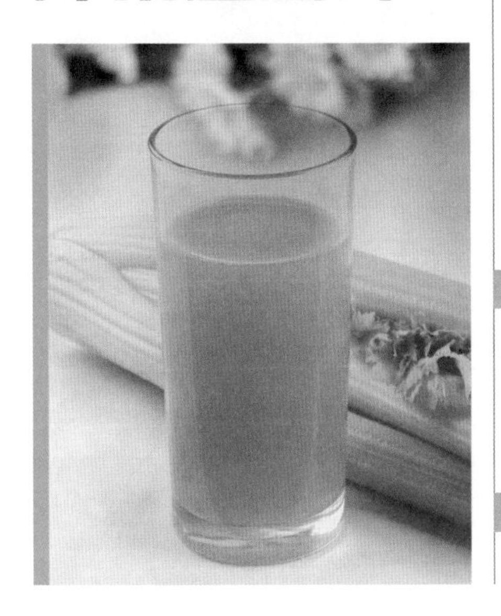

材料

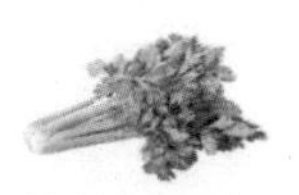
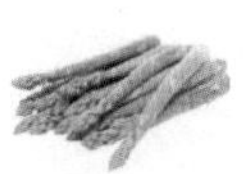
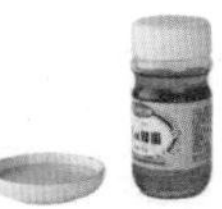

芹菜 70 克　蘆筍 2 根　蜂蜜 1 小匙

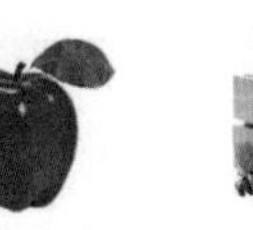
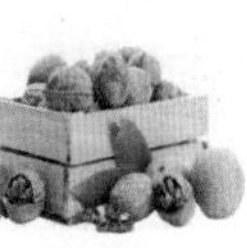
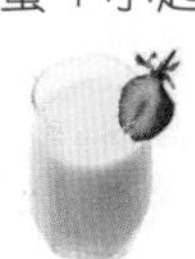

蘋果半個　核桃仁 20 克　牛奶 300 毫升

做法

1 蘆筍去根，蘋果去核，芹菜去葉，洗淨後均切塊。2 將所有材料放入榨汁機一起攪成汁，濾出果肉即可。

養生功效

這款果汁有祛暑、生津、利水之效。

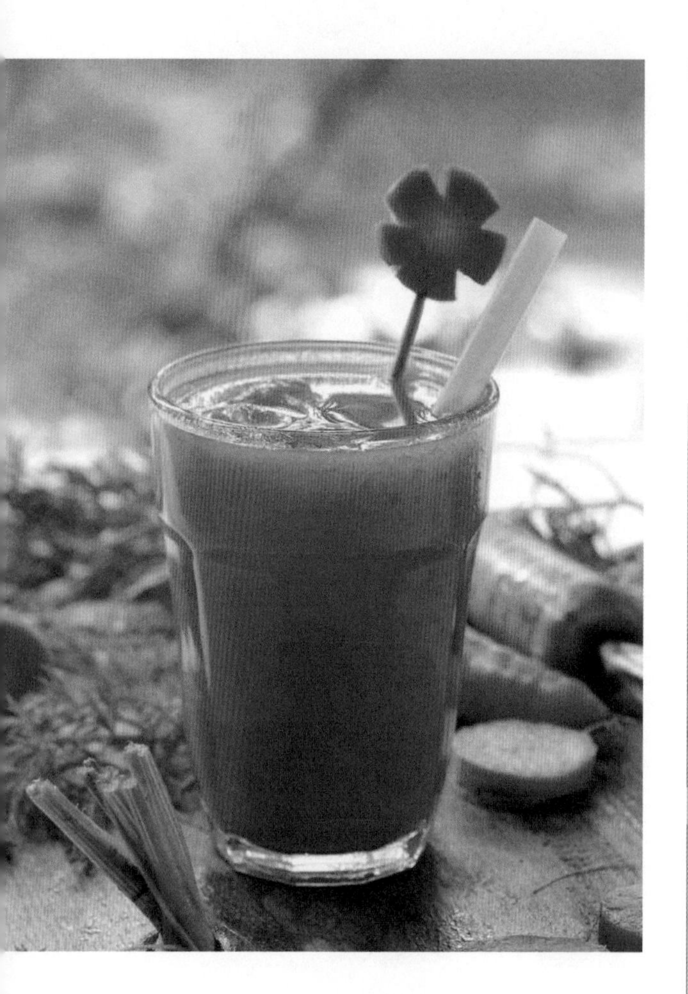

紅蘿蔔士多啤梨蜂蜜汁

材料

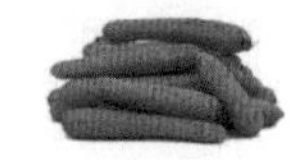
紅蘿蔔 100 克

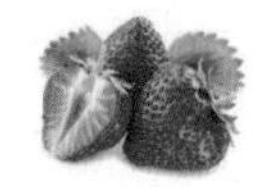
士多啤梨 80 克

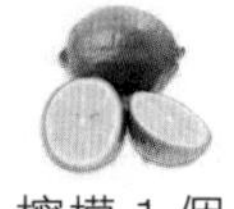
檸檬 1 個

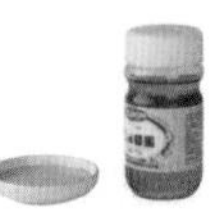
蜂蜜適量

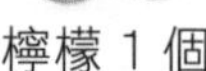

做法

1 將紅蘿蔔洗淨，切小塊；士多啤梨洗淨，去蒂；檸檬洗淨，去皮切薄片。**2** 將以上材料放入榨汁機中榨汁。**3** 將蔬果汁倒入杯中，最後調入少許蜂蜜拌勻。

養生功效

這款果汁能增強機體免疫力，抗氧化、防衰老、潤養肌膚。

貼心提示

紅蘿蔔汁常與各種果汁混合配製，製成複合型飲品。紅蘿蔔營養價值極高，但切勿與酒精混合使用，容易在肝臟中產生毒素，危害肝臟健康。

黑莓士多啤梨汁

材料

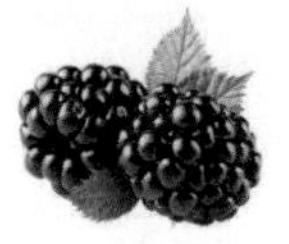

黑莓適量

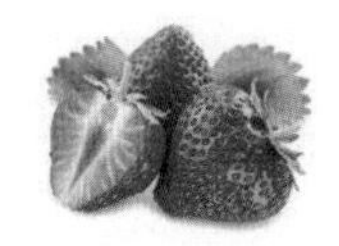

士多啤梨適量

做法

1 將黑莓洗淨，瀝乾；士多啤梨洗淨，去蒂。**2** 將以上材料放入果汁機中榨汁，最後將榨好的果汁倒入杯中即可飲用。

養生功效

士多啤梨果肉多汁，酸甜可口，香味濃郁，是水果中難得的色、香、味俱佳者。士多啤梨、黑莓均屬漿果類，具有抗氧化、消除自由基、美顏之效。這款果汁具有增強人體免疫力的功效。

火紅營養汁

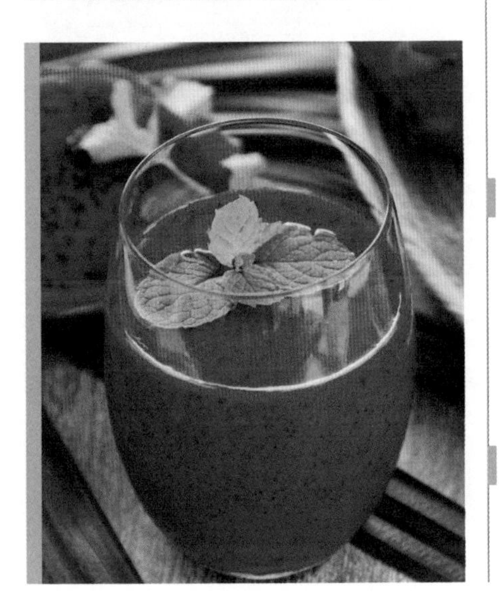

材料

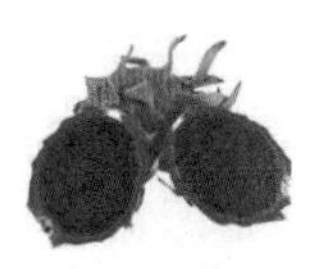

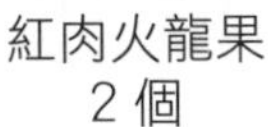

紅肉火龍果
2 個

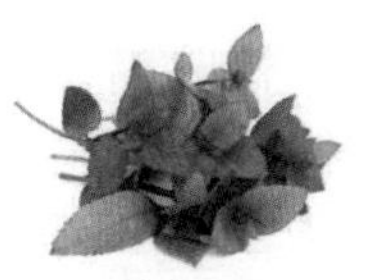

薄荷葉
適量

做法

1 將紅肉火龍果去皮，果肉切成均勻小塊。**2** 將火龍果肉放入果汁機中榨汁，最後倒出果汁，在果汁杯邊沿點綴上薄荷葉即可。

養生功效

這款果汁具有增強人體免疫力的功效，尤其適合兒童和女性飲用。

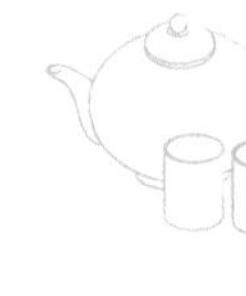

酸甜 蓮藕橙汁

材料

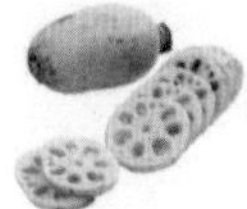
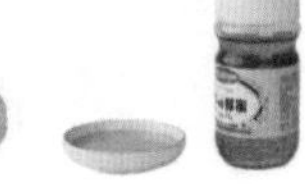
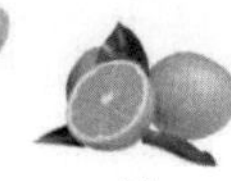

蓮藕 30 克　橙 90 克　蜂蜜 1 小匙

做法

1 將蓮藕去皮，洗淨。2 將橙去皮、去籽，切成適當大小的塊。3 將所有材料放入榨汁機一起攪成汁，濾出果肉即可。

養生功效

長期飲用這款果汁能增強人體免疫力，預防多種疾病的發生。

哈密瓜 士多啤梨汁

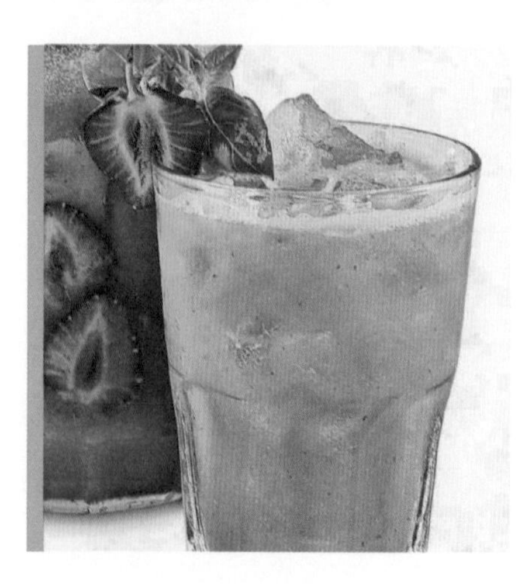

材料

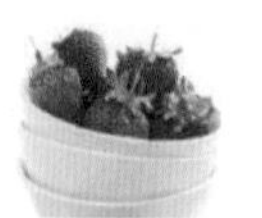
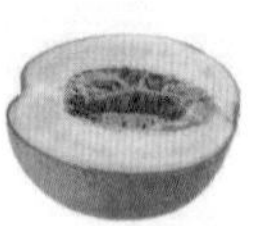
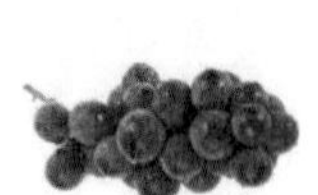

士多啤梨 80 克　哈密瓜 150 克　葡萄 70 克

做法

1 將哈密瓜用清水洗淨，去皮，去籽，切成小塊。2 將葡萄（去籽）、士多啤梨洗淨，放入榨汁機中榨汁。3 把哈密瓜、果汁一起攪勻即可。

養生功效

這款果汁不僅有助於防治動脈硬化、冠心病等疾病，還能增強人體免疫力。

荔枝菠蘿汁

材料

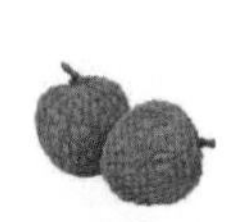

荔枝
10顆

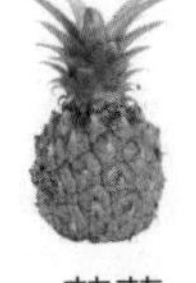

菠蘿
100克

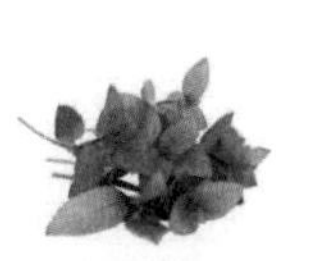

薄荷葉
適量

做法

1 將荔枝去皮、核，取肉；菠蘿去皮，切成均勻小塊；薄荷葉洗淨備用。2 將以上果肉放入榨汁機榨汁。3 將果汁倒入杯中，用薄荷葉點綴即可。

養生功效

荔枝富含維他命、脂肪酸、枸櫞酸、膳食纖維、磷、鐵等，對貧血、心悸、失眠、口渴、氣喘等疾病和症狀均有較好的食療功效。

蘋果藍莓汁

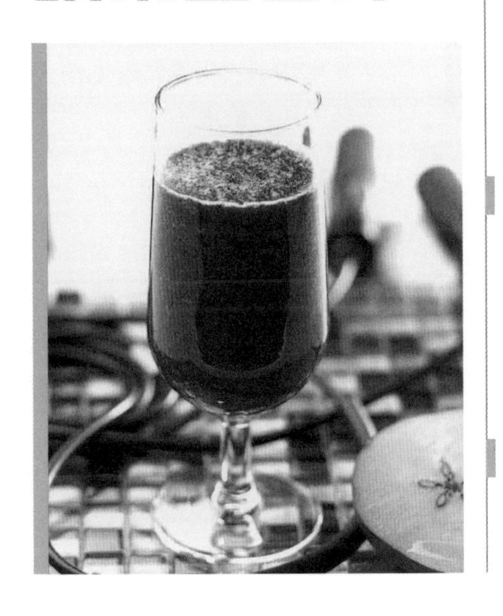

材料

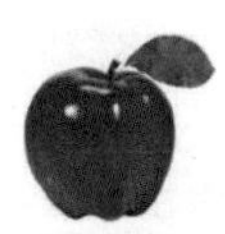

蘋果
半個

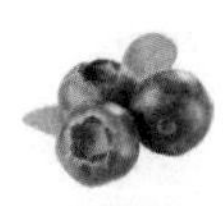

藍莓
70克

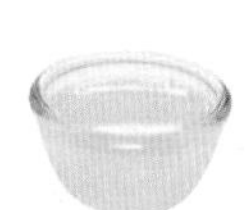

檸檬汁
30毫升

做法

1 蘋果用水洗淨，帶皮切成小塊；藍莓洗淨。2 把藍莓、蘋果、檸檬汁和水放入果汁機內，攪打均勻。3 最後把果汁倒入杯中即可。

養生功效

這款果汁在夏天常飲，可以護眼明目，減輕視疲勞，可增強免疫力。

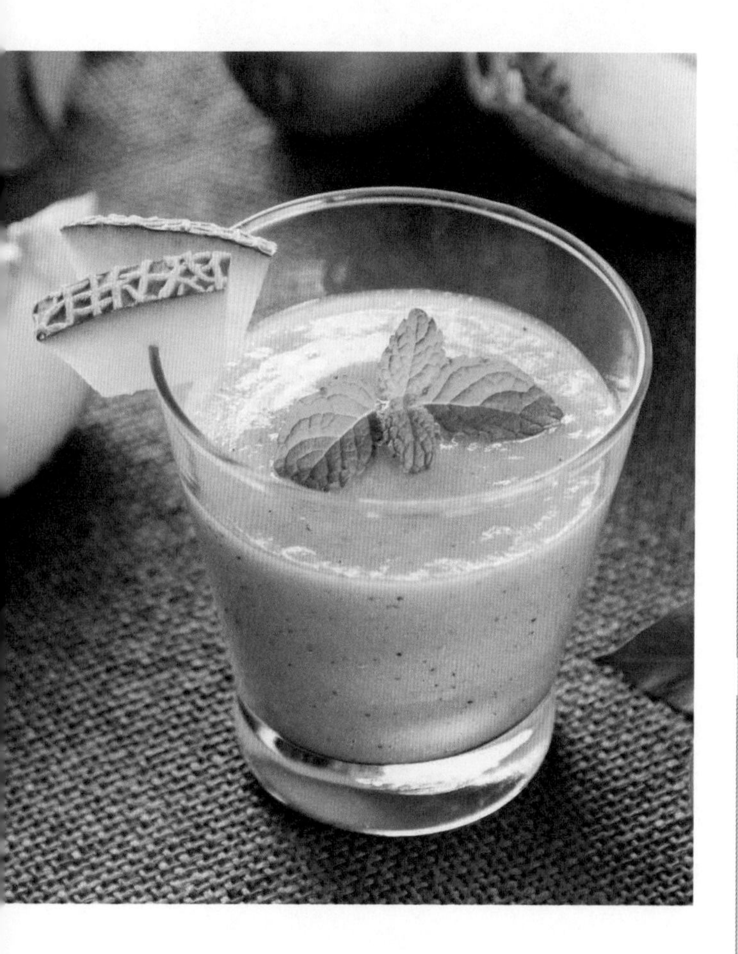

哈密瓜奇異果汁

材料

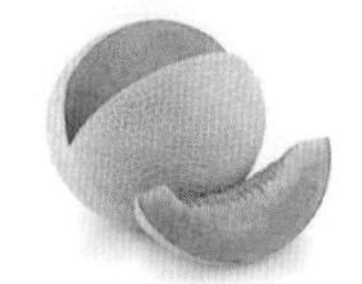
哈密瓜
200 克

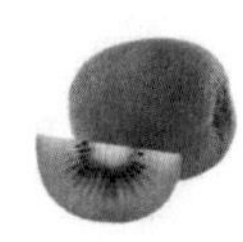
奇異果
2 個

做法

1 將哈密瓜去皮去籽切塊；奇異果去皮，取肉切小塊。2 將以上材料一同放入榨汁機中榨汁。3 最後倒入杯中即可飲用。

養生功效

哈密瓜、奇異果均為富含維他命C的水果，維他命C是強抗氧化劑，可促進人體代謝，增強細胞功能。

貼心提示

由於哈密瓜含糖較多，所以糖尿病患者應慎食，而且哈密瓜性涼，也不宜吃得過多，以免引起腹瀉。挑選哈密瓜時，可以用手摸一摸，如果瓜身堅實微軟，證明其成熟度比較適中。

橘子檸檬汁

材料

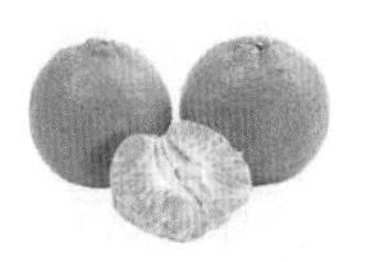

橘子 4 個

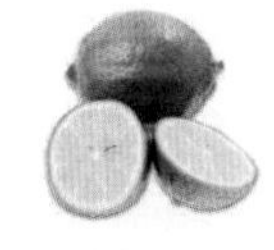

檸檬適量

做法

1 將橘子去皮、去籽，取果肉放入榨汁機中；檸檬洗淨，去皮切片。**2** 將橘子、檸檬放入榨汁機中榨汁。**3** 最後將果汁倒入杯中，用薄荷葉點綴。

養生功效

橘子含有豐富的維他命 C 和煙酸等，能降低體內脂肪和膽固醇濃度。這款果汁適合在暑熱天氣飲用，可清熱解暑，還能提神醒腦。

蘋果奇異果蜂蜜汁

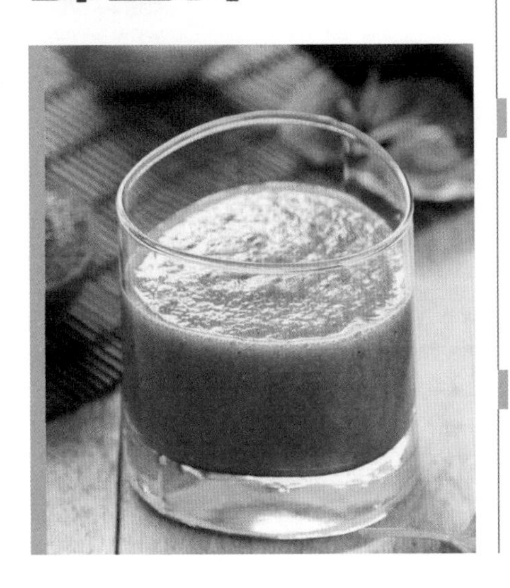

材料

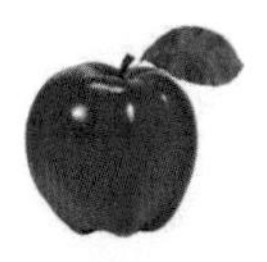

蘋果
半個

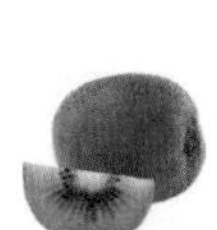

奇異果
1 個

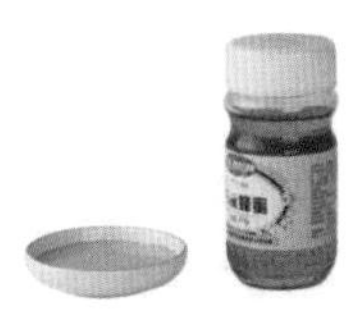

蜂蜜
1 小匙

做法

1 將蘋果洗淨，去皮去核，切小塊；奇異果去皮，切小塊。**2** 將奇異果和蘋果放入榨汁機榨汁，倒入杯中，加入少許蜂蜜拌勻即可。

養生功效

蘋果營養豐富，可增強記憶力，有「記憶果」之稱。奇異果富含維他命、鈣、鐵等，有利於健腦益智。

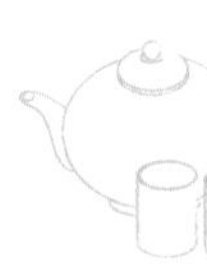

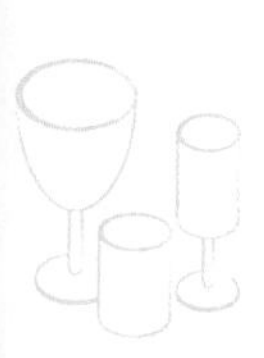

雪梨西瓜檸檬汁

材料

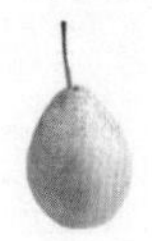
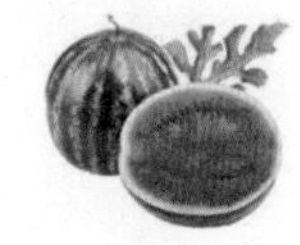
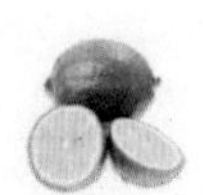

雪梨	西瓜	檸檬
1 個	150 克	1/3 個

做法

1 將雪梨和蘋果洗淨，去果核，切塊；西瓜洗淨，切開去皮去籽；檸檬洗淨，去皮後切成塊。2 所有材料放入榨汁機榨汁。

養生功效

雪梨甘潤多汁，入肺經，是潤肺佳品，有生津、潤燥、清熱、化痰的功效。西瓜含有多種維他命、礦物質、有機酸等營養成分，有清熱解暑、利尿降壓的功效。

香蕉火龍果汁

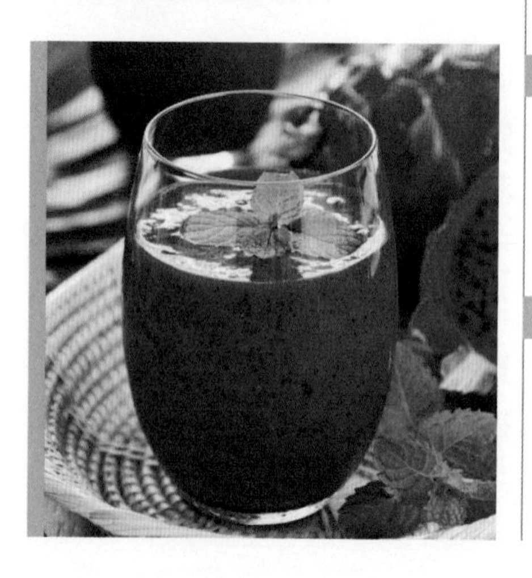

材料

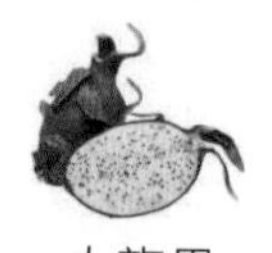
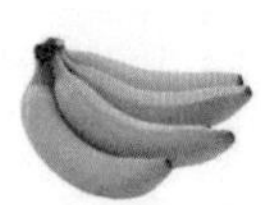
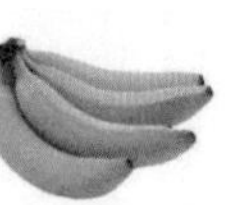

火龍果	香蕉	乳酪
半個	1 隻	200 毫升

做法

1 將火龍果、香蕉分別去皮，切成小塊。2 將準備好的材料放入榨汁機內，加入乳酪，攪打成汁即可。

養生功效

香蕉不僅可以預防神經疲勞，還能潤肺止咳、防止便秘。火龍果富含花青素、維他命 C，能增強細胞功能，預防老年痴呆（腦退化）的發生。

番茄芹菜汁

材料

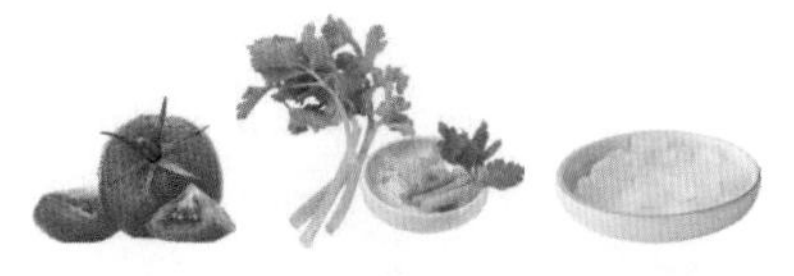

番茄	芹菜	冰糖
2 個	適量	適量

做法

1 將番茄洗淨，去皮、蒂，切片；芹菜擇淨，切成小段。**2** 將以上材料均放入榨汁機中榨汁。**3** 最後倒入杯中，加入適量冰糖即可。

養生功效

番茄能起到生津止渴、健胃消食的功效，對口渴、食慾不振有很好的輔助治療作用。這款蔬果汁有開胃消食、健腦益智的作用。

葡萄蘋果檸檬汁

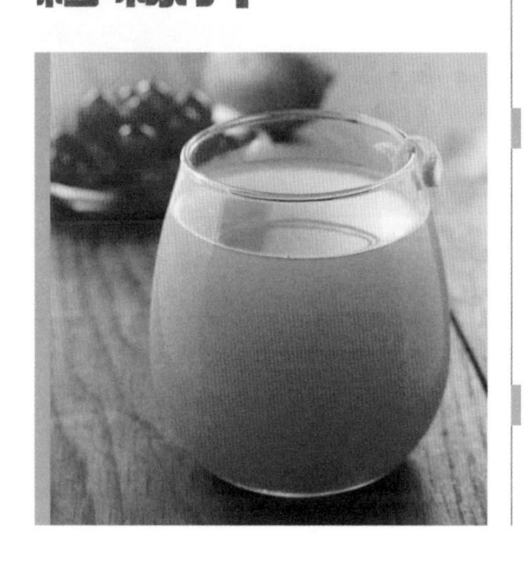

材料

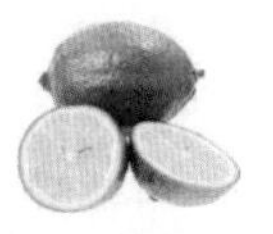

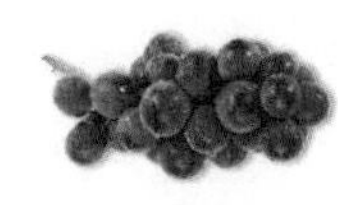

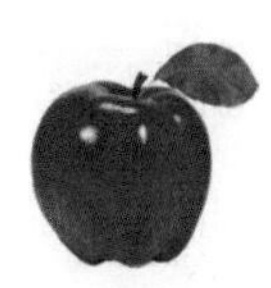

青檸檬	紅葡萄	蘋果
50 克	150 克	1 個

做法

1 青檸檬洗淨，去皮，切薄片；紅葡萄洗淨，去皮去籽，取肉備用；蘋果洗淨，去皮切小塊。**2** 將以上材料放入榨汁機中榨汁即可。

養生功效

長期飲用這款果汁，有健腦益智的功效，能預防和治療神經衰弱。

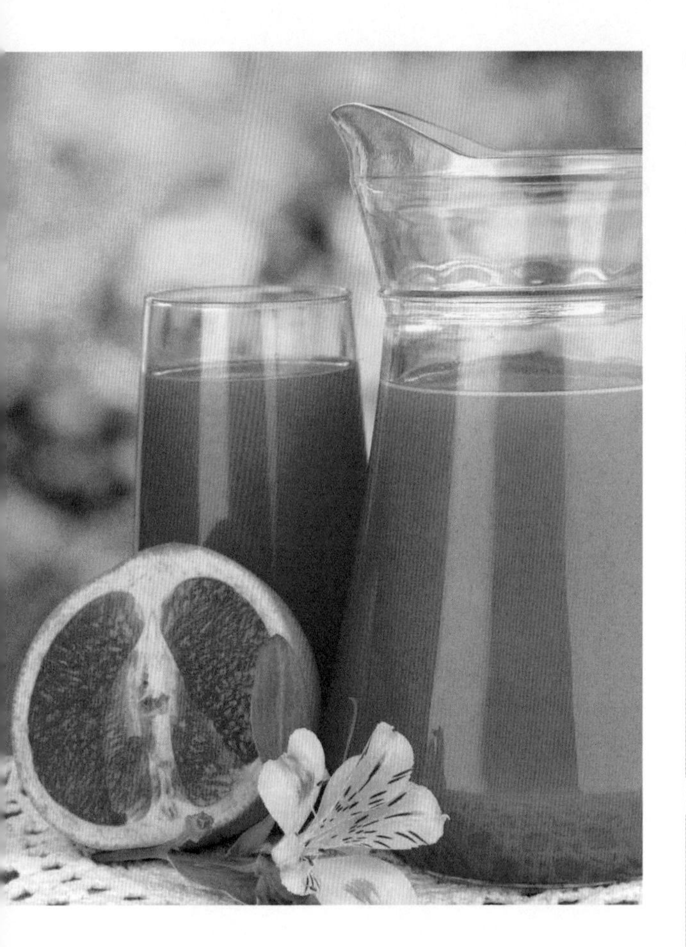

西瓜橙子蜂蜜汁

材料

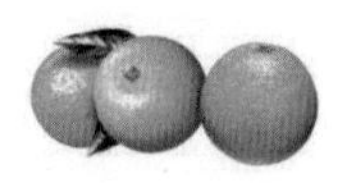

橙 100 克

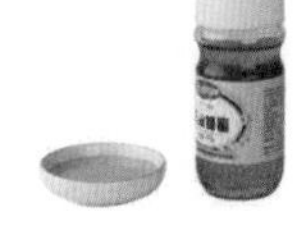

蜂蜜適量

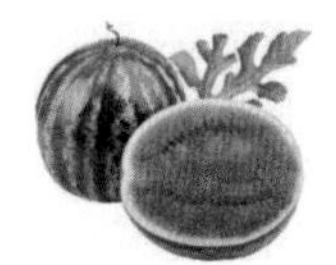

西瓜 200 克

做法

1 將橙去皮，切件；用匙子將西瓜肉挖出，去籽，備用。2 將以上材料放入榨汁機中榨汁，濾出果汁，倒入杯中，加蜂蜜攪拌均勻即可。

養生功效

西瓜有助於清熱解毒，可促進腸道蠕動。橙能中和開胃，降逆止嘔。這款果汁有緩解胃部不適等功效。

貼心提示

用手拍西瓜發出咚咚的清脆聲，同時可感覺到瓜身的顫抖，就是成熟度剛好的西瓜。西瓜吃多了易傷脾胃，引起腹脹、腹瀉，還會積寒助濕，脾胃虛弱者不宜多食。

馬鈴薯蓮藕汁

材料

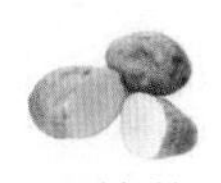
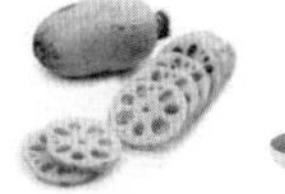
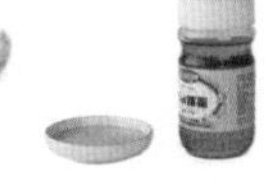

馬鈴薯	蓮藕	蜂蜜
80 克	2 片	適量

做法

1 馬鈴薯、蓮藕洗淨，均去皮煮熟，待涼後，切小塊。2 將準備好的馬鈴薯、蓮藕一起放入榨汁機中攪打成汁，倒入杯中，加入蜂蜜調味即可。

養生功效

蓮藕含糖量不高，且含有豐富的維他命 C 和膳食纖維，能夠幫助消化、促進胃收斂。這款果汁可以養胃護胃。

奇異果香蕉汁

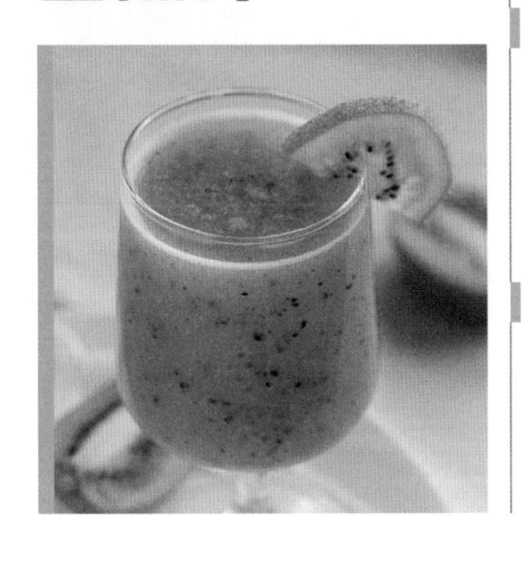

材料

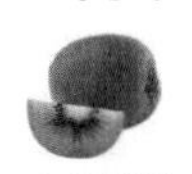
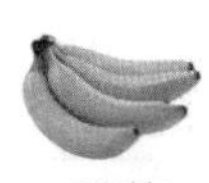
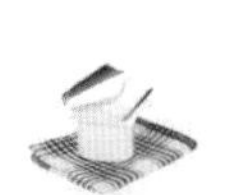
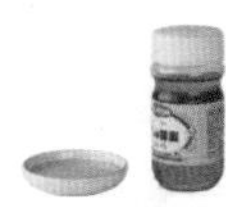

奇異果	香蕉	乳酪	蜂蜜
2 個	半隻	半杯	1 小匙

做法

1 奇異果與香蕉均去皮，切成均勻的小塊。2 將以上材料一起放入榨汁機中攪打成汁，最後倒入杯中；加入乳酪和蜂蜜攪拌均勻後即可飲用。

養生功效

奇異果含有豐富的糖類、胡蘿蔔素、維他命、鈣、磷、鐵等，香蕉含有促使胃黏膜細胞生長的物質。這款果汁可健胃、防止胃潰瘍。

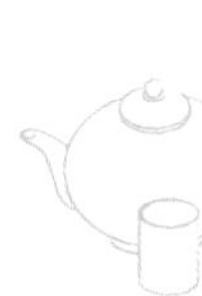

士多啤梨奇異果汁

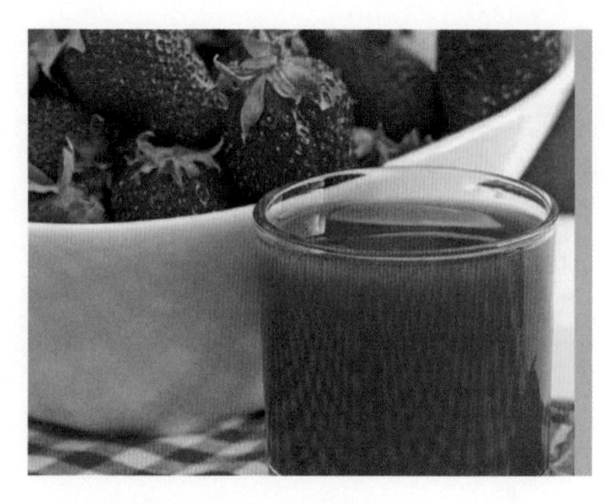

材料

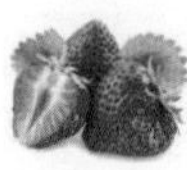

士多啤梨
80克

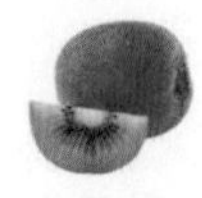

奇異果
少許

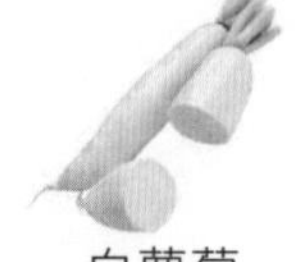

白蘿蔔
半條（30克）

做法

1 將士多啤梨洗淨去蒂；奇異果去皮，切小塊；白蘿蔔洗淨，去皮，切小塊。2 將以上所有材料放入榨汁機攪打成汁，過濾果肉後將果汁倒入杯中。

養生功效

士多啤梨性平，營養豐富，對食慾不振、腹脹、消化不良有很好的緩解效果。這款果汁有養胃護胃、通便利尿的功效。

蘋果士多啤梨蜜汁

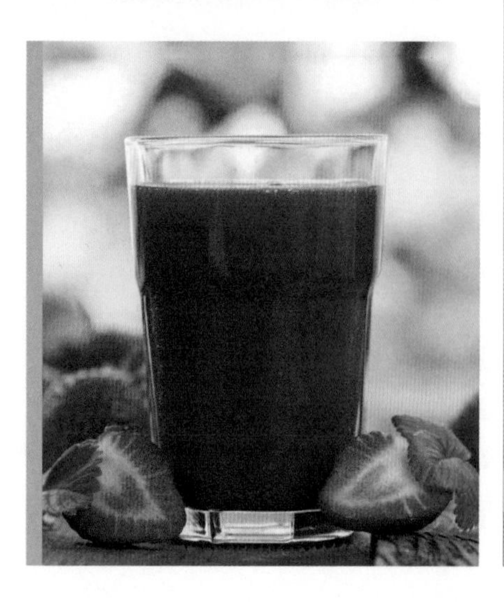

材料

蘋果1個

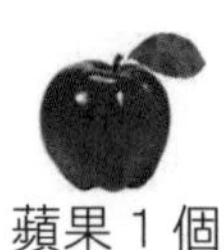

士多啤梨
2顆

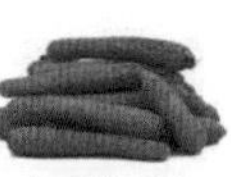

紅蘿蔔
50克

檸檬半個

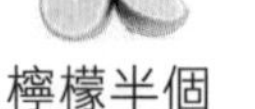

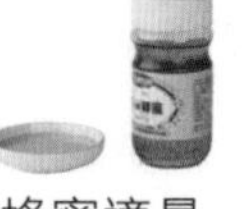

蜂蜜適量

做法

1 蘋果洗淨，去皮去核，切塊；士多啤梨洗淨，去蒂，切塊；紅蘿蔔洗淨，去皮，切塊；檸檬洗淨，去皮，切薄片。2 將所有材料放入攪拌機內攪打，倒入杯中，調入蜂蜜即可。

養生功效

這款果汁有健胃養胃的作用。

雪梨汁

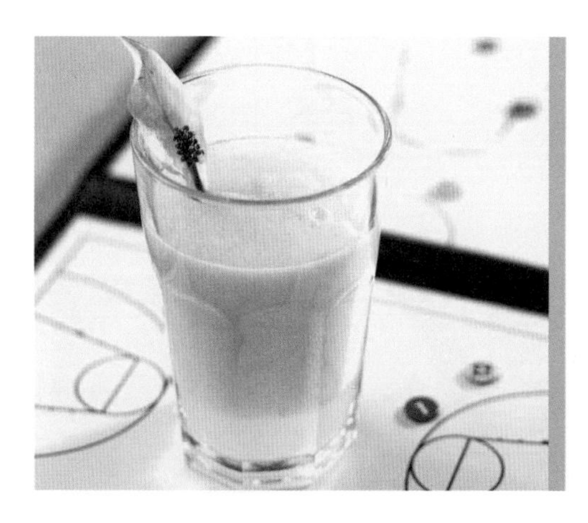

材料

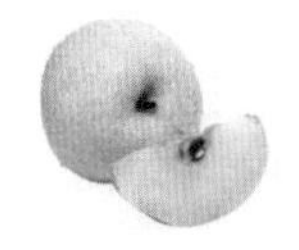

雪梨
1個

做法

1 將雪梨用水洗淨。2 將雪梨去皮、核，切成小塊。3 把雪梨和水放入果汁機內，攪打均勻即可。

養生功效

雪梨富含蘋果酸、枸櫞酸、維他命、胡蘿蔔素等營養成分，具有生津潤燥、清熱化痰功效，特別適合夏秋季節飲用。這款果汁可紓緩神經，起到養胃護胃的功效。最好飯後半小時後才飲用。

紅蘿蔔芹菜汁

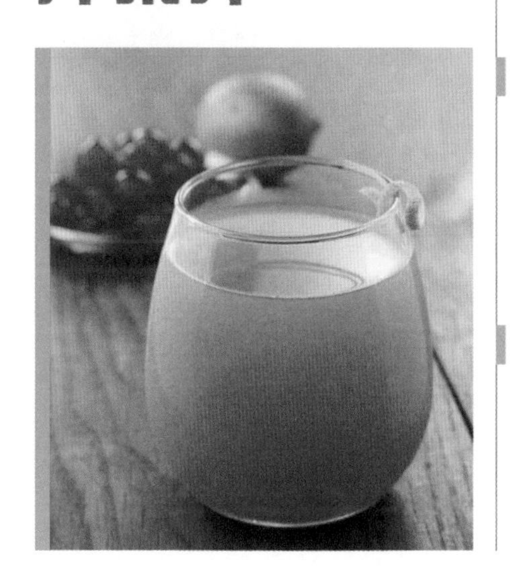

材料

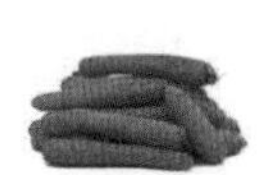

紅蘿蔔
500克

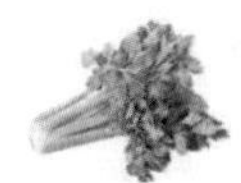

芹菜
200克

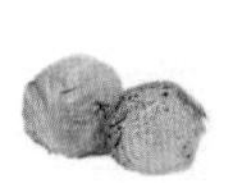

椰菜
30克

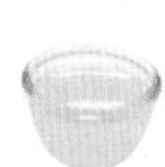

檸檬汁
少許

做法

1 將紅蘿蔔洗淨，去皮切塊；芹菜洗淨切件；椰菜洗淨，切片。2 將以上材料放入榨汁機中攪打成汁，倒入杯中。3 最後加入檸檬汁，調勻即可。

養生功效

紅蘿蔔含有大量的蔗糖、膳食纖維、胡蘿蔔素、維他命、葉酸等，有助於促進腸道蠕動。芹菜富含鈣、磷等，有健胃消食、降壓的功效。

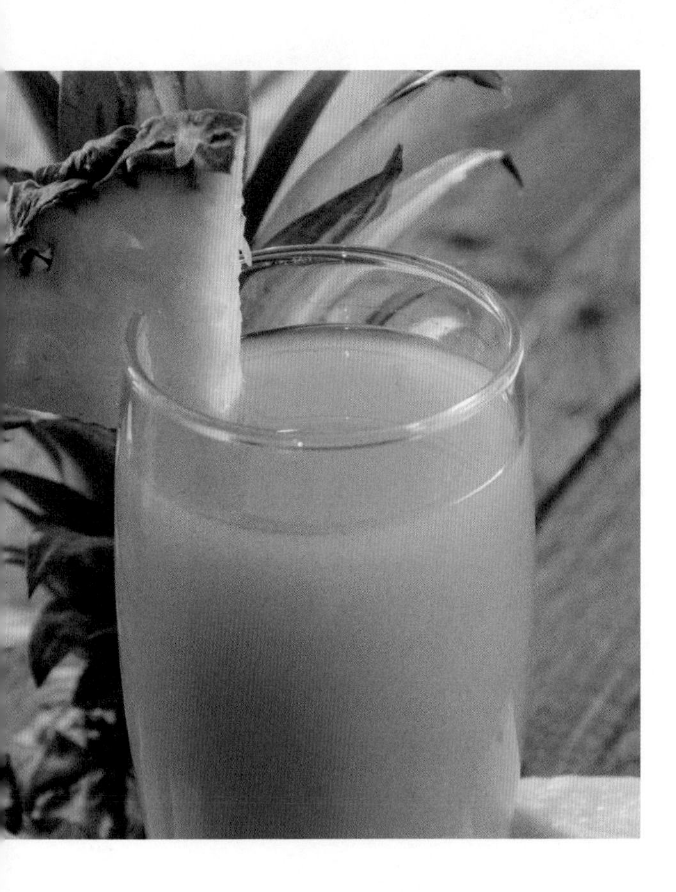

蘋果菠蘿牛奶汁

材料

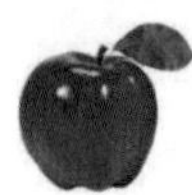
蘋果
1個

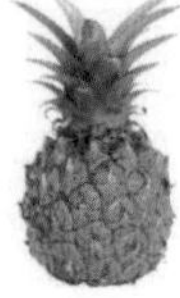
菠蘿
300克

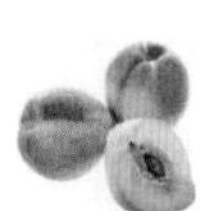
桃子
1個

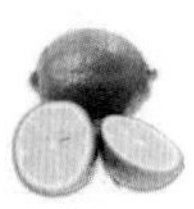
檸檬半個

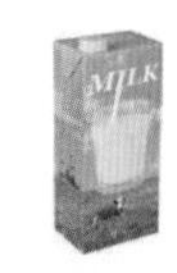

牛奶少許

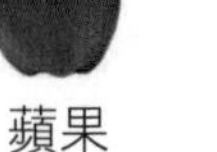

做法

1 將蘋果、菠蘿、桃子洗淨去皮、核，均切小塊；檸檬洗淨，去皮切片。2 將所有的材料放入榨汁機內，榨成汁；最後倒入適量牛奶攪拌均勻即可。

養生功效

蘋果、菠蘿富含維他命C，具有抗氧化作用，可促進膽固醇代謝，降低低密度脂蛋白膽固醇濃度，防止膽固醇在血管壁沉積，預防動脈粥樣硬化。

貼心提示

選擇菠蘿時，要選擇飽滿、色澤均勻、聞起來有清香味的果實，可用手指彈擊果實，回聲重的品質較佳。因菠蘿蛋白酶能溶解纖維蛋白和酪蛋白，故消化道潰瘍、嚴重肝臟或腎臟疾病、血液凝固功能不全等患者忌食。

士多啤梨木瓜檸檬蜜汁

材料

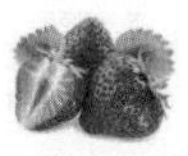

士多啤梨 5 顆

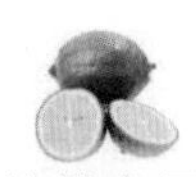

檸檬半個

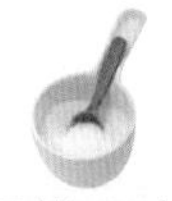

果糖 3 克

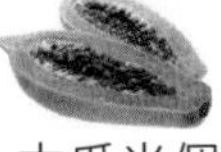

木瓜半個

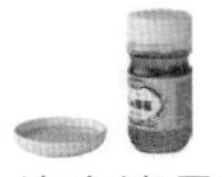

蜂蜜適量

做法

1 將檸檬擠汁；士多啤梨洗淨，去蒂，切小塊；木瓜洗淨後去皮去籽，切小塊。**2** 將所有材料與冷開水一起放入榨汁機中榨成汁。最後再加入果糖和蜂蜜調味即可。

養生功效

這款果汁可明目養肝、養心護心。

山楂士多啤梨檸檬汁

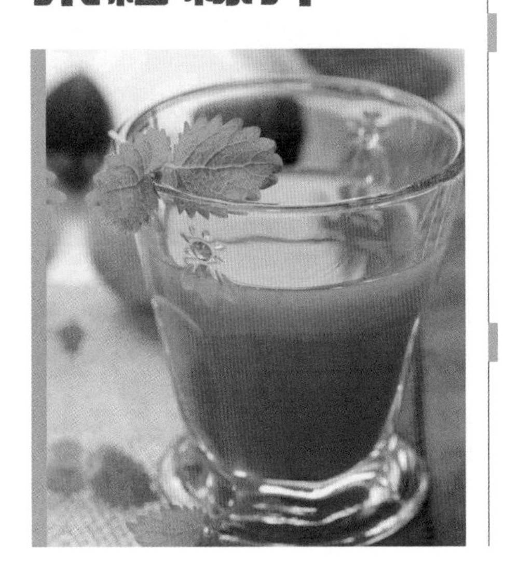

材料

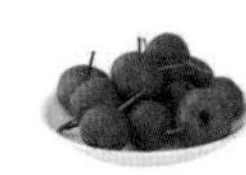

山楂 50 克

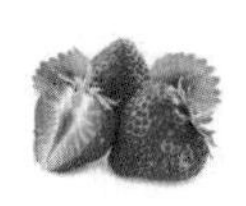

士多啤梨 40 克

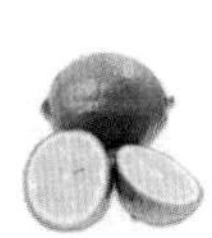

檸檬 1/3 個

做法

1 山楂洗淨，入鍋，加清水，用大火煮開約 20 分鐘，待涼，去籽；士多啤梨洗淨切塊；檸檬去皮切小塊。**2** 把士多啤梨、檸檬、山楂、冷開水放入榨汁機內攪成汁。

養生功效

山楂富含不飽和脂肪酸、黃酮類化合物、蛋白質等，可養護心臟。士多啤梨富含果糖、枸櫞酸、蘋果酸、苯酚等，可以降低心血管疾病的發生。

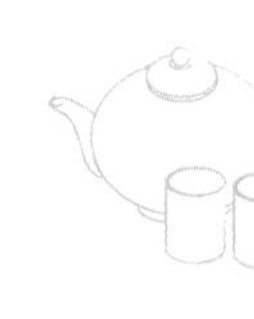

番茄芹菜葉汁

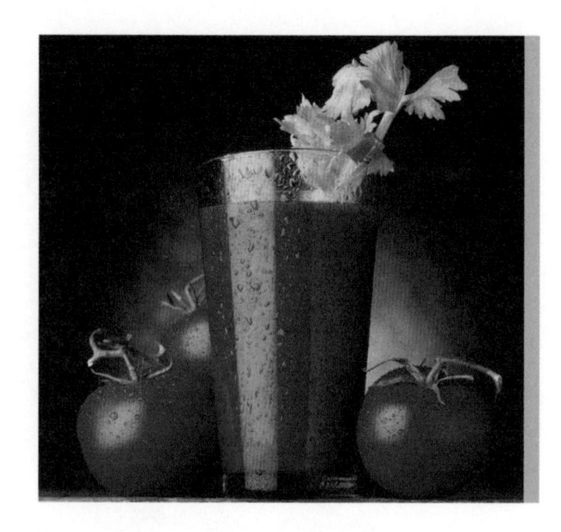

材料

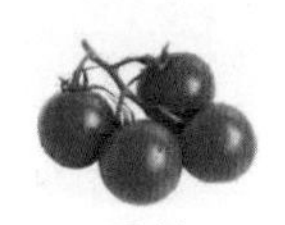

番茄
2 個

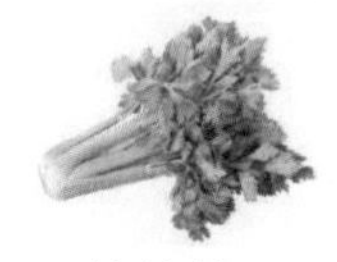

芹菜葉
20 克

做法

1 將番茄洗淨，去皮，切成小塊。2 芹菜葉洗淨，切成小段。3 將上述材料一起放入榨汁機榨成汁即可。

養生功效

番茄含有膳食纖維、維他命 A、維他命 C 等，有養胃、增強機體抵抗力的功效。芹菜含有膳食纖維、維他命、礦物質等，有養胃護心之效。這款果汁有保護心臟、降血壓的功效。

西瓜檸檬蜂蜜汁

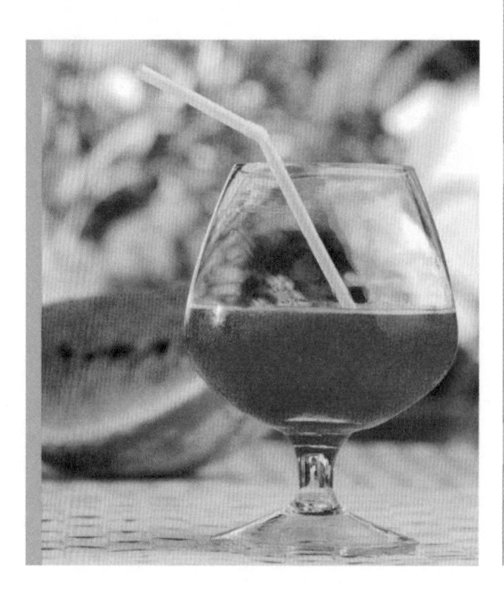

材料

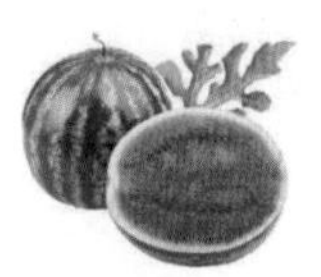

西瓜
200 克

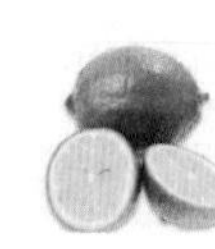

檸檬
1 個

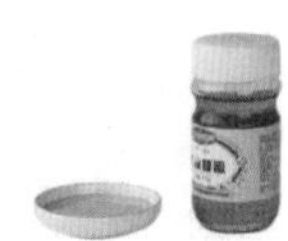

蜂蜜
少許

做法

1 將西瓜去皮去籽，切小塊；檸檬洗淨後切薄片。2 將以上材料放入榨汁機中混合榨汁，最後將果汁倒入杯中，加少許蜂蜜拌勻即可。

養生功效

這款果汁能有效保護心臟，預防和治療高血壓、動脈粥樣硬化等疾病。

奇異果柳橙乳酪

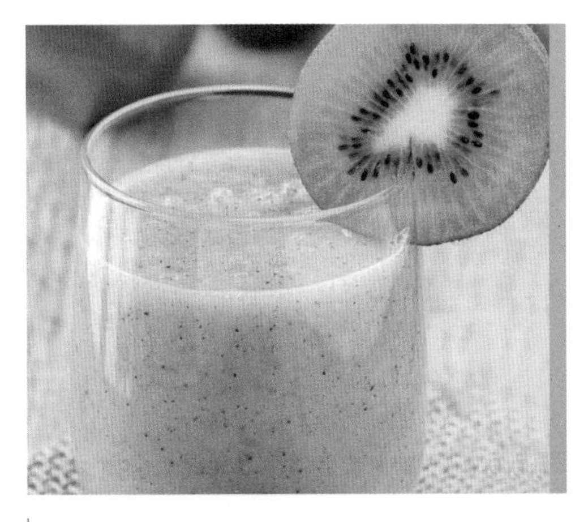

材料

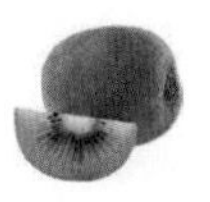
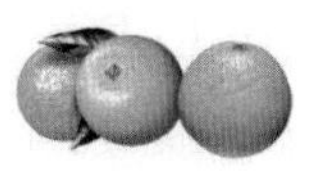
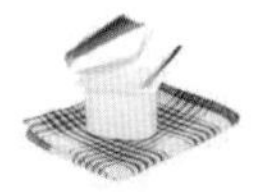

奇異果	柳橙	乳酪
1 個	1 個	130 毫升

做法

1 將奇異果對切，挖出果肉；柳橙對半切開，去皮，切小塊。**2** 將處理好的奇異果和柳橙放入榨汁機內榨汁。**3** 最後倒出果汁，加少許乳酪拌勻即可飲用。

養生功效

奇異果富含精氨酸，能有效促進血液流動，防止血栓形成。柳橙含有豐富的膳食纖維、維他命、磷、蘋果酸等，能有效降低膽固醇，預防心臟病。

紅蘿蔔番薯汁

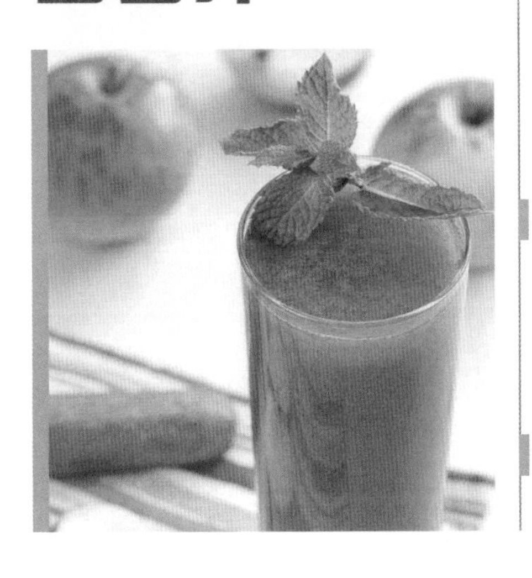

材料

紅蘿蔔	番薯	核桃仁
70 克	1 個	1 克

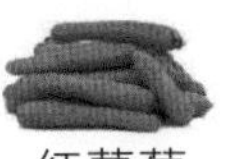

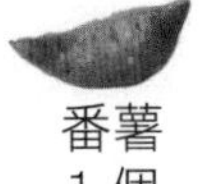

蜂蜜	芝麻	牛奶
1 小匙	1 小匙	250 毫升

做法

1 將番薯洗淨，去皮，煮熟；紅蘿蔔洗淨，切塊。**2** 將所有材料放入榨汁機一起攪打成汁，濾出果肉即可。

養生功效

這款果汁有養胃、養心護心之效。

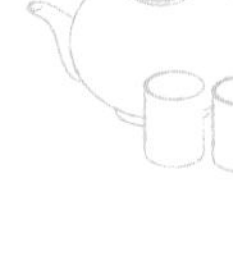

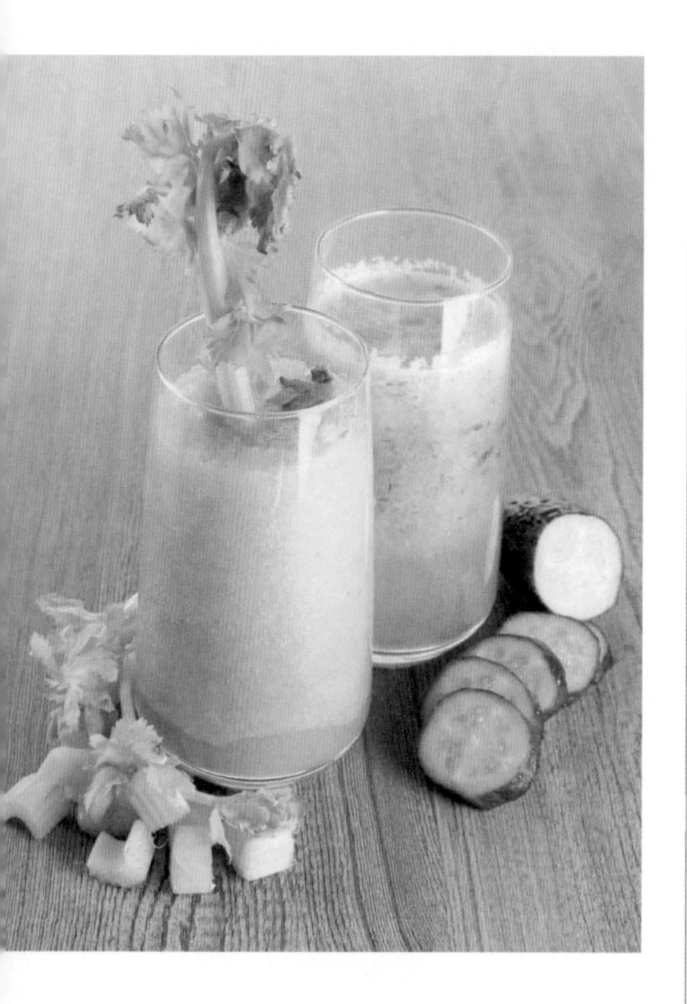

青瓜芹菜汁

材料

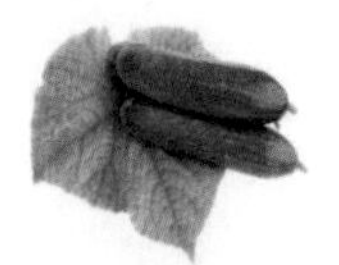

青瓜
300 克

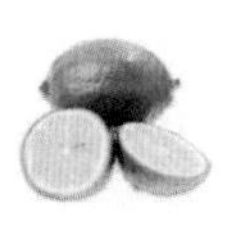

檸檬
50 克

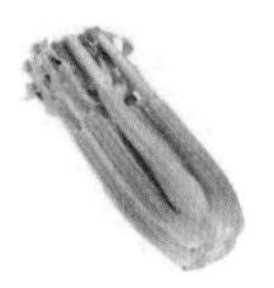

芹菜
30 克

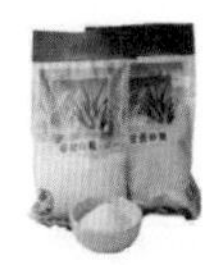

白糖
少許

做法

1 將青瓜洗淨，去蒂，切條，稍焯水備用；檸檬洗淨後切片；芹菜洗淨切小粒。2 將青瓜切碎，與檸檬、芹菜放入榨汁機內加少許水榨成汁，取汁，加白糖拌勻。

養生功效

青瓜有清熱利水、解毒消腫、生津止渴的功效；檸檬對肝臟有修復能力。這款蔬果汁可保肝護腎、解毒消腫。

貼心提示

生吃青瓜可以美容養顏，青瓜汁能降火氣、排毒養顏。青瓜蒂含有較多苦味素，苦味成分為葫蘆素 C，具有明顯的抗腫瘤作用。

蘋果香蕉檸檬蜜汁

材料

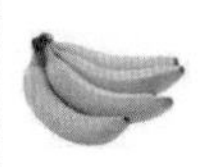
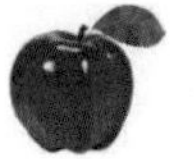
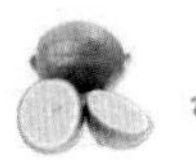
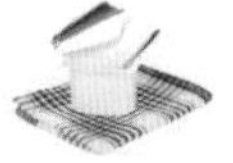

香蕉	蘋果	檸檬	乳酪
1 隻	1 個	半個	200 毫升

做法

1 香蕉去皮，切小塊；蘋果洗淨，去核，再切成小塊；檸檬洗淨，去皮，切碎。2 將所有的材料倒入榨汁機內攪打成汁。3 最後加乳酪拌勻即可飲用。

養生功效

蘋果含有豐富的果糖、膳食纖維、維他命 A 等營養成分；香蕉含有豐富的維他命、膳食纖維、礦物質等營養成分。這款蔬果汁有潤腸通便、排毒養顏、保肝護腎之效。

柳橙西瓜汁

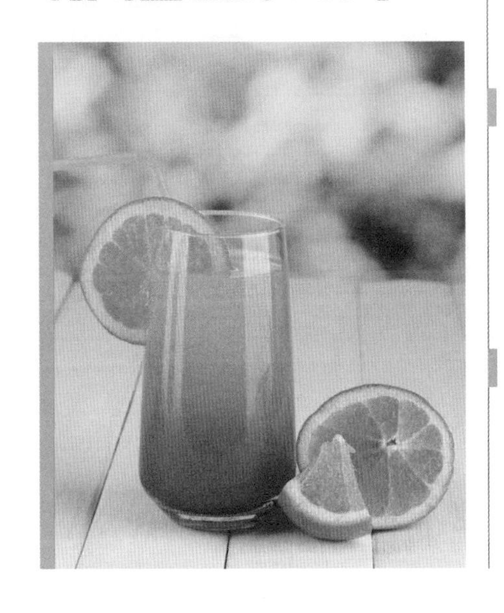

材料

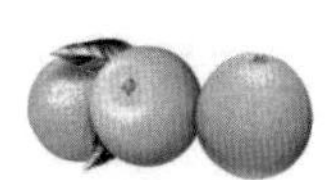
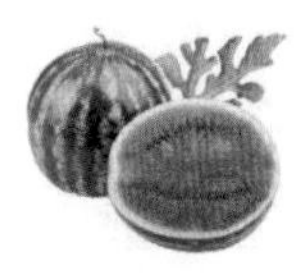
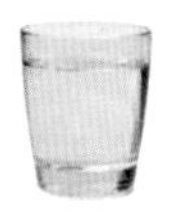

柳橙 2 個	西瓜 150 克	糖水 30 毫升

做法

1 柳橙洗淨，切開，去皮備用。2 西瓜洗淨，去皮、籽，切成塊。3 將切好的柳橙和西瓜放入榨汁機榨汁，最後濾渣取汁，倒入糖水攪勻即可。

養生功效

柳橙含有豐富的維他命 C、鈣、磷、鉀等營養成分，有美容養顏功效。西瓜有清熱解毒、除煩止渴、利尿功效，是首推的天然養肝食物。

南瓜椰奶汁

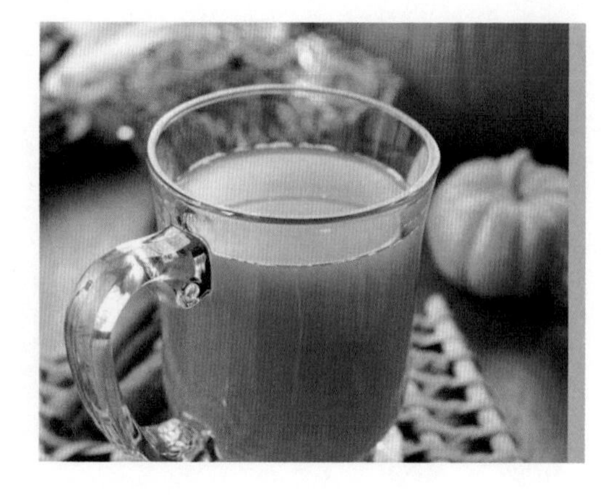

材料

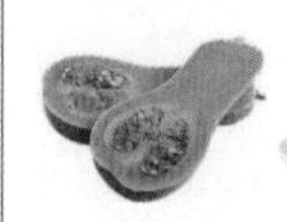
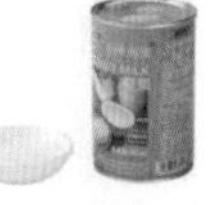
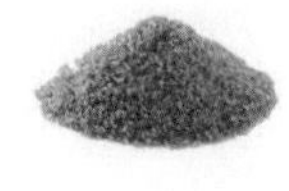

南瓜 100 克　椰奶 50 毫升　紅砂糖 10 克

做法

1 南瓜去皮去籽，洗淨後切條，用水煮熟後撈起瀝乾。2 將所有材料放入榨汁機內，加冷開水，攪成汁即可。

養生功效

南瓜含有蛋白質、脂肪、碳水化合物、膳食纖維等營養物質，有補中益氣、益脾和中之效。檸檬含有有機酸、維他命 C 等營養素，對肝臟有修復能力。常飲這款蔬果汁，有修復肝臟的功效。

車厘茄蔬菜汁

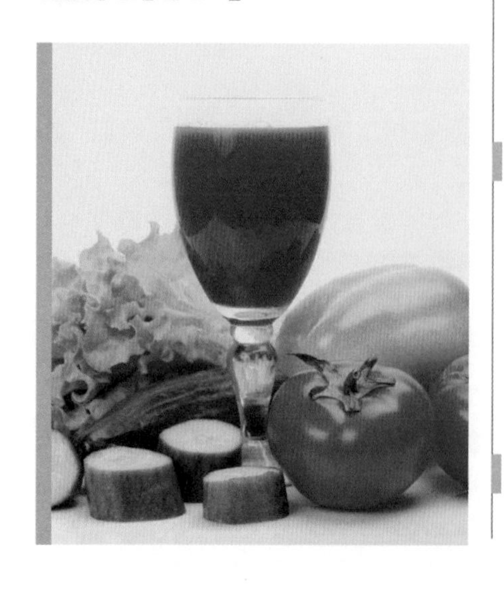

材料

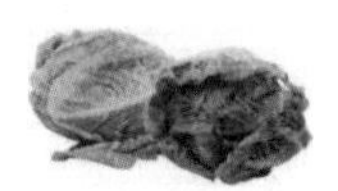
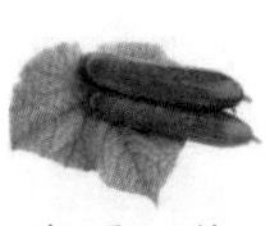
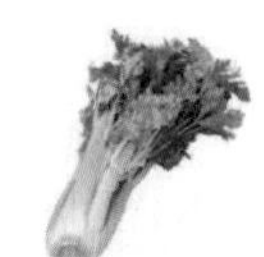

生菜 100 克　青瓜 1 條　西芹 2 條

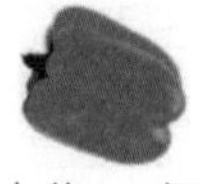
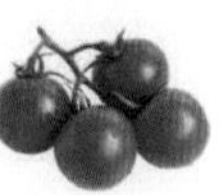

青椒 1 個　車厘茄 150 克

做法

1 將車厘茄洗淨，切塊；西芹、青椒洗淨，切片；青瓜洗淨，切片；生菜洗淨，切段。2 將車厘茄、西芹、青椒、青瓜、生菜、礦泉水放入榨汁機內，調勻即可。

養生功效

這款蔬果汁能保肝護腎。

檸檬桃汁

材料

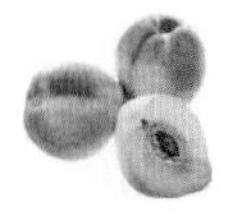
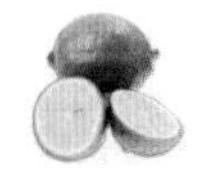
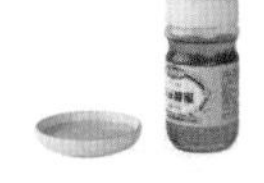

桃	檸檬	蜂蜜
2 個	2 個	30 毫升

做法

1 將檸檬洗淨，對半切開後榨成汁備用。2 將桃去皮、去核，倒入榨汁機中榨汁。3 最後將檸檬汁和桃子汁倒入大杯中加蜂蜜攪拌均勻即可。

養生功效

檸檬汁中含有大量枸櫞酸，能夠抑制鈣鹽結晶，從而防治腎結石。這款果汁能起到保肝護腎的作用。

木瓜菠蘿汁

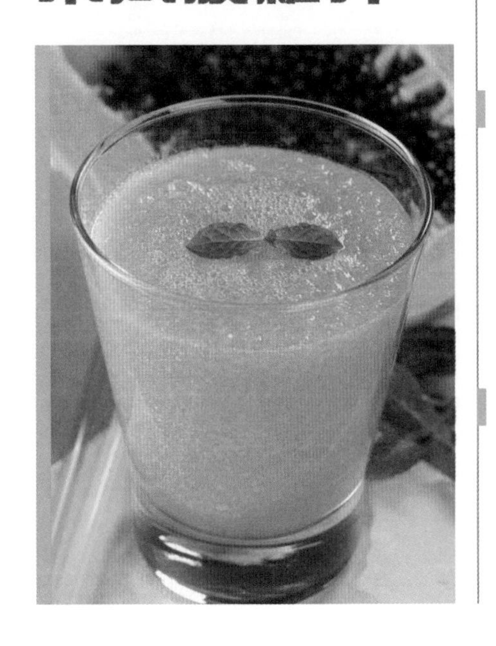

材料

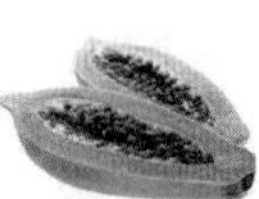
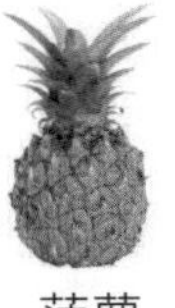
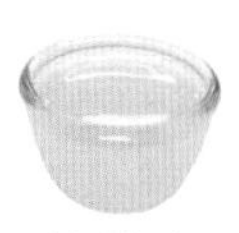

木瓜半個	菠蘿	檸檬汁
	60 克	適量

做法

1 木瓜和菠蘿分別去皮後，木瓜去籽，再用清水洗淨，切成適量大小的塊。將木瓜和菠蘿放入榨汁機一起攪成汁。2 最後調入適量檸檬汁拌勻即可飲用。

養生功效

木瓜含有番木瓜鹼、木瓜蛋白酶、木瓜凝乳酶、番茄烴、多種維他命、蛋白質、脂肪、胡蘿蔔素等營養成分，有養肝明目、舒筋活絡的功效。

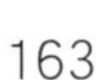

潤肺止咳

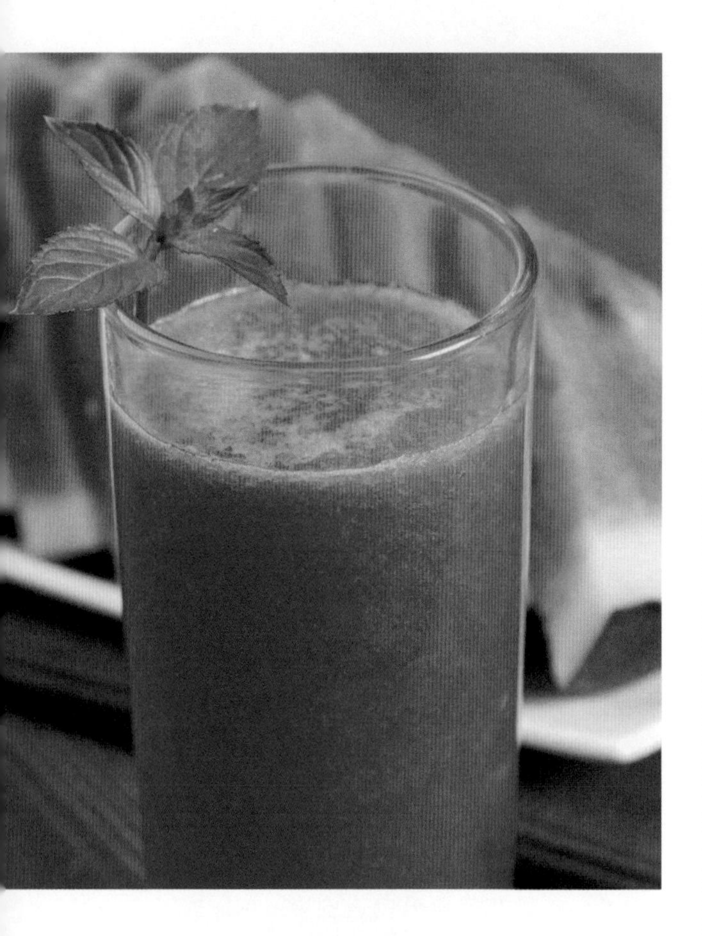

清爽西瓜汁

材料

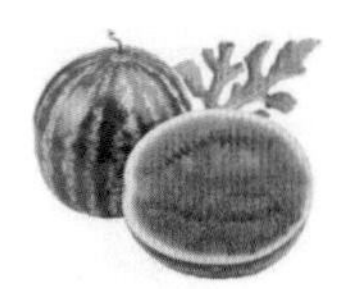

西瓜
200 克

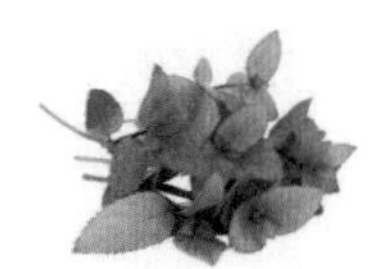

薄荷葉
適量

做法

1 西瓜去皮去籽，切大小適中的塊；薄荷葉洗淨切碎。2 將以上材料放入榨汁機內攪打成汁，濾出果肉即可。

養生功效

西瓜富含多種維他命、葡萄糖、果糖、蘋果酸、谷氨酸和精氨酸等，有清熱解暑、利小便、降血壓的功效，對慢性腎臟病尿少、高血壓等有一定的輔助治療作用。

! 貼心提示

選購西瓜時，用手拍一拍西瓜發出咚咚的清脆聲音，同時感覺到瓜身的顫抖，就是成熟度剛好的西瓜。需要注意的是，西瓜一次不宜吃太多，否則易引起腹脹、腹瀉，還會積寒助濕，脾胃虛弱者不宜多食。

雪梨橙汁

材料

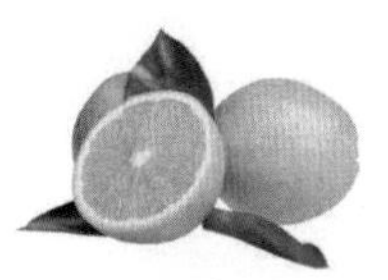

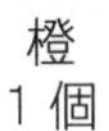

橙
1 個

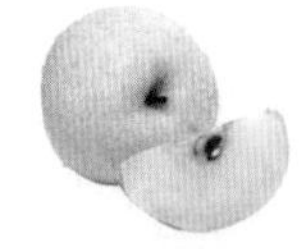

雪梨
1 個

做法

1 將橙去皮、核，取肉放入榨汁機中。2 將雪梨去皮、核，切成均勻小塊，放入榨汁機中。3 榨取汁液，倒入杯中飲用。

養生功效

橙含有果糖、膳食纖維、鈣、磷、鐵及多種維他命等，有生津止渴、疏肝理氣、通乳和消食開胃之效。雪梨能促進食慾，幫助消化，利尿通便、清熱毒，可用於炎熱時補充水分和營養。

百合雪梨汁

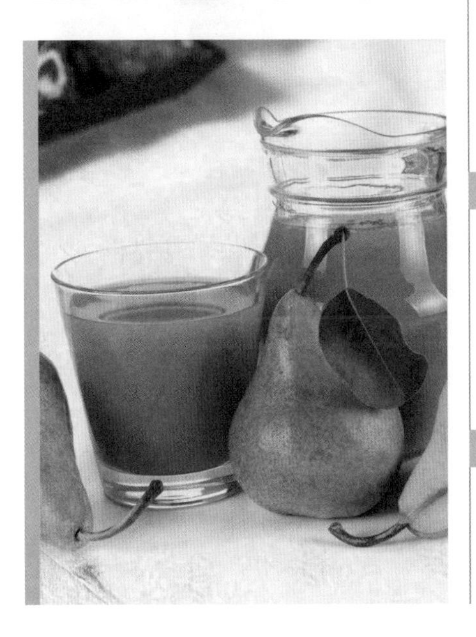

材料

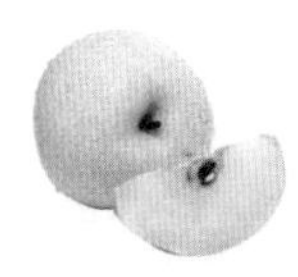

雪梨 1 個

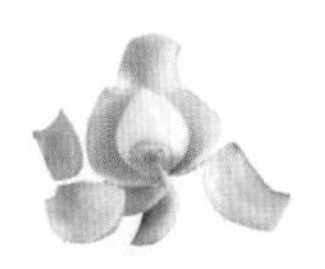

百合適量

做法

1 將雪梨、百合洗淨，雪梨去皮、核，切成均勻的小塊，百合掰成瓣。2 把雪梨、百合放入榨汁機內，加入適量水，攪拌均勻後倒入杯中飲用即可。

養生功效

雪梨、百合色白，味甘，性平微寒，入肺經，具有潤肺、化痰、清虛熱、滋肺陰之效，是現代人養肺首選之品。

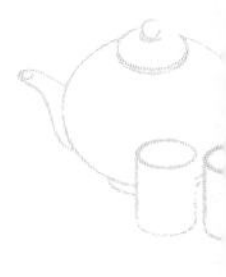

橘子橙蘋果汁

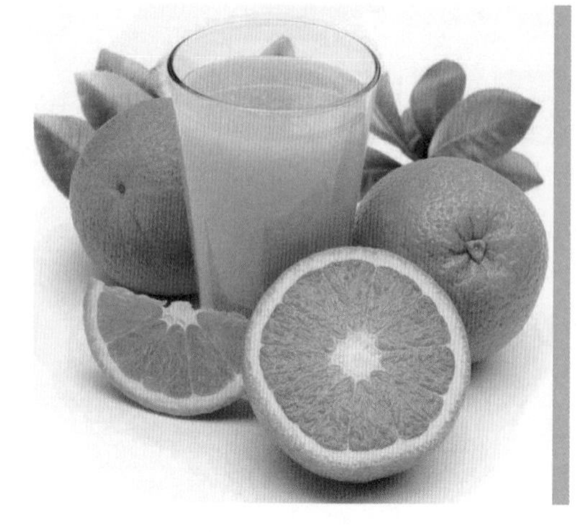

材料

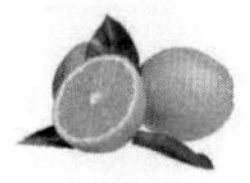
橙 1 個

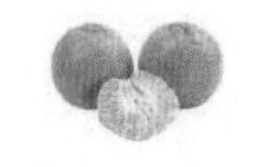
橘子 2 個

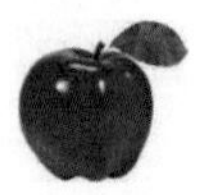
蘋果 1/4 個

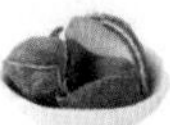
陳皮少許

做法

1 蘋果洗淨，去皮去核，橘子、橙帶皮洗淨，分別切塊。2 將所有材料放入榨汁機一起攪打成汁。3 用濾網把汁濾出即可。

養生功效

橘子含有豐富的維他命 C、果糖、鈣、磷、鐵、鋅等成分，有降低膽固醇、降血壓、擴張血管、潤肺止咳的功效。

蘋果檸檬橙汁

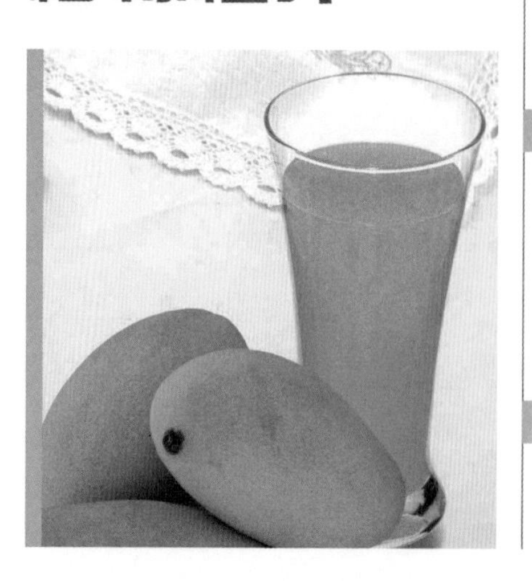

材料

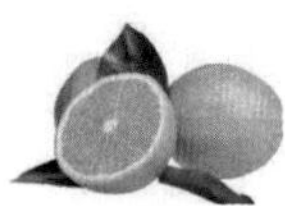
橙 1 個

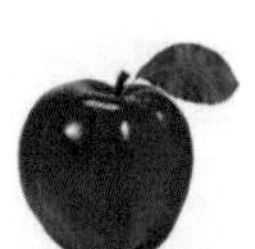
蘋果 60 克

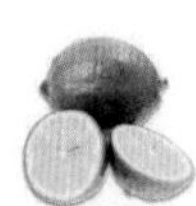
檸檬 半個

做法

1 將橙洗淨，去皮後切小塊；蘋果洗淨，去皮、核後切成小塊；檸檬洗淨，取半個壓汁。2 將所有材料放入攪拌機內榨汁即可。

養生功效

這款果汁有生津潤肺、預防感冒、增強機體抵抗力的功效。

西瓜蜜桃蜂蜜汁

材料

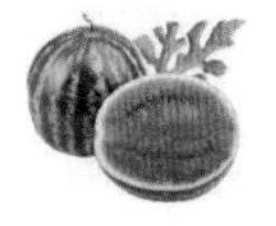
西瓜 100 克

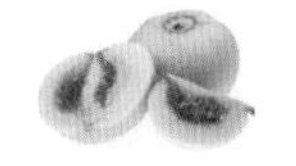
香瓜 1 個

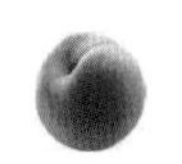
蜜桃 1 個

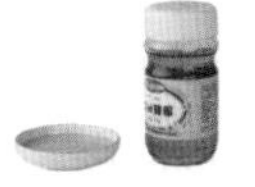
蜂蜜適量

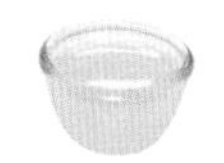
檸檬汁適量

做法

1 將西瓜、香瓜去皮、去籽，切塊；蜜桃去皮、去核。2 將以上水果與冷開水一起放入榨汁機中，榨成果汁。3 最後再加入蜂蜜、檸檬汁拌勻即可。

養生功效

這款果汁能生津止渴、潤肺止咳。

馬鈴薯蓮藕香蕉汁

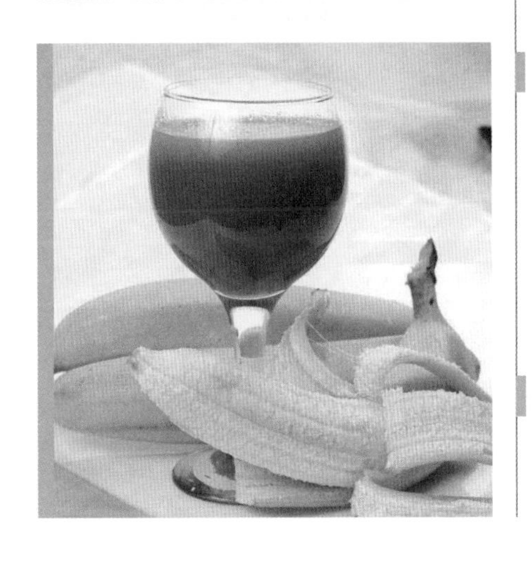

材料

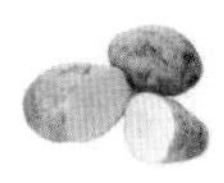
馬鈴薯 80 克

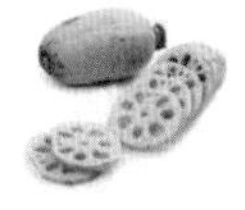
蓮藕 80 克

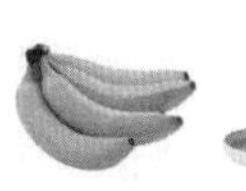
香蕉 50 克

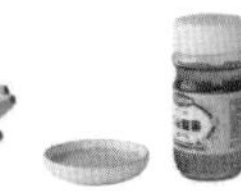
蜂蜜 20 毫升

做法

1 將馬鈴薯及蓮藕用清水洗淨，均去皮煮熟，待涼後切小塊；香蕉去皮，切小段。2 將上述材料放入攪拌機中攪打；最後倒出蔬果汁，加少許蜂蜜拌勻。

養生功效

這款果汁能增進食慾、和胃健脾、潤肺止咳。

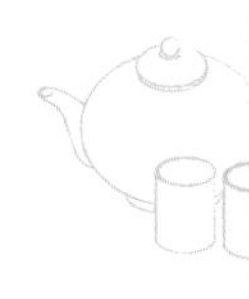

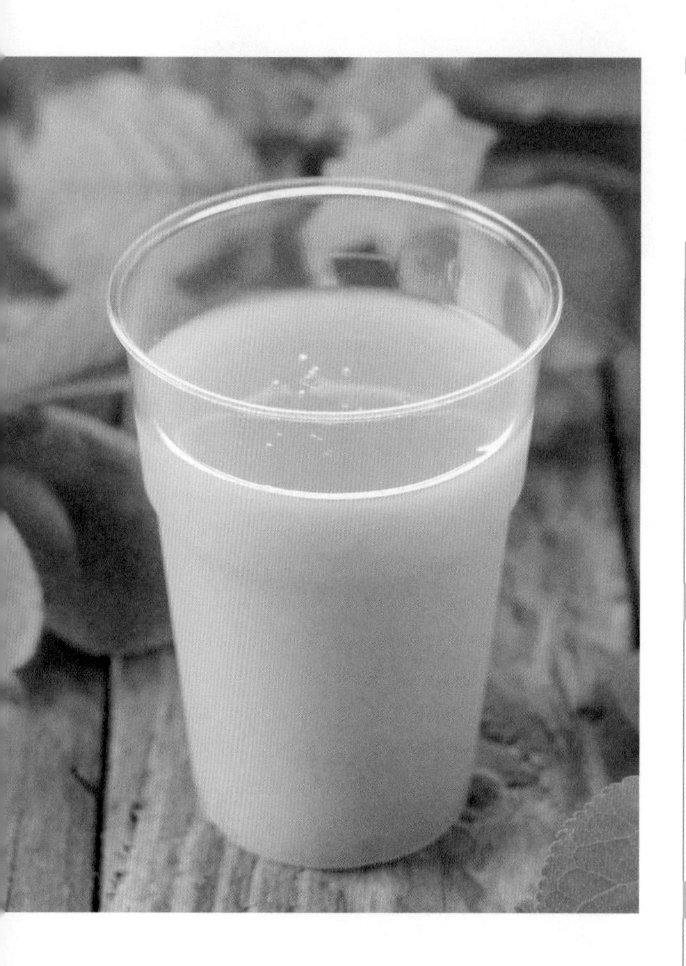

雪梨蘋果汁

材料

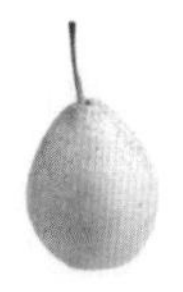

雪梨 1個

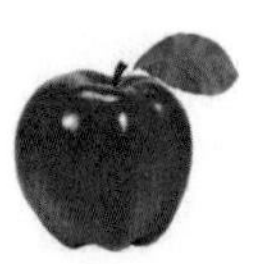

蘋果 1個

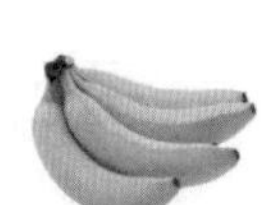

香蕉 1隻

做法

1 將雪梨、蘋果均洗淨，去皮去核，切塊；香蕉剝皮後切塊。

2 將雪梨、香蕉和蘋果榨汁，加入適量蜂蜜，一起攪拌，再加入適量冰塊即可。

養生功效

雪梨有生津止渴、止咳化痰、清熱降火、養血生肌、潤肺去燥等功能。香蕉有潤腸通便、清熱解毒的功效。

貼心提示

挑選雪梨時，應注意選擇表皮光滑、無孔洞蟲蛀、無碰撞的果實，且能聞到果香。梨富含果糖，易被人體吸收、利用，糖尿病患者應根據自身血糖情況，適當食用。

西瓜香蕉蘋果汁

材料

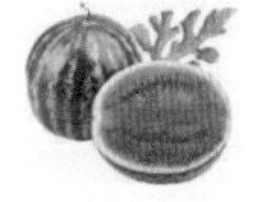

西瓜 70 克

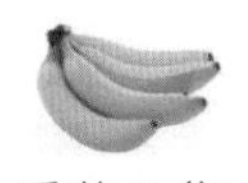

香蕉 1 隻

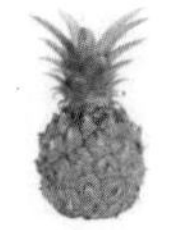

菠蘿 70 克

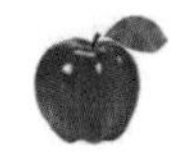

蘋果半個

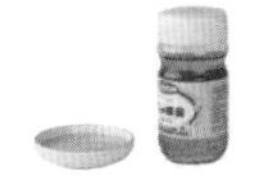

蜂蜜 30 克

做法

1 西瓜去皮、去籽，切塊；香蕉去皮後切成小塊；菠蘿、蘋果去皮，蘋果去核，再洗淨切成小塊。2 將上述材料放入攪拌機，高速攪打即可。最後加入蜂蜜拌勻。

養生功效

這款果汁可清熱降火、潤腸排毒。

番茄芹菜檸檬汁

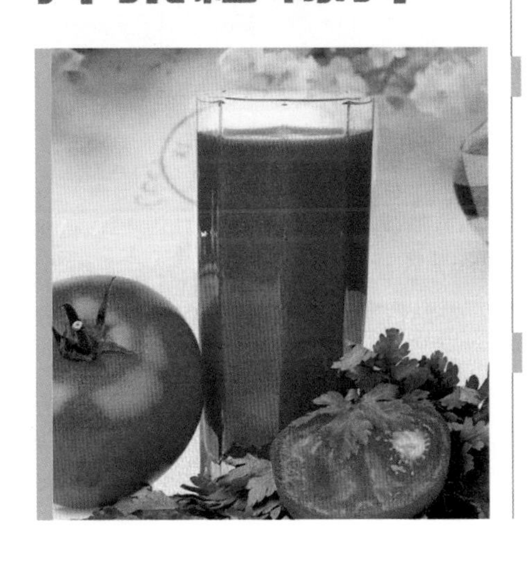

材料

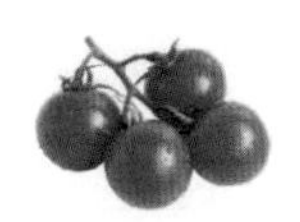

番茄 400 克

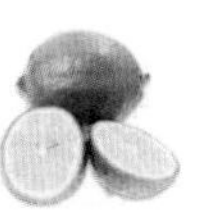

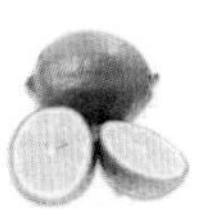

檸檬 1 個

芹菜 1 棵

做法

1 番茄洗淨，切小塊。2 芹菜洗淨，切成小段；檸檬洗淨，去皮，切小片。3 將所有材料放入榨汁機內，攪拌 2 分鐘即可。

養生功效

芹菜、番茄合榨為汁，有清熱解毒、滋陰涼血、健胃消食、降壓利尿的作用。

青葡萄蘋果蜂蜜汁

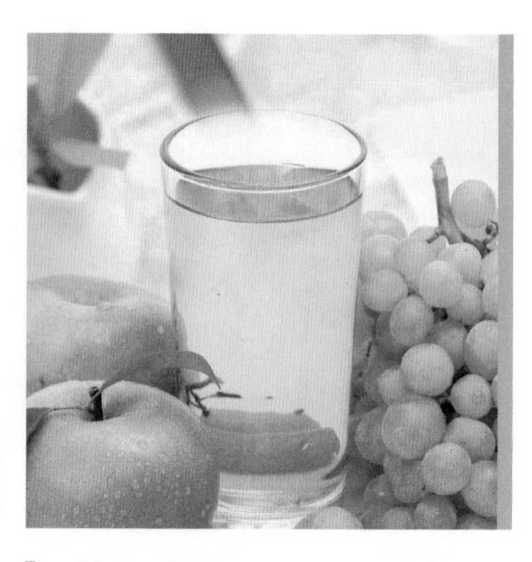

材料

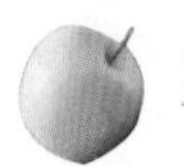
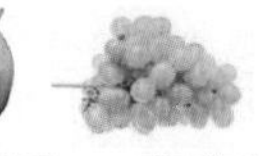
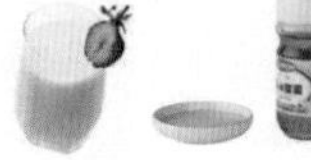

青蘋果	青葡萄	鮮奶	蜂蜜
1 個	150 克	15 克	5 克

做法

1 將青蘋果、青葡萄用清水洗淨，去皮、籽。2 將青葡萄、青蘋果、鮮奶一起倒入榨汁機中榨汁。3 最後加入蜂蜜拌勻即可。

養生功效

葡萄富含維他命、葡萄糖、有機酸、膳食纖維、花青素、鈣、磷、鐵、胡蘿蔔素等營養成分，有滋陰養血、降壓、開胃、清熱解毒的功效。這款果汁有清熱降火的作用。

菠蘿蘋果橙汁

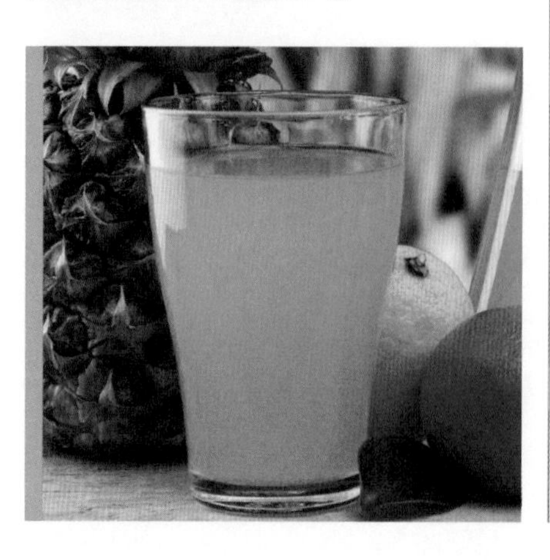

材料

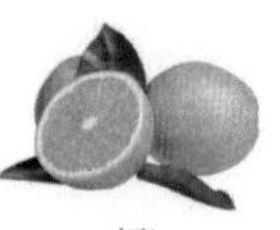
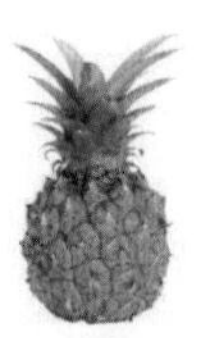
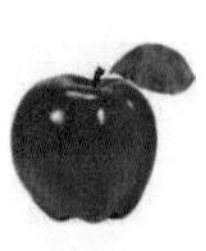

橙	菠蘿	蘋果
1 個	200 克	1 個

做法

1 將菠蘿洗淨，去皮，切塊；蘋果洗淨，去核，切塊；橙去皮、籽，切塊。
2 將菠蘿、橙和蘋果同時放入榨汁機，壓榨出果汁即可。

養生功效

蘋果與菠蘿一同榨汁，有美容養顏、潤肺止咳、清熱袪火的功效。

楊桃
柳橙蜜汁

材料

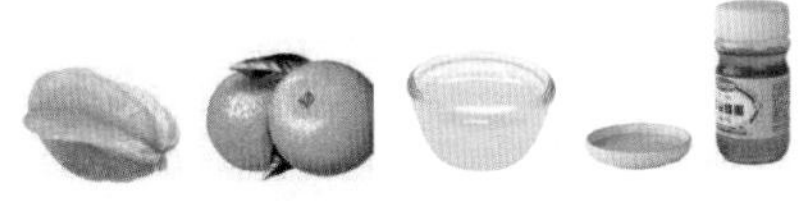

楊桃	柳橙	檸檬汁	蜂蜜
2 個	1 個	少許	適量

做法

1 楊桃洗淨，切塊，放入半鍋水中，煮開後轉小火煮 4 分鐘，待涼；柳橙洗淨，去皮去核切塊。2 將楊桃連汁倒入杯中，加入其他材料調勻即可。

養生功效

楊桃含有機酸、碳水化合物、膳食纖維、維他命 A、胡蘿蔔素、蘋果酸等營養成分，有助於增強機體抗病能力，促進食物消化，清熱解毒。楊桃與柳橙合榨為汁，有清熱解毒、增強機體抵抗力的功效。

蘋果藍莓
檸檬汁

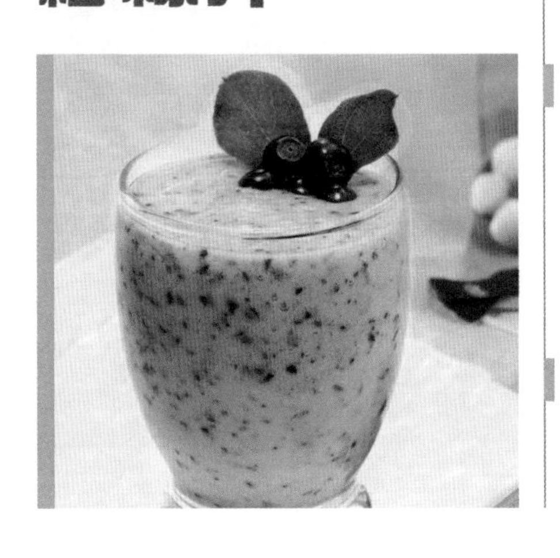

材料

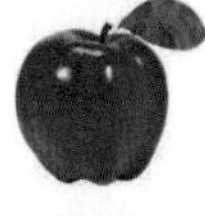
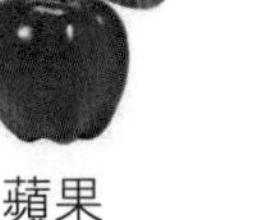
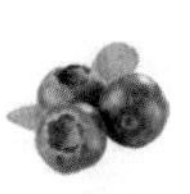
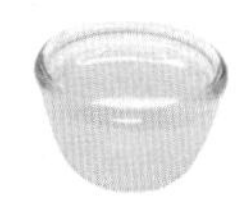

蘋果	藍莓	檸檬汁
半個	70 克	30 毫升

做法

1 蘋果用水洗淨，去核，帶皮切成小塊；藍莓洗淨。2 再把藍莓、蘋果、檸檬汁和涼開水放入榨汁機內，攪打均勻。最後將果汁倒入杯中即可。

養生功效

這款果汁有消炎、降火、養顏、降脂排濁的功效。

防止脫髮

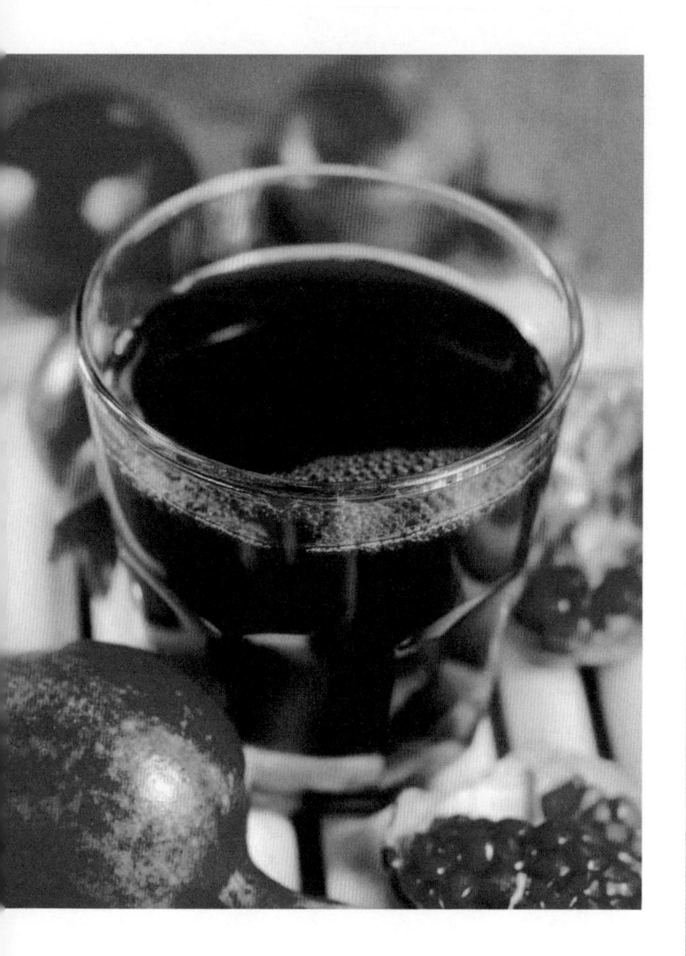

葡萄石榴汁

材料

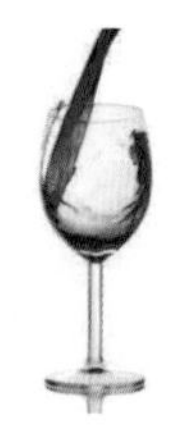

葡萄酒（紅酒）
50 毫升

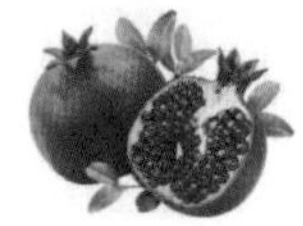

石榴
2 個

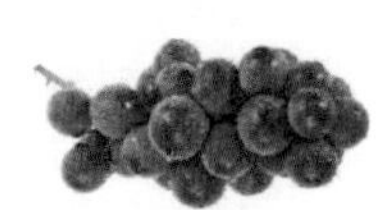

葡萄
15 顆

做法

1 石榴剝開，取果肉；將葡萄洗淨，去皮去籽。2 石榴與葡萄放入榨汁機中，倒入冷開水，攪成果汁。最後加入葡萄酒拌勻即可。

養生功效

常飲用這款果汁，能夠促進頭皮血液循環，烏髮，防脫髮，還有舒筋活血、健脾開胃、助消化的功效。

! 貼心提示

選購石榴時，以果實飽滿、重量較重，且果皮表面色澤較深為佳。石榴酸澀有收斂作用，外感發汗期、長期便秘者不宜多食。過食石榴會損傷牙齒，兒童也不宜過食。

香蕉火龍果牛奶汁

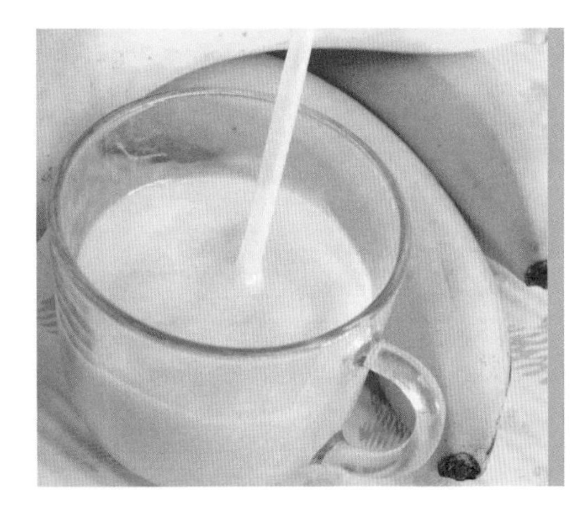

材料

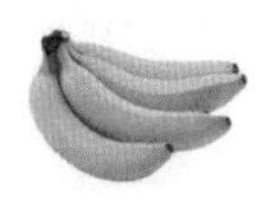

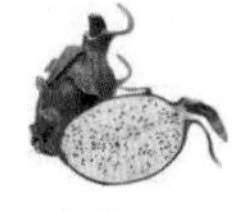

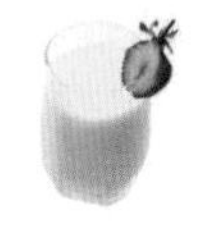

香蕉 1隻　火龍果 少許　牛奶 50毫升

做法

1 將香蕉去皮，切成段；火龍果去皮，切成小塊，與牛奶、香蕉一起放入榨汁機中，攪打成汁。2 將香蕉牛奶汁倒入杯中即可。

養生功效

香蕉富含鉀、膳食纖維等，能增強機體免疫力。牛奶含有較多維他命B雜，能滋潤肌膚，使頭髮烏黑並減少脫落。

橘子馬蹄蜂蜜汁

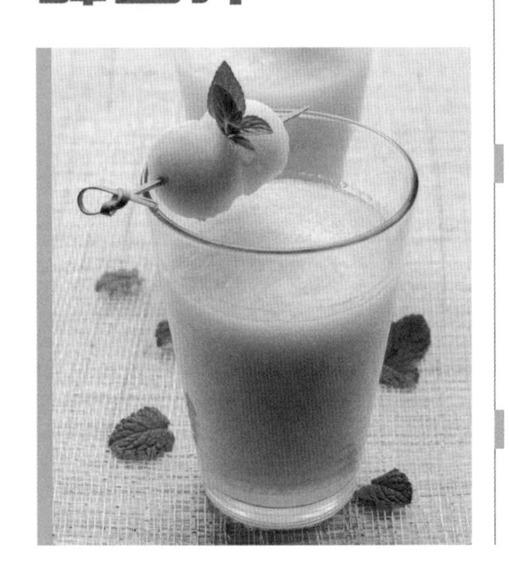

材料

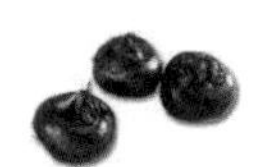

馬蹄 50克

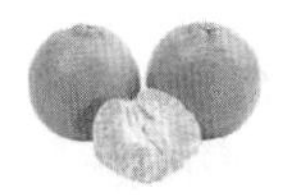

橘子 250克

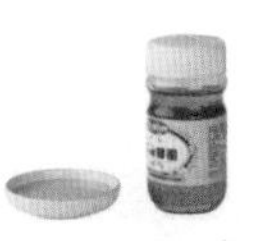

蜂蜜適量

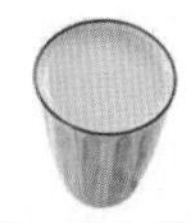

豆漿 200毫升

做法

1 將橘子去皮、籽；馬蹄洗淨去皮取肉。2 將豆漿、蜂蜜、橘子、馬蹄一起放入榨汁機中，充分混合攪拌2分鐘，再取出倒入杯中飲用即可。

養生功效

這款果汁有助於維持皮膚和頭髮的健康，防治脫髮。

奇異果柳橙汁

材料

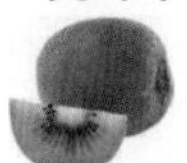
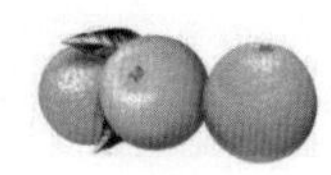
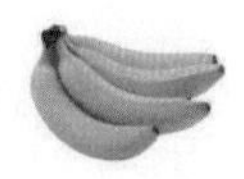

奇異果	柳橙	香蕉
1個	1個	1隻

做法

1 將柳橙洗淨，去皮去核；香蕉去皮，切段。2 清水洗淨奇異果，切開取果肉。3 將柳橙、奇異果肉、香蕉一起放入榨汁機中榨汁，攪勻即可。

養生功效

奇異果含有維他命C、磷、鈣、胡蘿蔔素等營養成分，可以改善睡眠質素，防治脫髮。香蕉富含鉀、膳食纖維等營養成分，有增強機體免疫力的功效。常飲用這款果汁能治療脫髮等症。

番茄紅蘿蔔汁

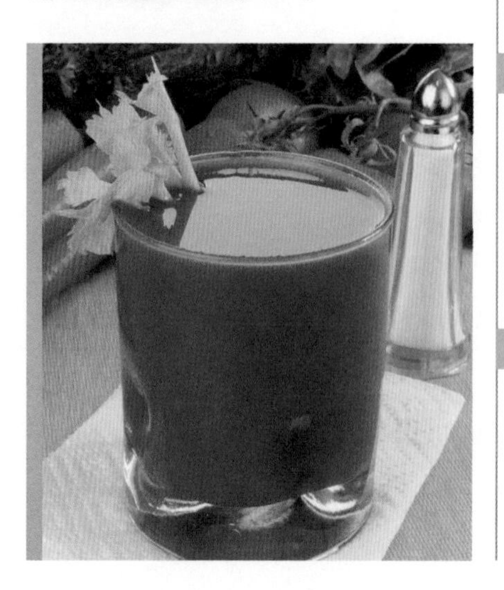

材料

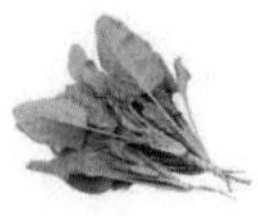
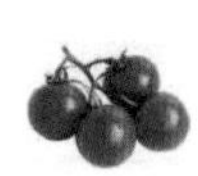

菠菜50克　番茄半個

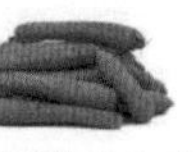
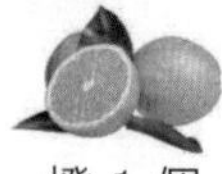

紅蘿蔔80克　橙1個

做法

1 將番茄洗淨，切塊；紅蘿蔔洗淨，去皮，切片；菠菜洗淨，切段；橙去皮去籽切塊備用。2 將以上原料一起放入榨汁機中榨汁即可。

養生功效

番茄含有碳水化合物、維他命、鈣、磷、胡蘿蔔素、枸櫞酸等營養成分，有保護皮膚，防止頭髮脫落的功效。常飲用這款果汁，能防治頭髮脫落。

通便利尿

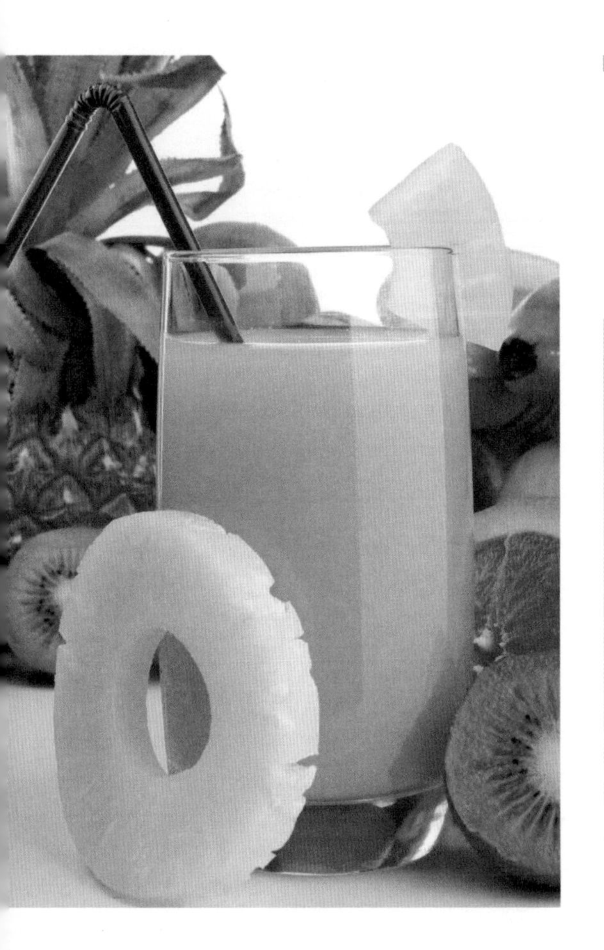

蘋果菠蘿桃子汁

材料

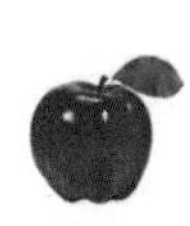
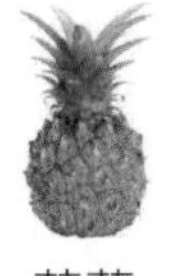
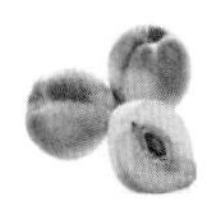
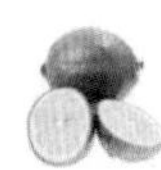

蘋果	菠蘿	桃子	檸檬
1 個	300 克	1 個	1 個

做法

1 將蘋果洗淨，去皮去核，切塊；菠蘿去皮，洗淨，切成塊；桃子洗淨，去核，切塊。2 檸檬洗淨，去皮切片。3 將所有的材料放入榨汁機內榨成汁即可。

養生功效

蘋果含有豐富的膳食纖維、鉀、鈣、鐵、磷等，有助於促進腸道蠕動。菠蘿含有碳水化合物、鈣、磷、維他命等，有潤腸通便、清暑解渴的功效。檸檬含有維他命C、枸櫞酸等，有預防感冒的功效。這款果汁能通便利尿。

貼心提示

選購蘋果時，以色澤濃豔、外皮蒼老、果皮外有一層薄霜的為好。蘋果富含糖類和鉀鹽，慢性腎臟病患者不宜過多食用，糖尿病患者可根據血糖指數作適當食用。

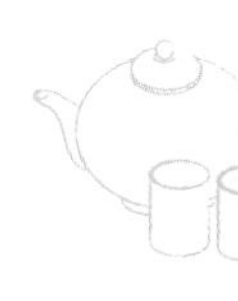

橘子菠蘿汁

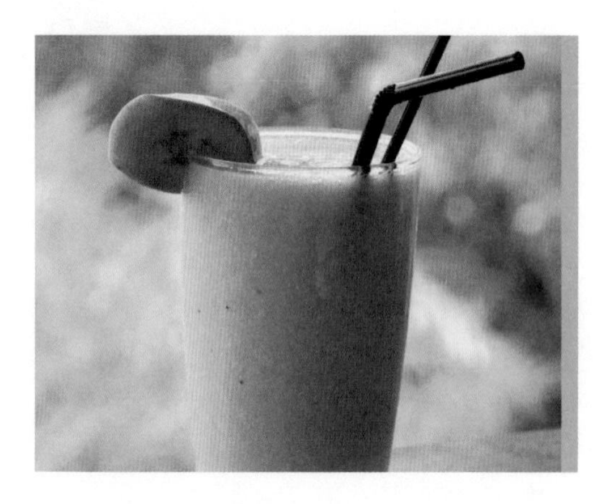

材料

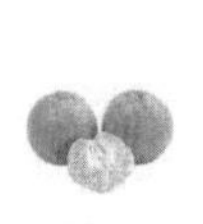
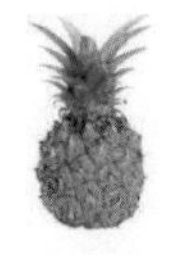
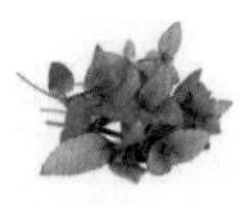
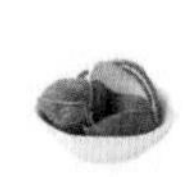

橘子	菠蘿	薄荷葉	陳皮
1 個	50 克	1 片	2 克

做法

1 將橘子去皮，掰成瓣；菠蘿去皮，洗淨，切塊；陳皮泡發；薄荷葉洗淨。2 將材料放入榨汁機攪打成汁，濾出果肉即可。

養生功效

橘子富含維他命C、檸檬酸、膳食纖維等營養成分，可保護胃腸黏膜、促進腸蠕動、脂肪代謝、消除疲勞。菠蘿含有豐富的果糖、葡萄糖、氨基酸、酶等營養物質，有利尿、消腫功效。

芒果檸檬汁

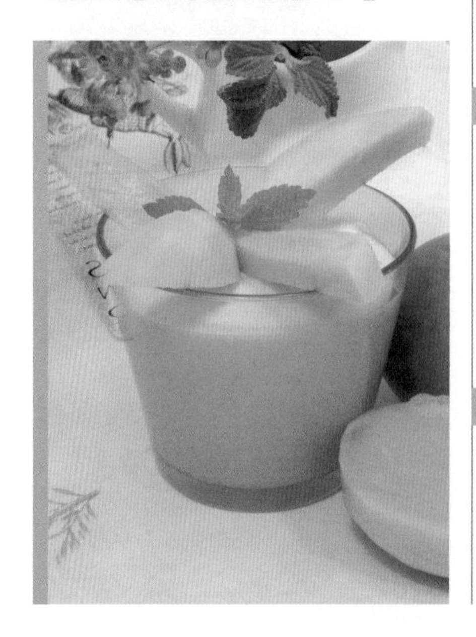

材料

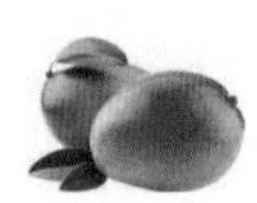
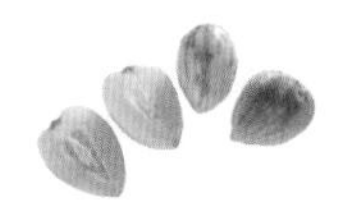
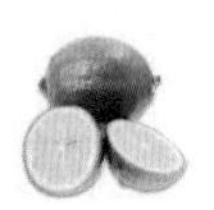

芒果 1 個　人參果 1 個　檸檬半個

做法

1 芒果與人參果洗淨，去皮、籽，切塊，放入榨汁機中榨汁。2 檸檬洗淨，切成塊，放入榨汁機中榨汁。3 將檸檬汁與芒果人參果汁、冷開水攪勻即可。

養生功效

芒果富含膳食纖維，可促進排便，防止便秘。人參果含有大量的維他命、礦物質等成分，可增強細胞活力。這款果汁能潤腸通便，提神健腦。

西瓜蘋果薑汁

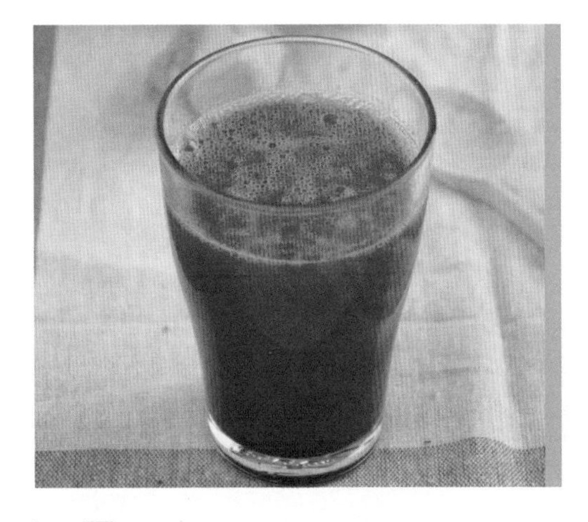

材料

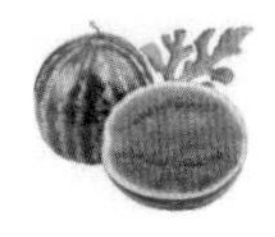 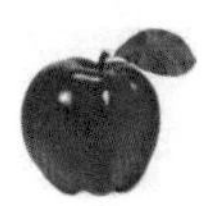 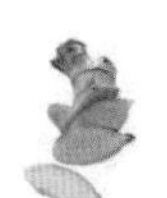

西瓜 200 克　蘋果 2 個　生薑 2 片

做法

1 將西瓜切開，挖出果肉；蘋果洗淨，去皮去籽，切塊；生薑洗淨，去皮切細粒。2 將以上原材料均放入榨汁機中榨汁。3 最後倒入杯中即可飲用。

養生功效

西瓜富含蔗糖、果糖、葡萄糖、多種維他命等，具有開胃助消化、解渴生津、利尿去暑、降血壓等功效。夏天常飲這款果汁能通便利尿。

西瓜柳橙汁

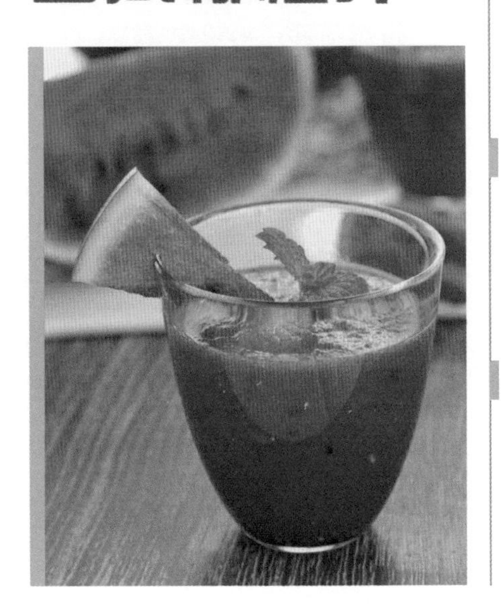

材料

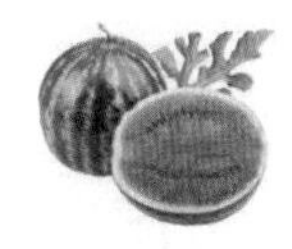 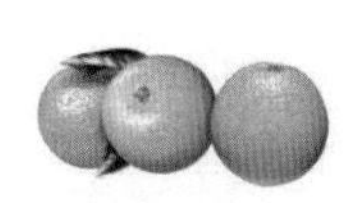

西瓜 200 克　柳橙 1 個

做法

1 把西瓜去皮切塊。2 柳橙用水洗淨，去皮去籽，切成小塊。3 把西瓜與橙放入榨汁機中，攪打均勻即可。

養生功效

西瓜能利尿。柳橙含有豐富的膳食纖維、維他命A、維他命B雜、維他命C、磷、蘋果酸等，有助於促進腸道蠕動，緩解便秘。這款果汁可以通便利尿。

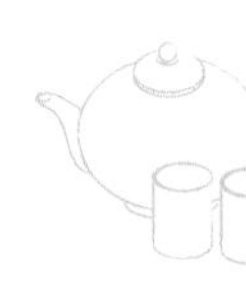

抗 輻 射

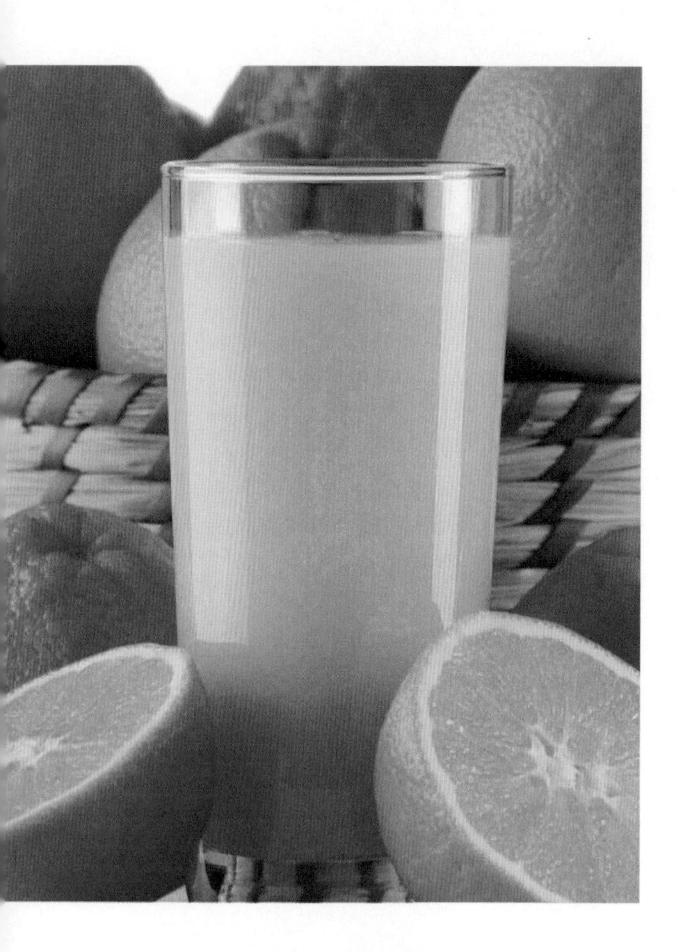

香蕉柳橙蜂蜜汁

材料

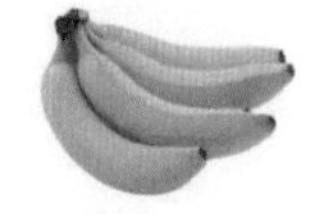
香蕉 1 隻

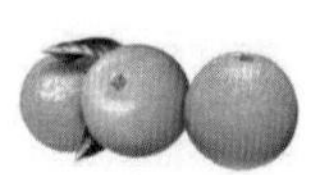
柳橙 2 個

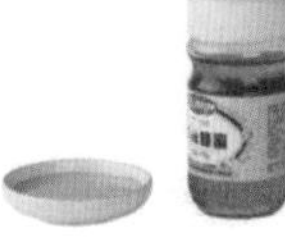
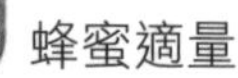
蜂蜜適量

做法

1 將香蕉、柳橙均去皮，柳橙去籽，切成均勻小塊。**2** 將所有材料放入榨汁機內，加適量冷開水，攪成汁即可。

養生功效

香蕉含有大量的碳水化合物、膳食纖維等營養成分，有消炎解毒、抗輻射的功效。柳橙含有大量的維他命 C，有美容養顏、抗輻射的功效。常飲用這款果汁，能增強人體免疫力，有效對抗電磁輻射。

! 貼心提示

挑選香蕉時，應選沒有黑斑、肥大飽滿的香蕉，其品質較好。因香蕉富含鉀，故胃酸過多、胃痛、消化不良、腎功能不全者應慎用。香蕉性微寒、滑利，脾胃虛寒者、老年人、孕婦、兒童均不宜多食。

柳橙香瓜汁

材料

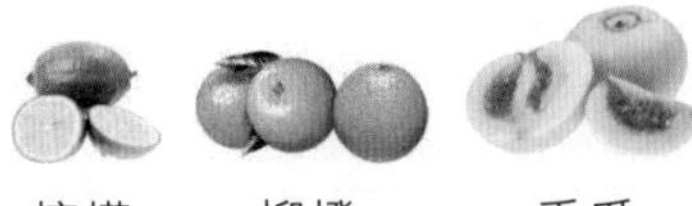

檸檬	柳橙	香瓜
1個	1個	1個

做法

1 檸檬洗淨，去皮切片；柳橙、香瓜洗淨，去皮去籽切塊。2 將所有材料放入榨汁機榨成汁即可。

養生功效

柳橙能夠抗氧化，增強機體免疫力，抑制腫瘤細胞生長。香瓜含有蘋果酸、葡萄糖、氨基酸、維他命C等營養素。這款果汁可抗輻射、抗衰老、強體魄。

沙田柚檸檬汁

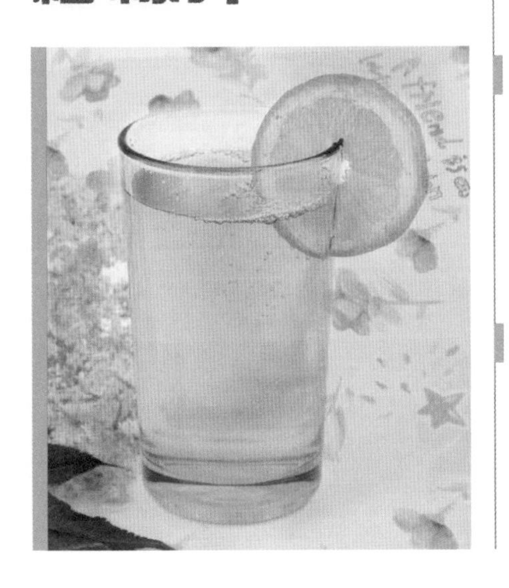

材料

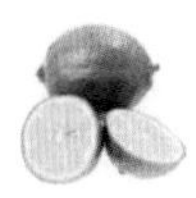

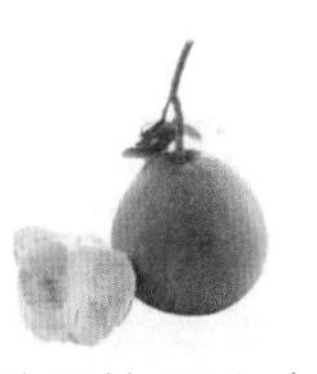

檸檬1個　　沙田柚500克

做法

1 將沙田柚的厚皮去掉，適當去除內皮和籽，切成大小適當的塊。2 將檸檬洗淨，去皮，切小塊。3 將柚子肉、檸檬肉放入榨汁機內榨成汁即可。

養生功效

沙田柚性寒、味甘，有止咳平喘、健脾消食之效；檸檬富含維他命C，有抵抗輻射、增強機體免疫力的功效。這款果汁適合上班族飲用。

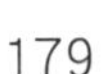

紅糖西瓜蜂蜜飲

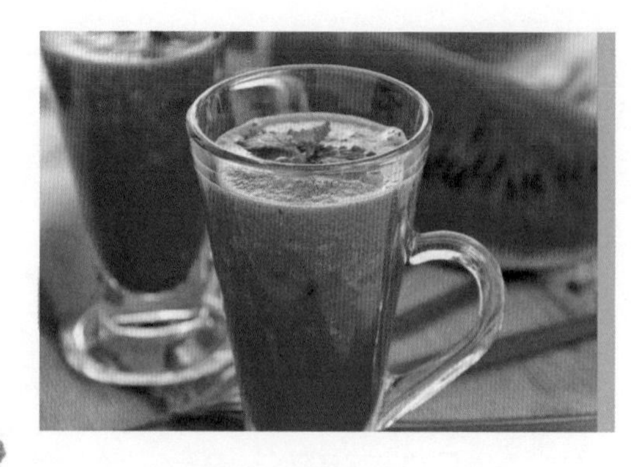

材料

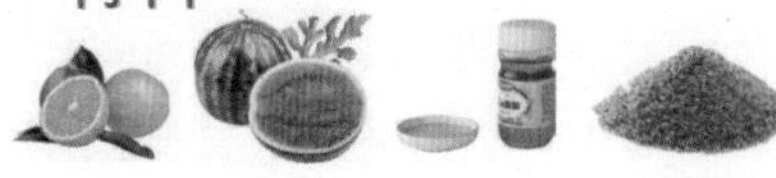

柳橙	西瓜	蜂蜜	紅糖
100克	200克	適量	少許

做法

1 將柳橙洗淨，去皮去籽，切片;西瓜洗淨，去皮去籽，取肉。2 將柳橙和西瓜放入榨汁機中榨汁。3 最後倒出果汁，加入少許蜂蜜和紅糖攪拌均勻即可。

養生功效

蜂蜜含有多種維他命及鐵、鈣、銅、錳、磷、鉀等礦物質，能延年益壽、抗輻射。西瓜富含水分、多種有機酸、糖類等營養成分，能清暑解熱、抗輻射。這款果汁可延年益壽、抗輻射。

車厘茄蘋果醋汁

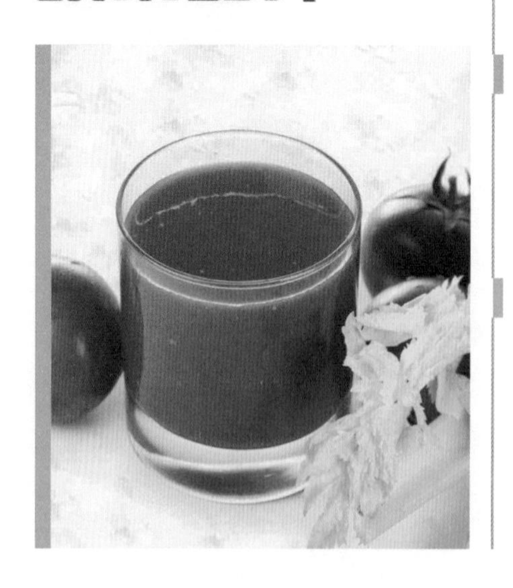

材料

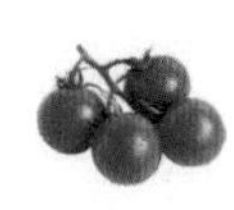 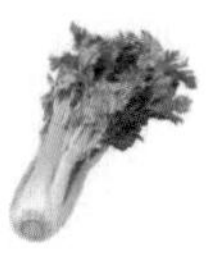 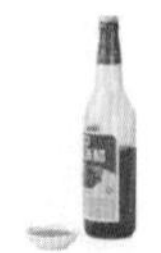 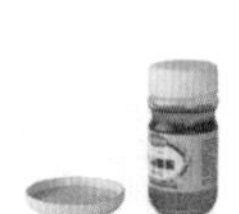

車厘茄	西芹	蘋果醋	蜂蜜
1串	15克	1大匙	1小匙

做法

1 車厘茄去皮，切塊;西芹撕去外皮，洗淨並切小塊。2 將所有材料放入榨汁機一起攪打成汁，濾出果肉即可。

養生功效

車厘茄含有胡蘿蔔素、煙酸、多種維他命等營養成分，有助消化、提高機體免疫力、防輻射之效。蘋果醋有美容養顏、消除疲勞的作用。常飲用這款果汁，能抗輻射、增強機體免疫力。

紅蘿蔔南瓜蘋果汁

材料

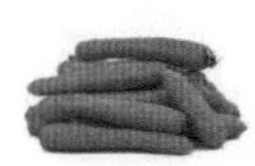
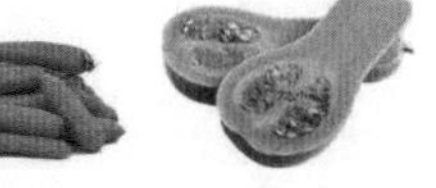
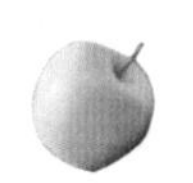

紅蘿蔔	南瓜	青蘋果
250 克	60 克	50 克

做法

1 南瓜去皮去籽，切塊蒸熟。2 紅蘿蔔、青蘋果洗淨去皮，青蘋果去籽，均切小塊。3 將所有材料放入榨汁機中榨汁即可。

養生功效

紅蘿蔔中含有豐富的天然胡蘿蔔素，是一種強有力的抗氧化劑，能有效保護人體細胞免受損害，從而起到強壯身體、預防疾病的作用。這款果汁不僅味美可口，還能抗輻射。

車厘子菠蘿檸檬汁

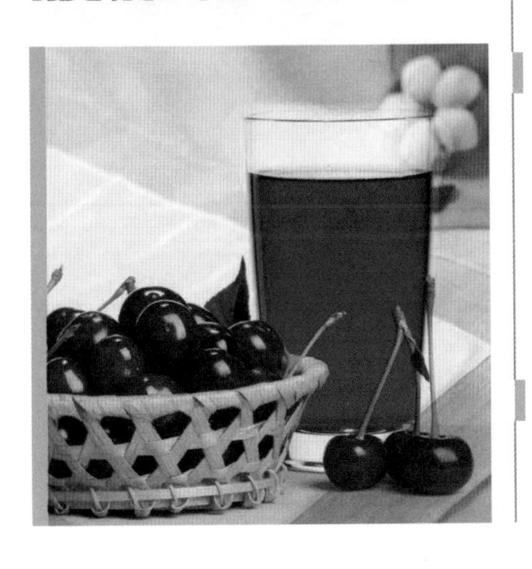

材料

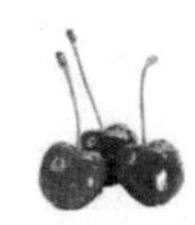
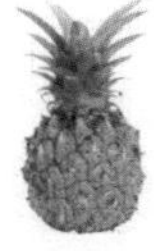
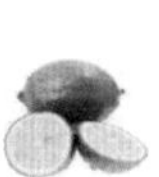
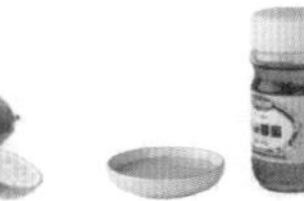

車厘子	菠蘿	檸檬	蜂蜜
8 粒	50 克	1 個	10 克

做法

1 將車厘子洗淨；菠蘿去皮，洗淨，切小塊；檸檬洗淨，去皮，切薄片。2 將以上原料放入榨汁機中，再加冷開水榨汁，最後倒入杯中，調入蜂蜜攪拌均勻即可。

養生功效

經常飲用此果汁，能增強人體免疫力，抗輻射。

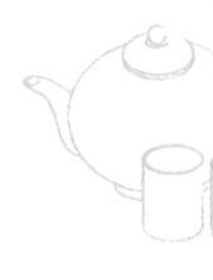

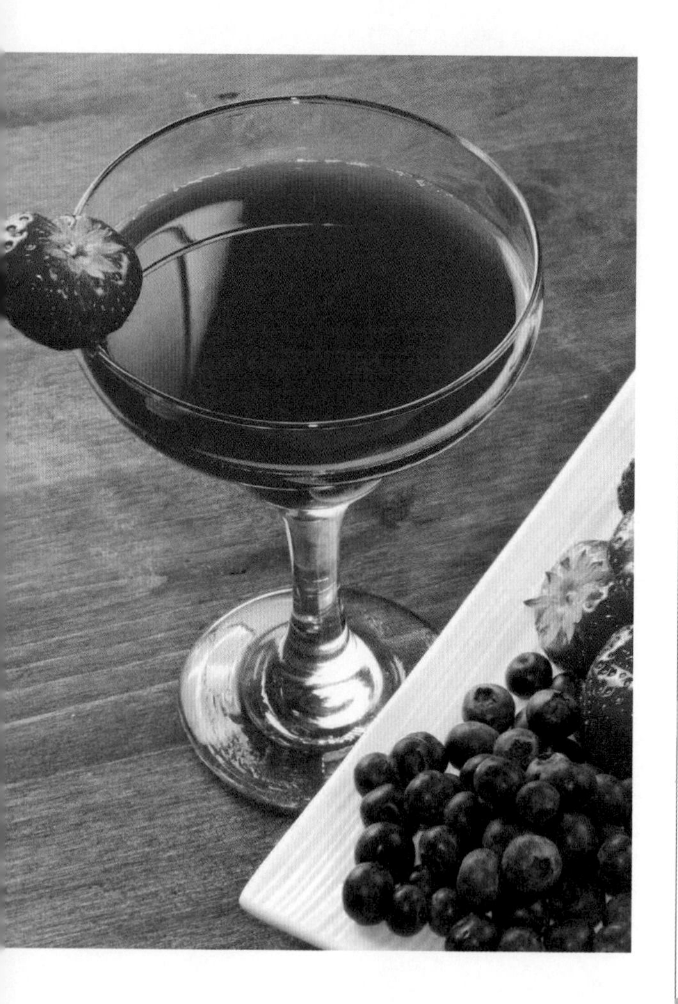

沙田柚士多啤梨藍莓汁

材料

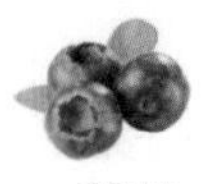
藍莓 40 克

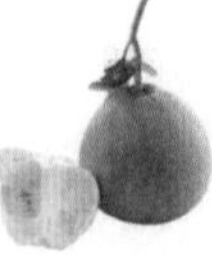
沙田柚 100 克

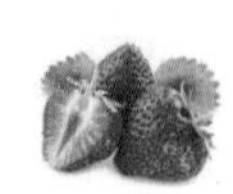
士多啤梨 20 克

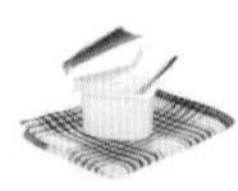
乳酪 200 毫升

做法

1 將沙田柚去皮，切成小塊。2 士多啤梨、藍莓均洗淨，去蒂，對半切開。3 將沙田柚、藍莓、士多啤梨、乳酪一同放入攪拌機內攪打成汁即可。

養生功效

士多啤梨中含維他命 C 等強抗氧化劑，能保護機體免受致癌物的傷害，有一定抗癌作用，能生津止渴、利咽潤肺，對緩解鼻咽癌、肺癌、喉癌患者放療反應有益。沙田柚能健胃、補血、清腸。這款果汁能健脾胃、防癌抗癌。

貼心提示

挑選沙田柚時，要注意挑選體形圓潤、表皮光滑、質地有些軟的。沙田柚富含多種維他命和礦物質，且益脾胃，是養生佳果。

柳橙油桃薑糖飲

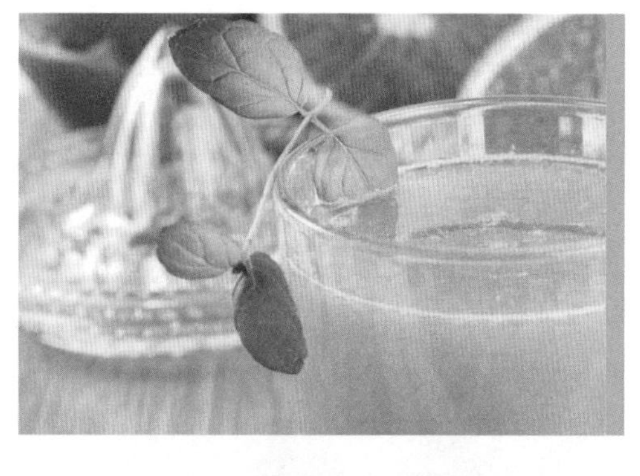

材料

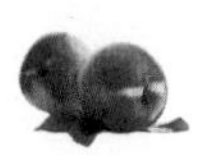
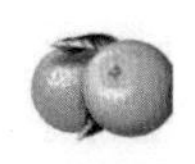
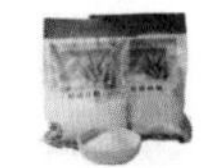

油桃 4個　柳橙 適量　細黃砂糖 1湯匙

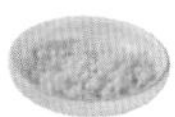
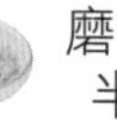

磨碎的薑 半茶匙

做法

1 將細黃砂糖、磨碎的薑和水放入鍋加熱至糖溶化；柳橙去皮去籽，切小塊；油桃切開去核。2 將油桃和柳橙放入榨汁機中榨汁，最後倒入糖漿拌勻即可。

養生功效

油桃含有多種維他命，營養豐富，能止咳化痰、益氣健脾、降血壓。柳橙含有豐富的膳食纖維、多種維他命、磷、蘋果酸等，可抑制癌細胞的生長。這款蔬果汁能增強機體免疫力，防癌抗癌。

奇異果柳橙乳酪汁

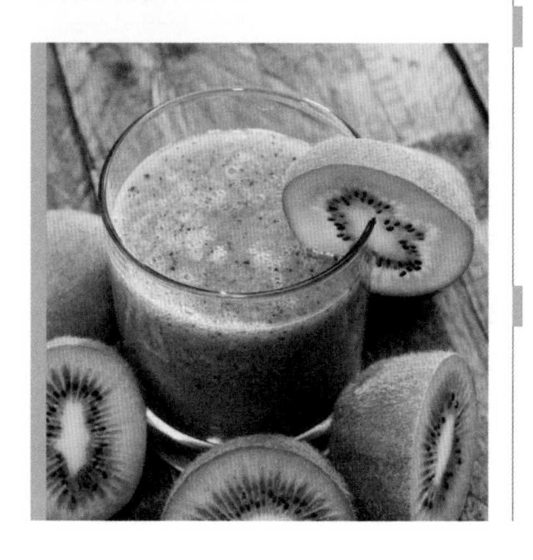

材料

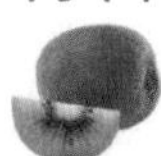
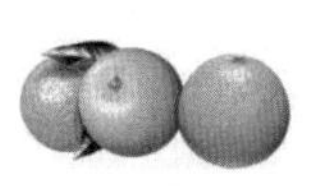
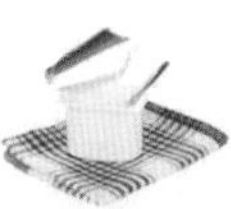

奇異果 1個　柳橙 50克　乳酪 20毫升

做法

1 奇異果對半切開，用匙子挖出果肉；柳橙洗淨，去皮去籽，切小塊。
2 將奇異果、柳橙及乳酪一同放入榨汁機榨汁即可。

養生功效

奇異果所含的維他命 C 為水果之冠，還富含多種有機酸，可抗氧化、保護細胞、修復受損細胞。因此，這款果汁不僅酸甜可口，還能防癌抗癌。

菠菜
青蘋果乳酪

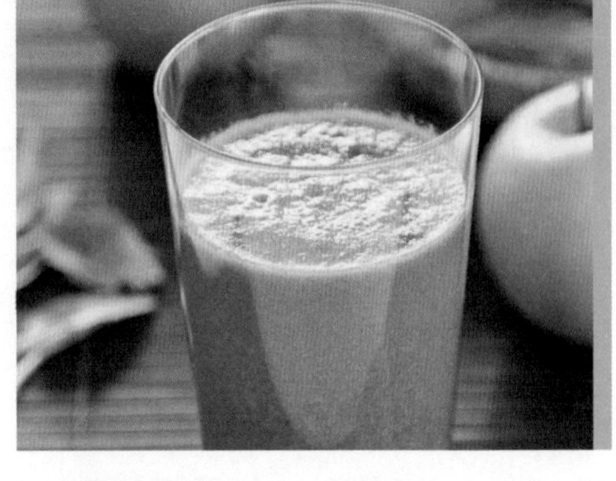

材料

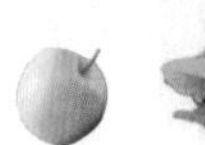
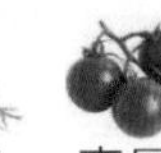
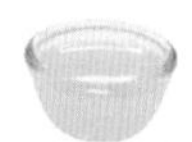
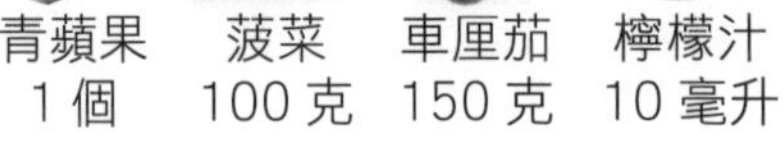

青蘋果 1 個　菠菜 100 克　車厘茄 150 克　檸檬汁 10 毫升

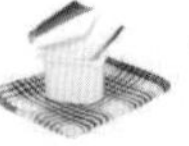

低脂乳酪 100 克

做法

1 菠菜、車厘茄、青蘋果用清水洗淨，切成大小適當的塊。

2 將所有材料一起放入榨汁機中，榨成汁後倒入杯中飲用即可。

養生功效

常飲用這款果汁，能增強人體免疫力，抗癌，抗衰老。

牛蒡紅蘿蔔
芹菜汁

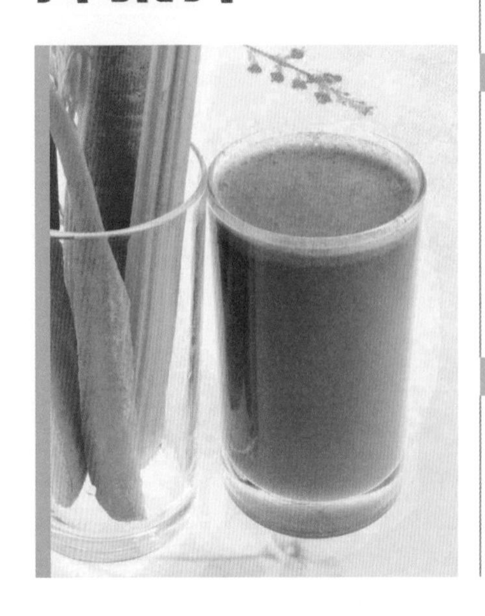

材料

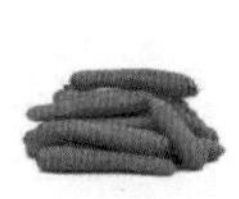
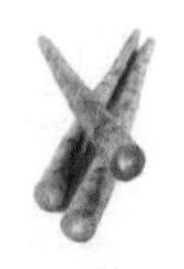
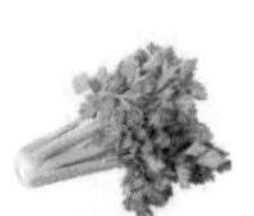
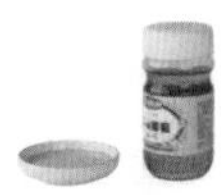

紅蘿蔔 10 克　牛蒡 50 克　芹菜 300 克　蜂蜜 少許

做法

1 將牛蒡洗淨，去皮切塊；紅蘿蔔洗淨，去皮切件；芹菜洗淨，去葉切條。2 將上述材料與冷開水一起放入榨汁機中榨汁。3 最後加入蜂蜜拌勻即可飲用。

養生功效

牛蒡可疏散風熱、清熱解毒，還可促進腸胃蠕動，加速體內毒素排出，可增強人體免疫力、防癌、抗癌。芹菜有降壓、明目、排毒的功效。

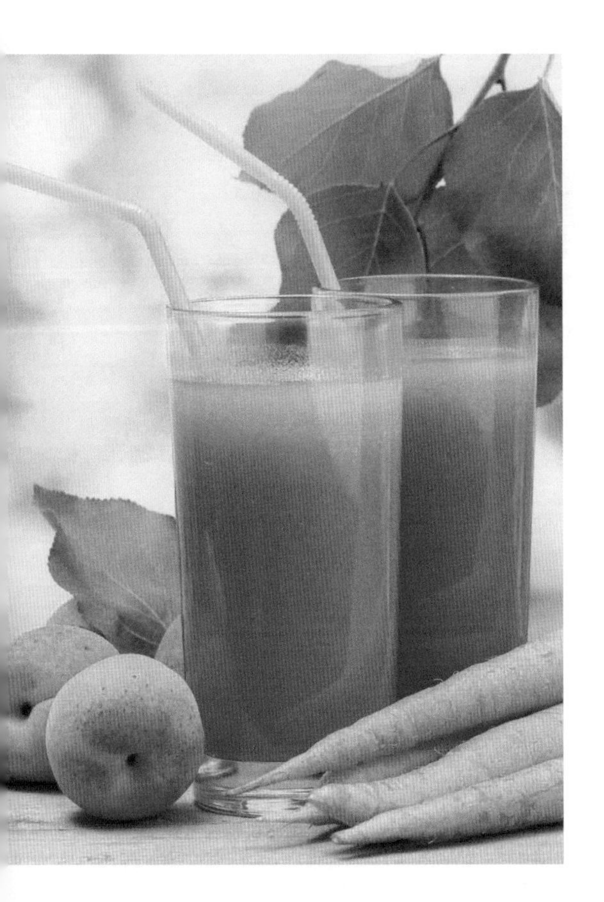

洋蔥紅蘿蔔李子汁

材料

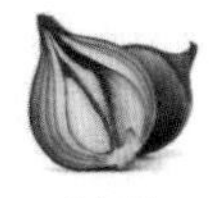
洋蔥 10克

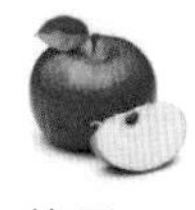
蘋果 50克

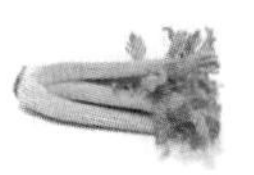
芹菜 100克

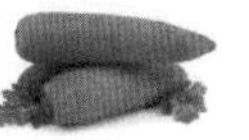
紅蘿蔔 200克

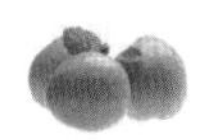
李子 30克

做法

1 洋蔥去皮洗淨，切塊；蘋果洗淨，去皮、核，切塊；芹菜洗淨，切段；紅蘿蔔洗淨去皮，切塊；李子洗淨，取肉。2 將上述材料加冷開水放入榨汁機中榨成汁即可。

養生功效

洋蔥具有發散風寒的作用，因為洋蔥鱗莖含有一種稱為硫化丙烯的油脂性揮發物，有較強的殺菌作用，可抵禦流感病毒。

貼心提示

洋蔥以球體完整，沒有裂開或損傷，表皮完整光滑，外層保護膜較多的為佳。洋蔥有降血脂、保護血管內皮細胞的功能，因此心腦血管疾病患者平時可多食洋蔥。皮膚瘙癢、眼疾、眼部充血者忌食。

金橘橙子檸檬汁

材料

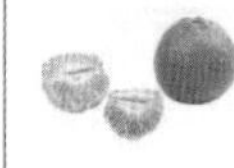
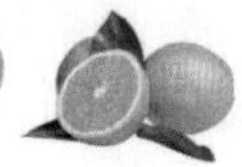
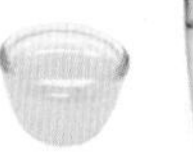
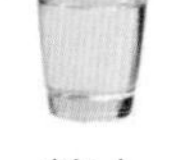

金橘	柳橙	檸檬汁	糖水
60 克	30 克	15 克	

做法

1 將金橘、柳橙洗淨，去皮、核，取肉。2 將所有材料放入榨汁機中，榨汁液後飲用。

養生功效

檸檬富含維他命 C、糖類、鈣、磷、鐵等成分，有預防感冒的功效。金橘能增強機體免疫力。這款果汁可以防治感冒，增強人體免疫力。

紅蘿蔔桃汁

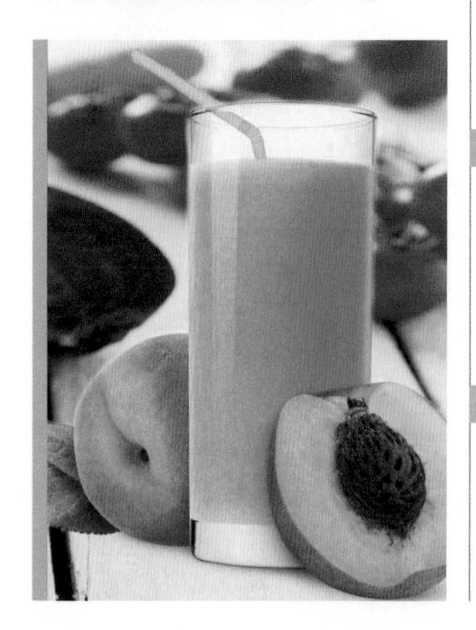

材料

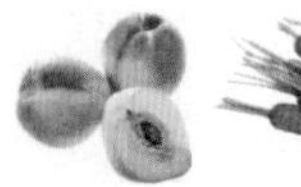
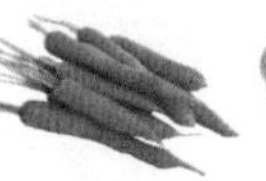
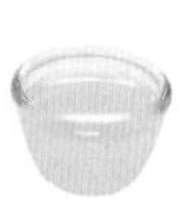
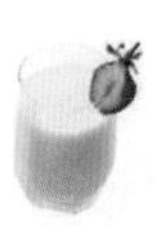

桃子	紅蘿蔔	檸檬汁	牛奶
1 個	30 克	10 毫升	100 毫升

做法

1 桃子去皮，去核，切塊；紅蘿蔔洗淨，去皮，切塊。2 將桃子、紅蘿蔔與檸檬汁、牛奶一起放入榨汁機內攪成汁，濾出果肉即可。

養生功效

桃子富含糖類、鈣、磷、鐵和維他命 B 雜、維他命 C 等成分，有養陰生津、補氣潤肺、強身健體的功效。這款桃汁可預防感冒。

車厘子士多啤梨柚子汁

材料

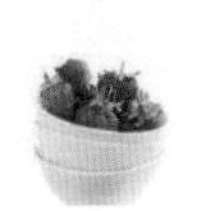 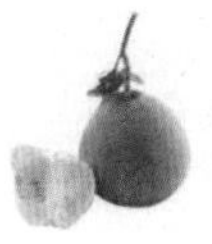 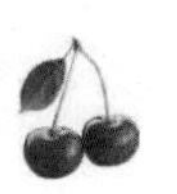 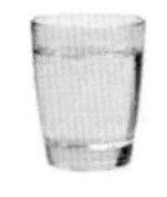

士多啤梨	柚子	車厘子	糖水
50 克	半個	100 克	30 毫升

做法

1 將柚子去皮，切小塊；車厘子、士多啤梨均洗淨，去蒂，切塊。2 將所有材料放入榨汁機中，攪打 1 分鐘，倒入杯中，加少許糖水拌勻即可。

養生功效

車厘子富含維他命 C、維他命 B 雜、維他命 E、鈣、銅、鐵、鉀等，能預防感冒、增強體質。柚子含維他命、有機酸等，能助消化、理氣散結。這款果汁能預防感冒，增強機體抵抗力。

蓮藕菠蘿檸檬汁

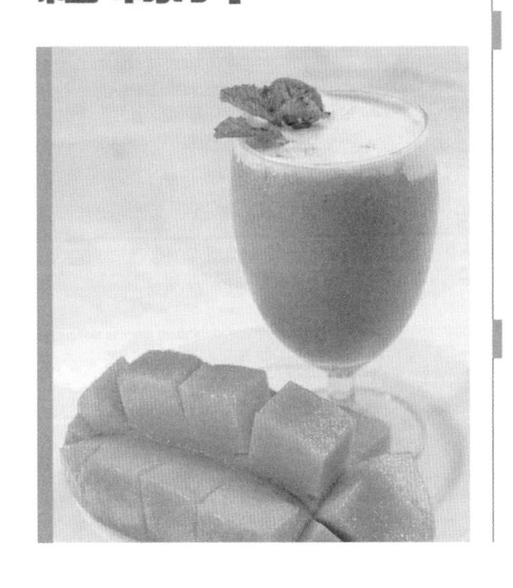

材料

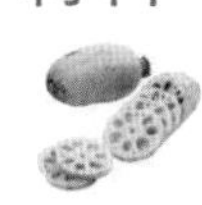 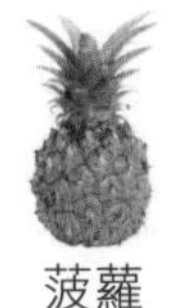 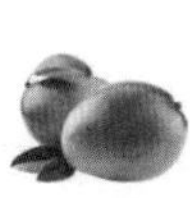

蓮藕	菠蘿	芒果	檸檬汁
30 克	50 克	半個	少許

做法

1 將菠蘿去皮，洗淨切小塊；蓮藕洗淨後去皮，切片；芒果去皮去核，切塊。2 將所有材料放入榨汁機一起攪打成汁，濾出果肉，再調入適量檸檬汁拌勻即可。

養生功效

菠蘿含有葡萄糖、有機酸、鈣、磷、鐵等，有消炎、抗疲勞的功效。蓮藕含有蛋白質、脂肪、膳食纖維等，有健脾止瀉、益氣強身的功效，可防治感冒。

豆芽車厘茄士多啤梨汁

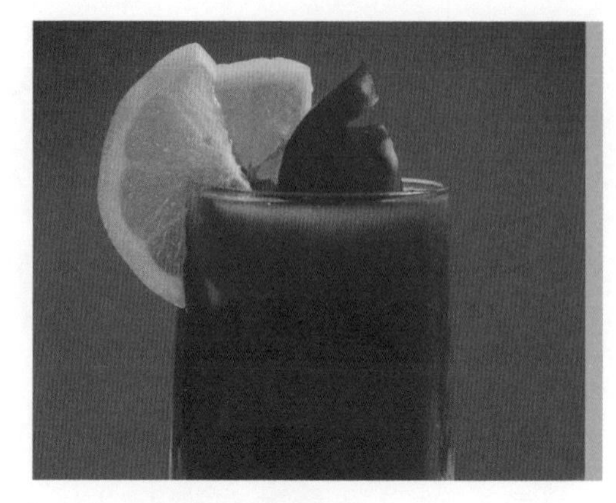

材料

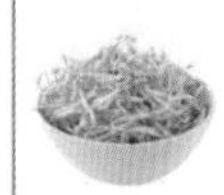
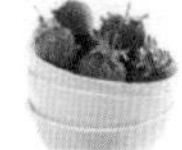
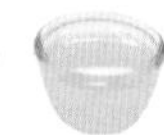
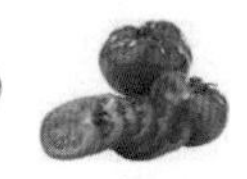

豆芽 10克　士多啤梨 50克　檸檬汁 適量　車厘茄 300克

做法

1 將豆芽洗淨；士多啤梨洗淨，對半切塊；車厘茄洗淨，切小塊。2 將材料放入榨汁機中，加冷開水榨汁，倒出蔬果汁，加入檸檬汁拌勻即可。

養生功效

士多啤梨含有果糖、枸櫞酸、蘋果酸、水楊酸、氨基酸等，有健脾和胃、生津止渴、養血補血之功效。豆芽含有碳水化合物、胡蘿蔔素、維他命等，可清熱利尿解毒，尤以綠豆芽為佳。

雪梨菠蘿汁

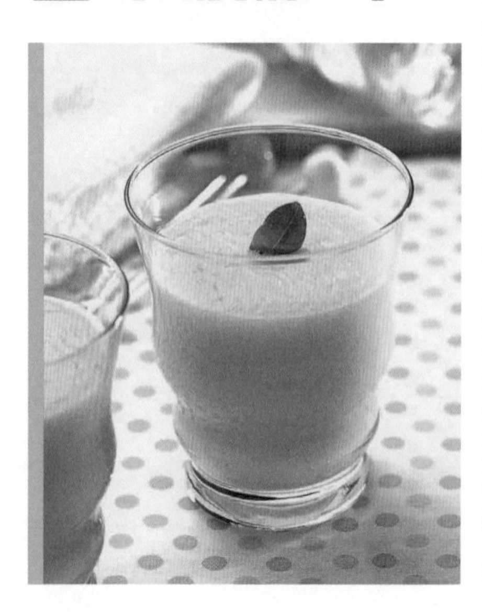

材料

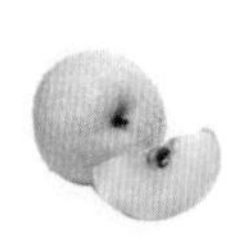
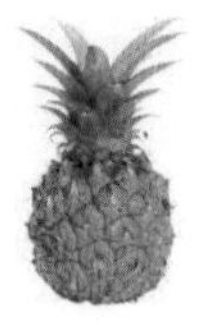

雪梨半個　菠蘿 100克

做法

1 雪梨洗淨，去皮、核，切成小塊。2 菠蘿去皮，切成小塊。3 將雪梨和菠蘿塊放入榨汁機中，榨汁，倒入杯中即可。

養生功效

這款果汁具有預防感冒、增強機體免疫力的功效，對肺熱咳嗽、咽乾喉痛、大便燥結等症有很好的輔助療效。

咳嗽

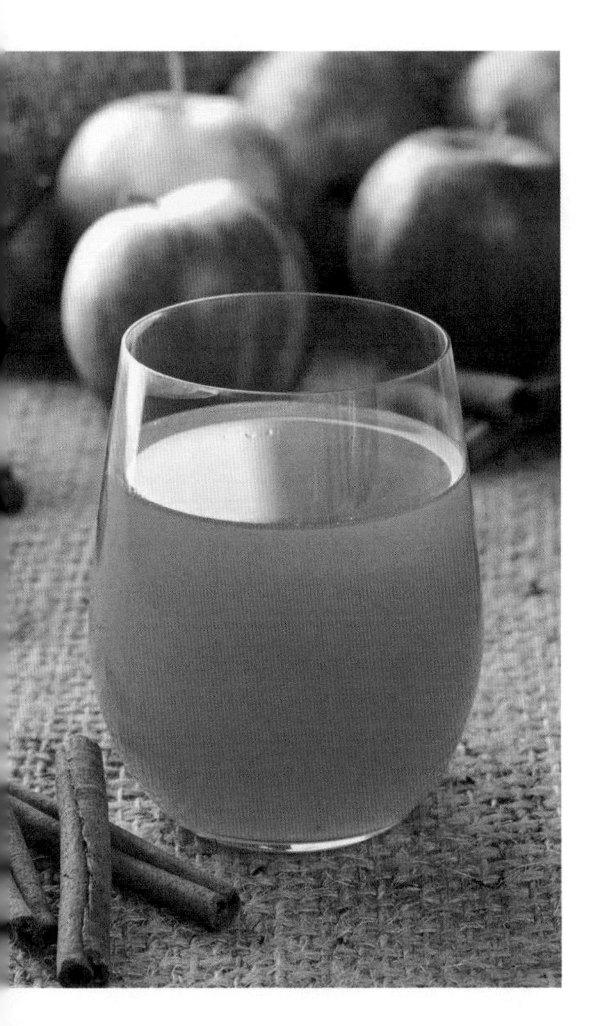

蘋果柳橙檸檬汁

材料

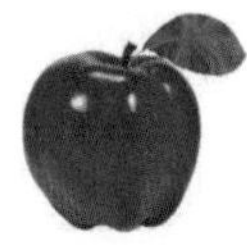

蘋果 1 個

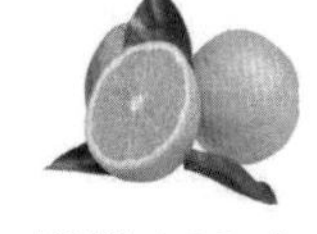

柳橙 100 克

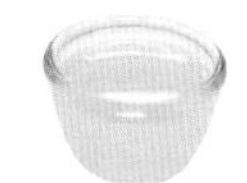

檸檬汁 20 克

做法

1 將蘋果洗淨，去皮去核，切成塊；柳橙洗淨，去皮去籽，切塊。2 把蘋果和柳橙放入榨汁機中榨汁，再調入檸檬汁攪拌均勻即可。

養生功效

檸檬富含維他命 C，有生津健脾、化痰止咳的功效。蘋果富含碳水化合物、膳食纖維、維他命 A 等，有潤肺、增強機體免疫力的功效。這款果汁有化痰止咳、防治感冒的作用。

貼心提示

選購蘋果時，以色澤濃豔、外皮蒼老、果皮外有一層薄霜的為好。吃蘋果時要細嚼慢嚥，有助於營養素的吸收。

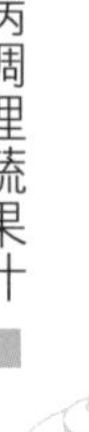

橘子檸檬柳橙汁

材料

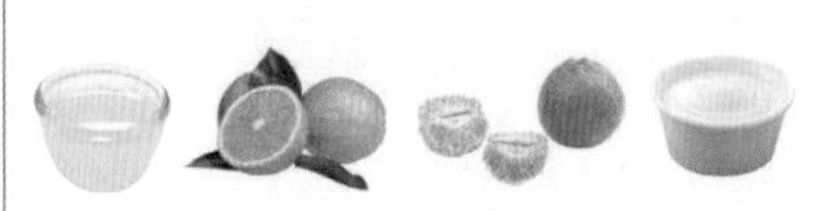

檸檬汁	柳橙	橘子	乳酪
20 克	1 個	2 個	250 毫升

做法

1 將橘子、柳橙分別去皮去籽，切塊。**2** 橘子、柳橙榨成汁後，加入檸檬汁、乳酪，拌勻即可。

養生功效

橘子富含維他命C、糖類、鈣、磷、鐵、枸櫞酸、膳食纖維等營養成分，有降血壓、消除疲勞的功效。檸檬含有維他命C、有機酸等營養成分，有化痰的功效。經常飲用這款果汁，有潤肺止咳的功效。

梨子香瓜檸檬汁

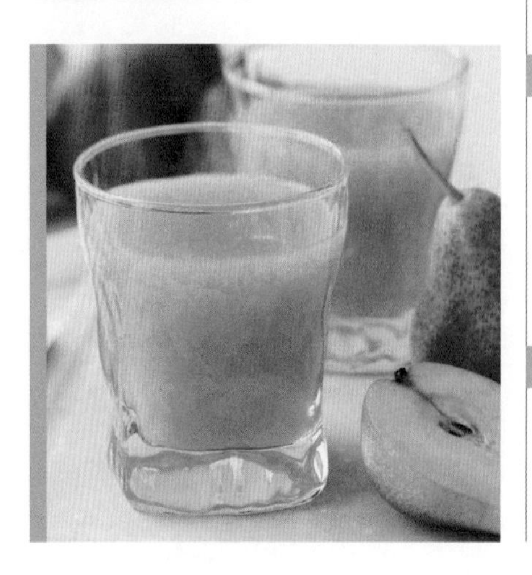

材料

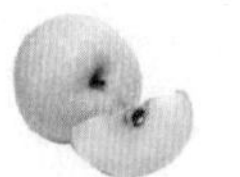
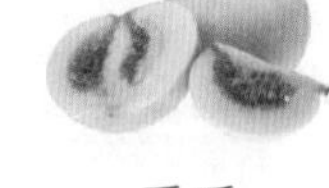
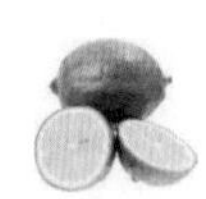

梨子	香瓜	檸檬
1 個	200 克	適量

做法

1 梨子洗淨，去皮及果核，切塊；香瓜洗淨，去皮去籽，切塊；檸檬洗淨，去皮切片。**2** 將梨子、香瓜、檸檬依次放入榨汁機，攪打成汁即可。

養生功效

梨有促進食慾、潤燥消風、解熱的作用。香瓜可鎮咳祛痰、解煩渴、利小便、消暑熱。

奇異果蘋果汁

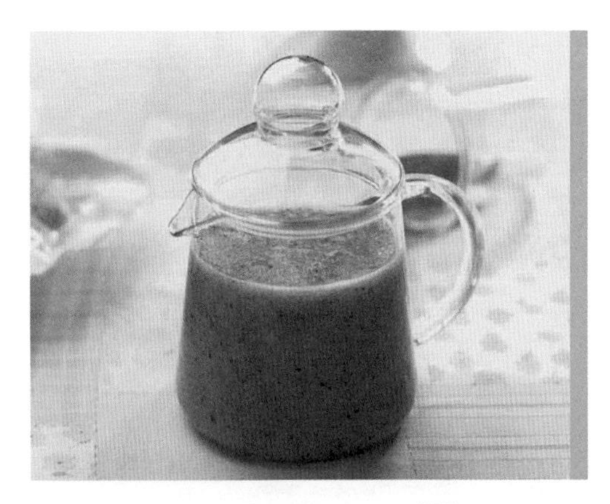

材料

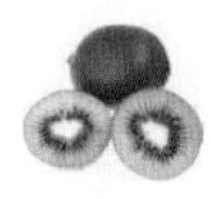

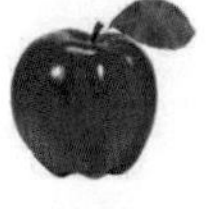

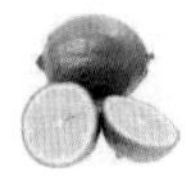

奇異果	蘋果	檸檬
2 個	1/2 個	1/3 個

做法

1 奇異果、蘋果、檸檬洗淨，去皮，蘋果去核，均切塊。2 把奇異果、蘋果、檸檬和水一起放入榨汁機中榨成汁。3 把果汁倒入杯中，冷藏即可。

養生功效

蘋果味甘酸、性平，入脾、胃經，可生津止渴、化痰潤燥，並富含多種營養成分，物美價廉，是大眾常食的水果。

紹菜檸檬葡萄汁

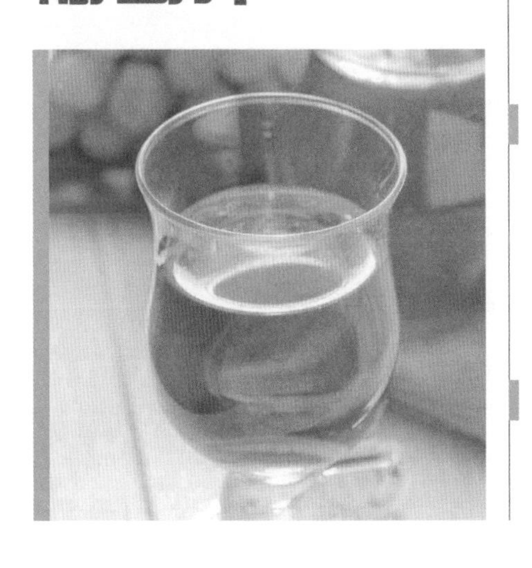

材料

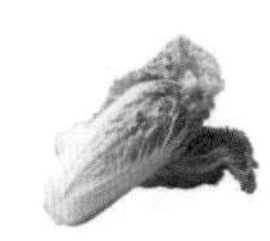

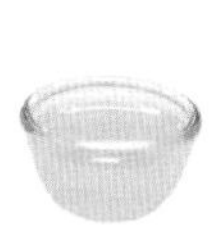

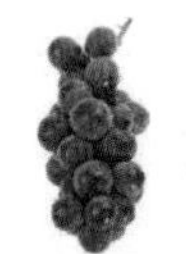

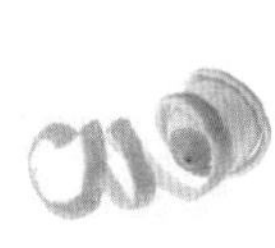

紹菜葉	檸檬汁	檸檬皮	葡萄
50 克	30 毫升	少許	50 克

做法

1 將紹菜葉洗淨；葡萄洗淨，去皮去核。2 將紹菜葉與葡萄和檸檬汁、檸檬皮以及適量冷開水一起放入榨汁機內攪成汁即可。

養生功效

這款果汁有潤肺止咳、預防感冒、抗壞血病的作用，可有效防治咳嗽。

蓮藕柳橙蘋果汁

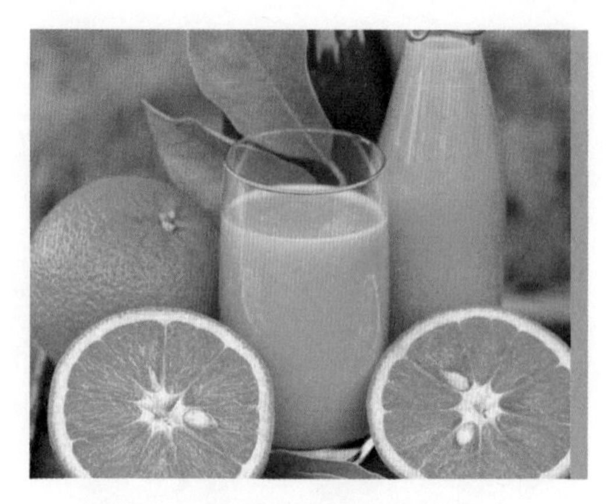

材料

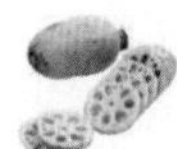 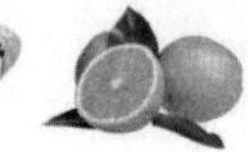 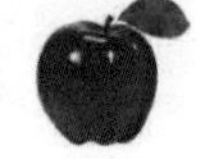 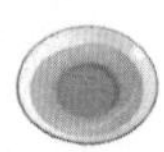

蓮藕	柳橙	蘋果	蜂蜜
1/3 個	1 個	半個	3 克

做法

1 蘋果洗淨，去皮去核切塊；柳橙洗淨，去皮去籽切塊；將蓮藕洗淨，去皮切塊。2 將材料與適量冷開水放入榨汁機中榨成汁，最後加少許蜂蜜即可。

養生功效

蘋果含有多種維他命、膳食纖維、鉀、鈣、磷等營養成分，有調節腸胃、降低膽固醇等功效。蓮藕富含維他命C、膳食纖維等營養成分，有健脾益胃、潤肺止咳的功效。

車厘子番茄汁

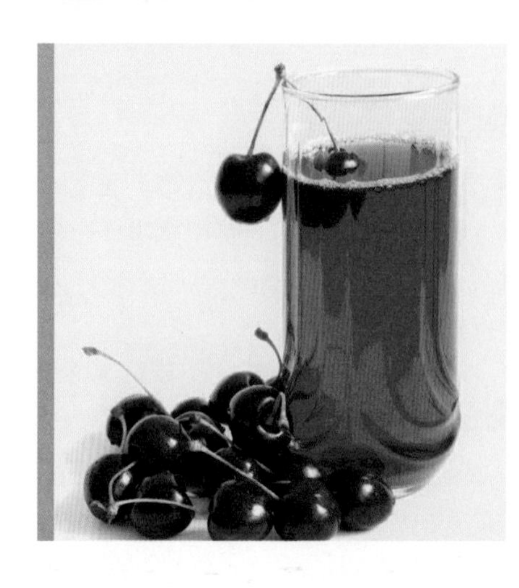

材料

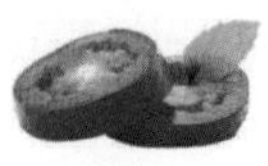 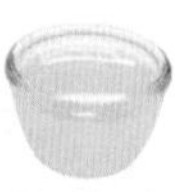 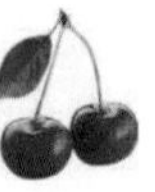

番茄	檸檬汁	車厘子
半個	20 克	300 克

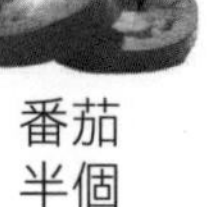

做法

1 將番茄洗淨，切小塊；車厘子洗淨，去蒂。2 將番茄和車厘子放入榨汁機內榨汁，以濾網去殘渣。3 將過濾好的果汁加入適量檸檬汁混合拌勻即可。

養生功效

車厘子含有多種維他命、鈣、銅、鐵、鉀、錳等成分，可調中益氣、健脾和胃。番茄富含維他命C、膳食纖維等成分，有清熱解毒、生津止渴的功效。

便 秘

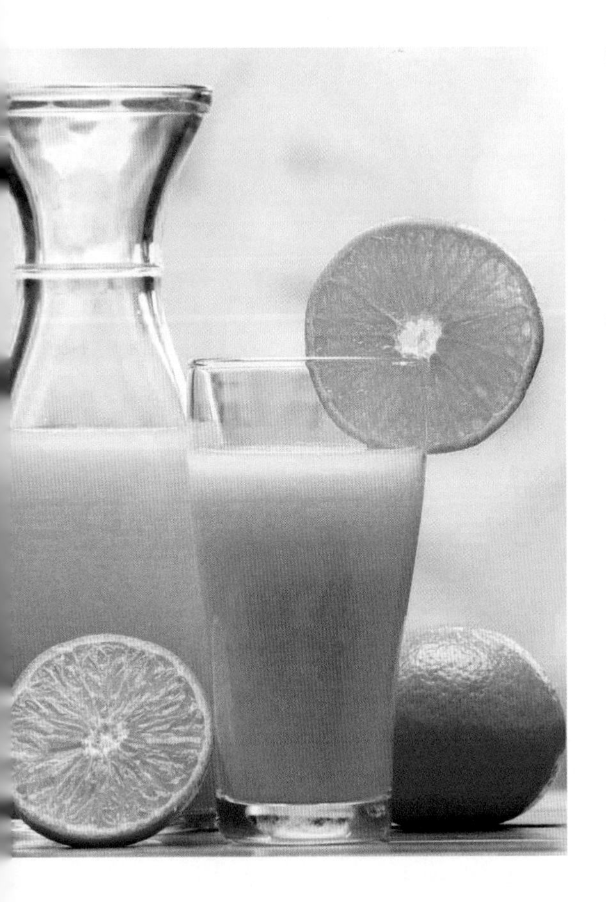

柑橘柳橙蜂蜜汁

材料

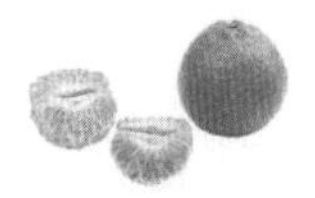

柑橘
60 克

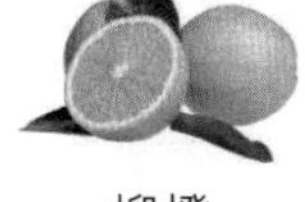

柳橙
1 個

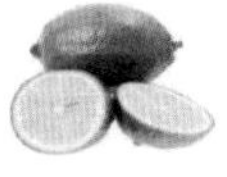

檸檬
1 個

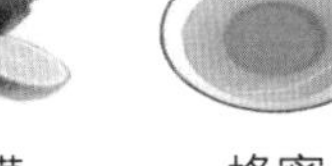

蜂蜜
少許

做法

1 將柑橘、柳橙、檸檬去皮、去籽，取肉，撕成瓣。2 將柑橘、柳橙、檸檬、冷開水、蜂蜜依次倒入榨汁機中，榨汁後倒入杯中飲用即可。

養生功效

常飲用這款果汁，不僅能美容養顏，還能潤腸通便。

貼心提示

選購柑橘時，以果形中等，呈圓形或長圓形；皮稍厚而光滑潤澤，皮與果肉結合較緊，難剝離；果心不實，核與種子均呈白色；果肉汁多，瓤瓣界限不分明，味酸甜可口，耐儲藏者為佳。

菠蘿檸檬蜂蜜汁

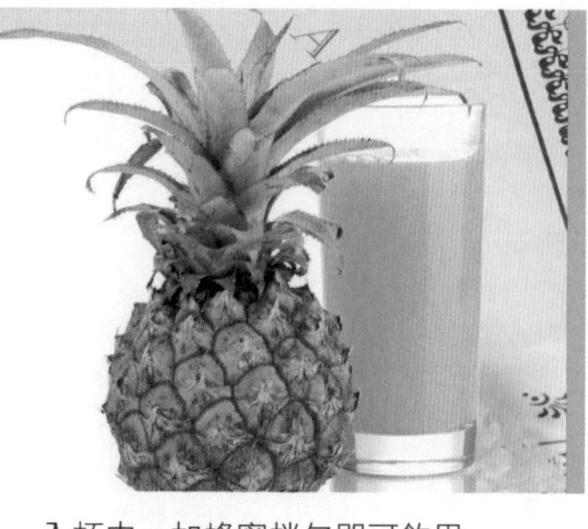

材料

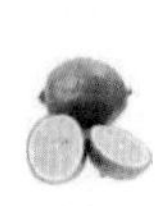
檸檬
半個

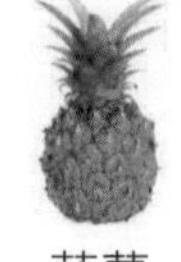
菠蘿
100 克

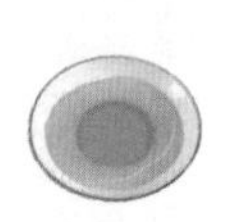
蜂蜜
適量

做法

1 將菠蘿去皮，洗淨，切塊；檸檬洗淨，去皮，切片。2 將菠蘿、檸檬一起放入榨汁機中，加入適量冷開水榨汁，最後倒入杯中，加蜂蜜拌勻即可飲用。

養生功效

菠蘿含有豐富的果糖、葡萄糖、氨基酸、有機酸、膳食纖維、鈣、磷、鐵，胡蘿蔔素及多種維他命等成分，有潤腸通便的功效。蜂蜜有排毒養顏的功效。常飲用這款果汁，可改善便秘。

桃子蘋果汁

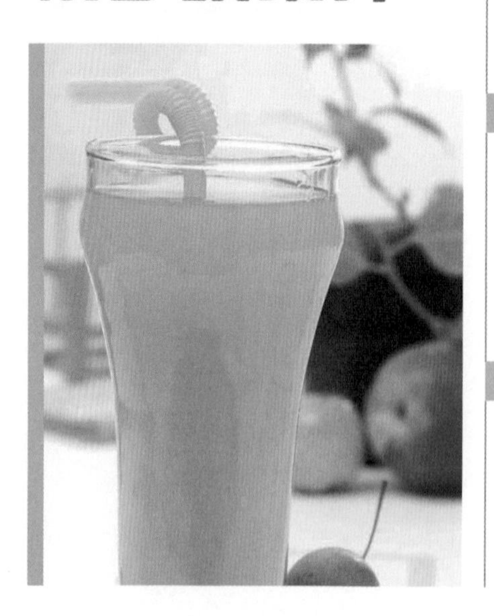

材料

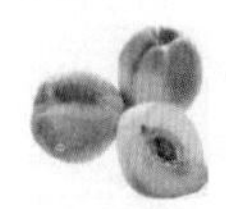
桃子 1 個

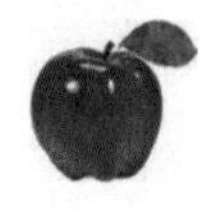
蘋果 1 個

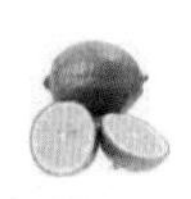
檸檬半個

做法

1 將桃子洗淨，對切為二，去核；蘋果洗淨，去掉果核，切塊；檸檬洗淨，去皮，切片。2 將蘋果、桃子、檸檬放進榨汁機中，榨汁即可。

養生功效

桃子富含維他命、礦物質、膳食纖維，有潤腸通便、活血化瘀、祛痰鎮咳作用，可防治便秘。這款果汁具有緩解便秘的功效。

菠菜橘子蘋果汁

材料

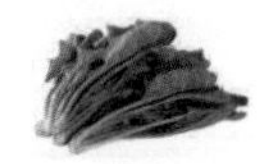
菠菜 200 克

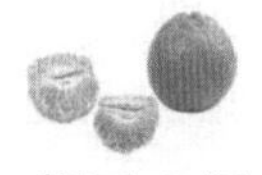
橘子 1 個

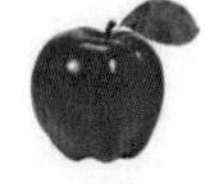
蘋果 20 克

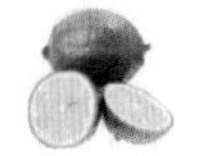
檸檬半個

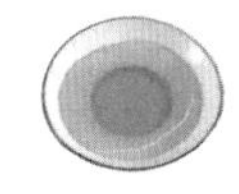
蜂蜜 2 大匙

做法

1 菠菜洗淨，擇去黃葉，切成小段；橘子剝皮，剝成瓣，去核；蘋果帶皮去核，切小塊；檸檬去皮，切片。2 將所有材料放入榨汁機攪 2 分鐘即可。

養生功效

常飲此果汁，能改善便秘症狀。

紅桑子黑莓牛奶汁

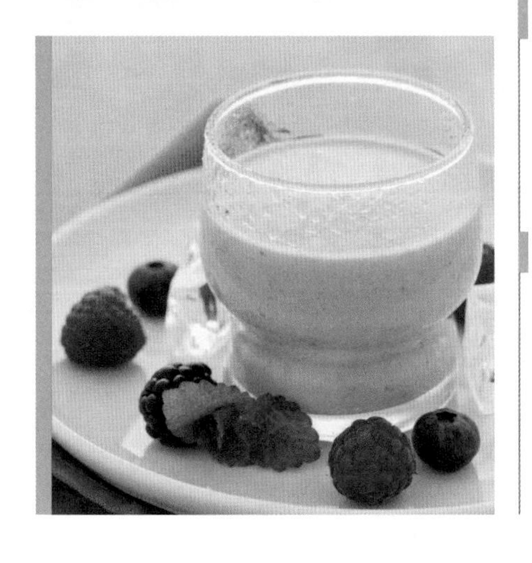

材料

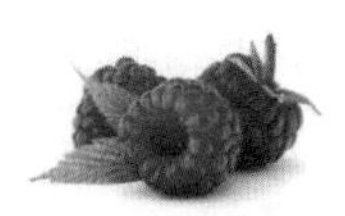
紅桑子適量

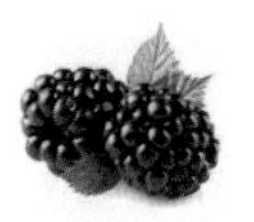
黑莓適量

做法

1 將紅桑子、黑莓分別用清水洗淨，再一起放入榨汁機中榨汁。2 將果汁倒入杯中即可飲用。

養生功效

紅桑子含有機酸、糖類、維他命 C、紅桑子酸，能補益肝腎。黑莓含多種維他命、氨基酸，有通便、延緩衰老、降血壓、降血脂功效。這款果汁可健脾益胃、防治便秘。

香蕉燕麥牛奶

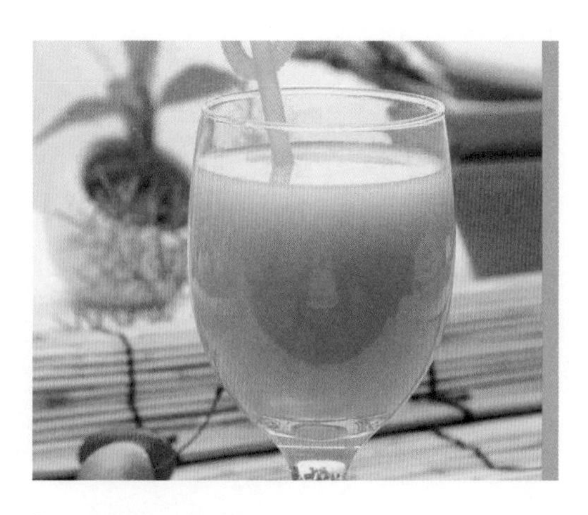

材料

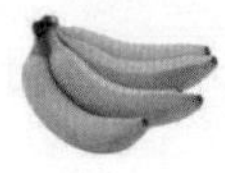
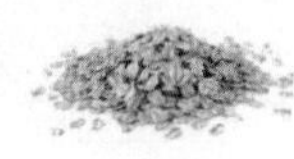
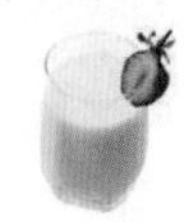

香蕉	燕麥	牛奶
1隻	80克	200毫升

做法

1 將香蕉去皮，取肉，切成小段；燕麥洗淨。2 將所有材料一起放入榨汁機內，攪成汁後倒入杯中飲用即可。

養生功效

燕麥含維他命 B_1、維他命 B_2、膳食纖維、鈣、磷、鐵、銅、鋅、錳等，其豐富的膳食纖維，可促使膽酸排出體外，降低膽固醇，促進脂質代謝，是瘦身節食者的極佳選擇。這款果汁可緩解便秘。

紅蘿蔔檸檬李子汁

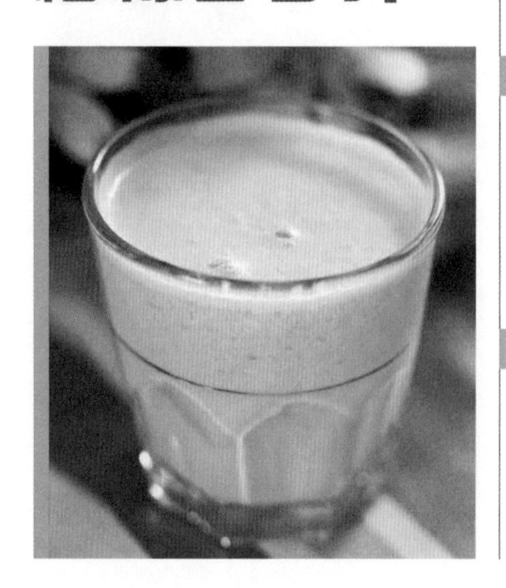

材料

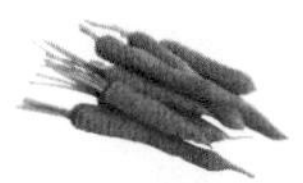
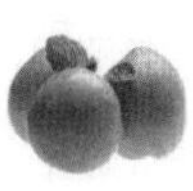
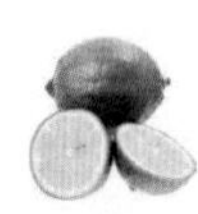
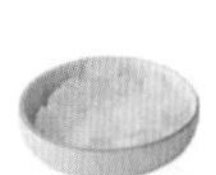

紅蘿蔔	李子	檸檬	冰糖
200克	100克	半個	少許

做法

1 將紅蘿蔔洗乾淨，去掉外皮，切成大小適合的塊；檸檬洗淨，切成小片；李子取果肉。2 將所有的材料倒入榨汁機內攪成汁即可。

養生功效

紅蘿蔔含有膳食纖維，吸水性強，是腸道中的「充盈物質」，可加強腸道蠕動；李子能促進胃酸和胃消化酶的分泌，增加腸胃蠕動，緩解便秘。

高血壓

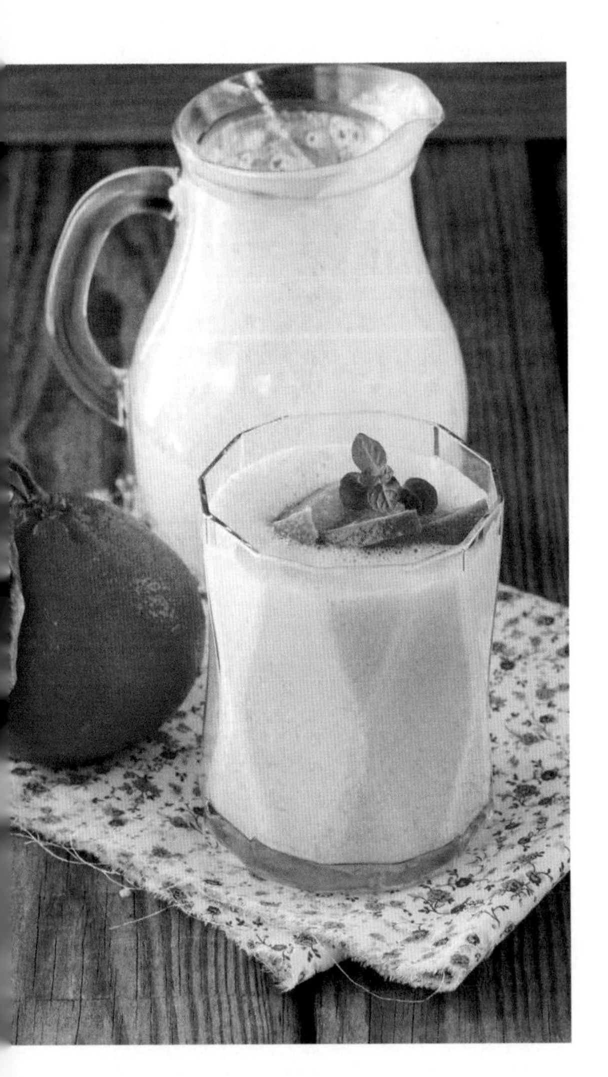

香蕉橘子乳酪

材料

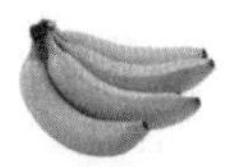

香蕉
2隻

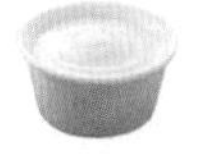

乳酪
200毫升

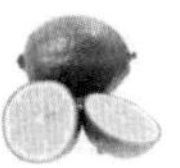

檸檬
半個

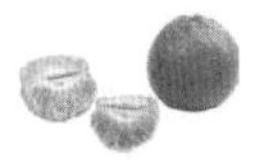

橘子
1個

做法

1 將香蕉去皮，切小段，放入榨汁機中攪碎，盛入杯中備用。

2 檸檬、橘子洗淨，去皮、去籽，切塊，榨成汁，加入乳酪、香蕉汁，攪勻即可。

養生功效

這款蔬果汁有降血壓、預防疾病的功效。

貼心提示

香蕉富含鉀離子，因此具有一定的降壓作用。但患有慢性腎病和水腫的患者則不宜多食。

紅桑子菠蘿桃汁

材料

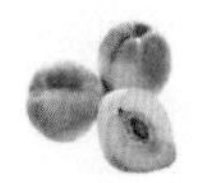
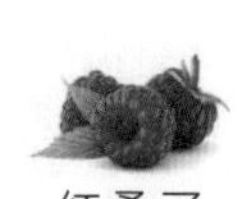
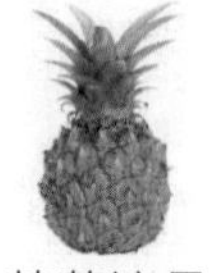

油桃 1 個　紅桑子 10 顆　菠蘿適量

做法

1 將油桃洗淨去核，切成小塊，放入榨汁機中。2 將菠蘿去皮切塊，放入榨汁機中。3 再放入洗淨的紅桑子，榨取汁液，倒入杯中即可飲用。

養生功效

紅桑子含有機酸、糖類、維他命 C，有補肝益腎、明目的功效。菠蘿中所含的糖、酶有一定的利尿作用，對腎臟疾病和高血壓患者十分有利。常飲這款果汁，可降血壓、增強機體免疫力。

紅蘿蔔士多啤梨汁

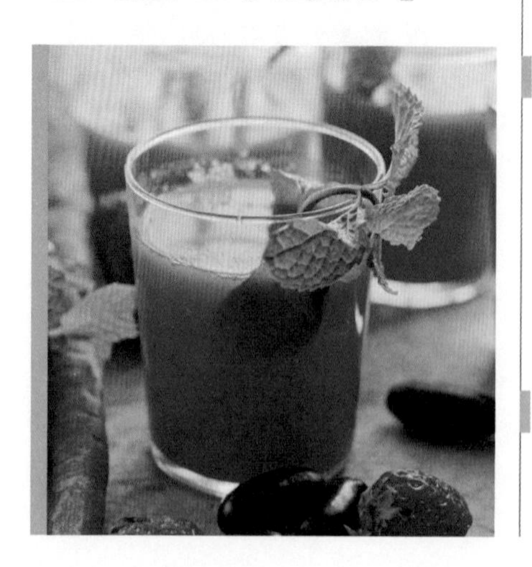

材料

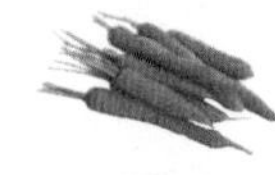
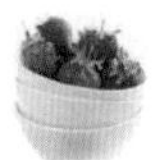
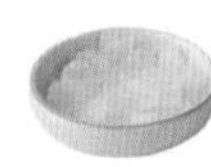
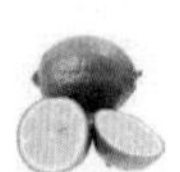

紅蘿蔔 100 克　士多啤梨 80 克　冰糖少許　檸檬 1 個

做法

1 將紅蘿蔔洗淨，去皮切塊；士多啤梨洗淨，去蒂；檸檬洗淨，去皮，切小塊。2 將紅蘿蔔、士多啤梨和檸檬放入榨汁機中榨成汁，倒入杯中，再加入冰糖即可。

養生功效

士多啤梨富含糖類、有機酸、膳食纖維等，能防治動脈硬化、冠心病。

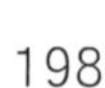

蘋果綠茶乳酪

材料

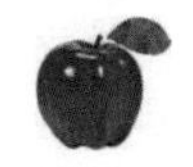
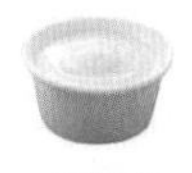
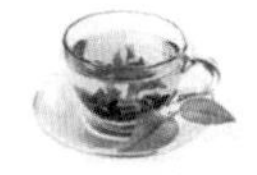

蘋果 1 個　乳酪 200 毫升　綠茶適量

做法

1 將蘋果洗淨，去皮、去核，切小塊，放入榨汁機內攪打成汁。2 將綠茶、乳酪倒入榨汁機中，拌勻即可。

養生功效

蘋果有健脾和胃、消食化積之功效，對消化不良、氣機鬱滯者，有理氣消食作用。食用蘋果還可起到降血脂、促排便的作用，因此蘋果是減肥人士的首選水果。這果汁還有助降低血壓。

雪梨蘋果香蕉汁

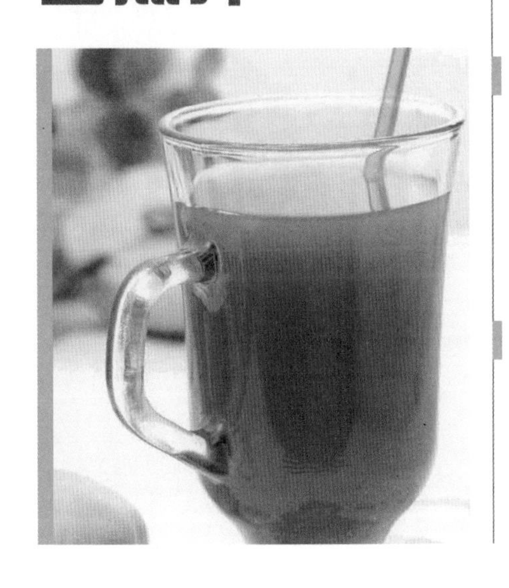

材料

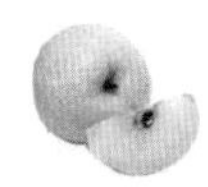
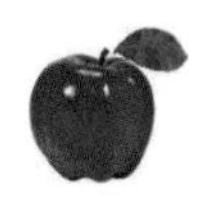
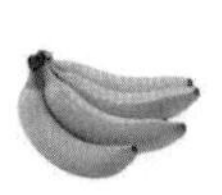
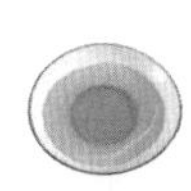

雪梨 1 個　蘋果 1 個　香蕉 1 隻　蜂蜜適量

做法

1 雪梨、蘋果洗淨，去皮、去核，切塊；香蕉剝皮，切塊。2 將雪梨、蘋果、香蕉放進榨汁機中榨汁。3 將果汁倒入杯中，加入蜂蜜攪拌即可。

養生功效

香蕉含有豐富的維他命和礦物質，其含有的鉀元素能防止血壓升高及肌肉痙攣；鎂則具有消除疲勞的作用。這款果汁有預防高血壓的功效。

柳橙蘋果梨汁

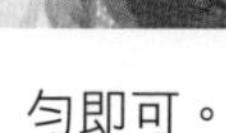

材料

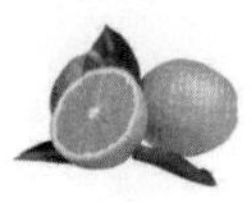

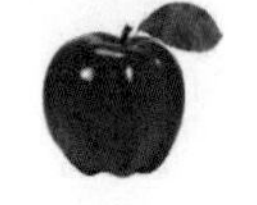

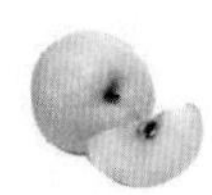

柳橙	蘋果	雪梨
2 個	半個	1/4 個

做法

1 柳橙去皮去籽，切小塊。2 蘋果洗淨、去核，雪梨洗淨、去皮，切小塊。3 把所有材料和涼開水放入榨汁機內攪打均勻即可。

養生功效

柳橙含有豐富的胡蘿蔔素、維他命C、鉀，能降低膽固醇；蘋果含豐富的糖類、維他命、磷、鐵、鉀等，能潤肺除煩、養心益氣。這款果汁可穩定血壓、生津止渴。

火龍果苦瓜汁

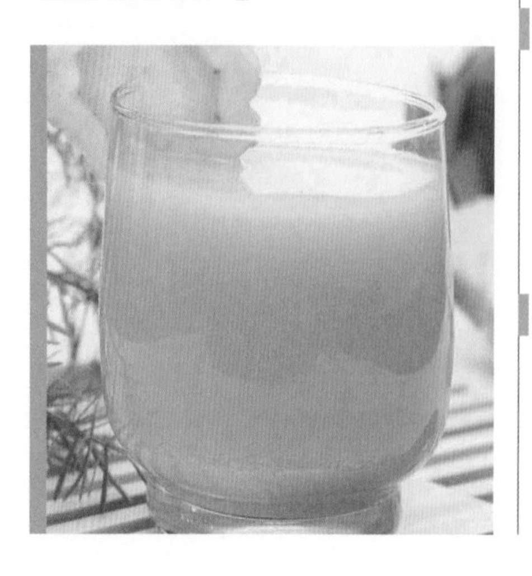

材料

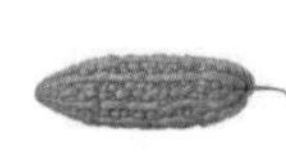

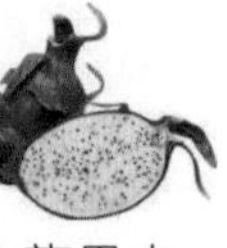

苦瓜 60 克	火龍果肉 150 克	蜂蜜 1 湯匙

做法

1 將火龍果肉切成小塊；將苦瓜洗淨，去瓤，切成長條。2 將火龍果、苦瓜倒入榨汁機內，攪打 1 分鐘，加入蜂蜜、礦泉水適量即可。

養生功效

火龍果具有預防便秘、降血壓的功效。苦瓜含有類似胰島素的物質，有明顯的降血糖作用。這款果汁尤其適合「三高」患者飲用。

高血脂

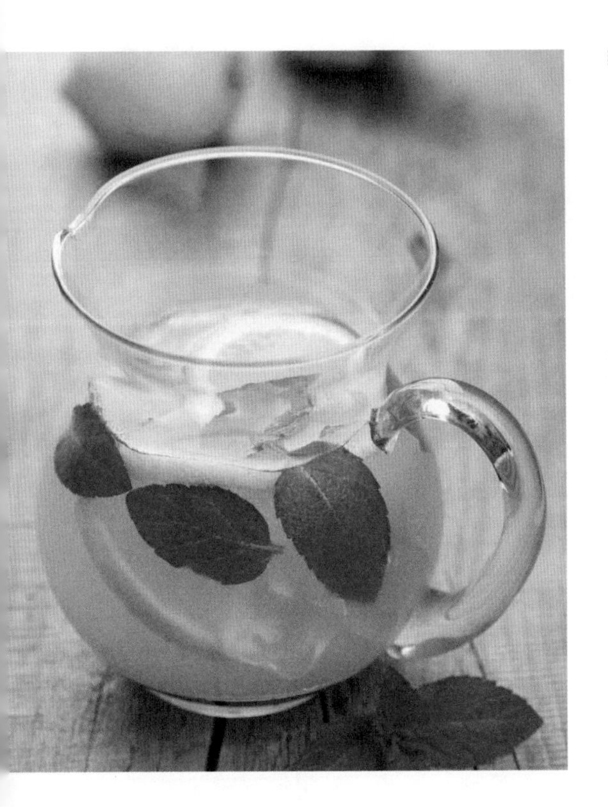

蓮藕檸檬蘋果汁

材料

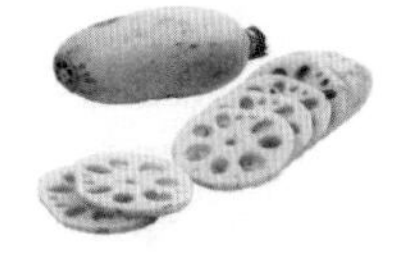

蓮藕 150 克

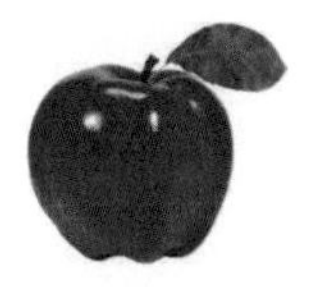

蘋果 1 個

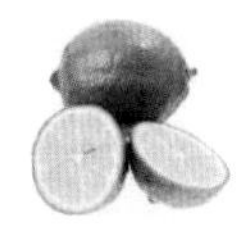

檸檬半個

做法

1 將蓮藕洗乾淨去皮，切成小塊；將蘋果洗乾淨，去掉外皮、去核，切成小塊；將檸檬洗淨去皮，切成小片。2 將準備好的材料放入榨汁機榨汁即可。

養生功效

這款果汁可以降血脂、化濕濁。

貼心提示

選購蓮藕時，要挑選藕身肥大、無傷、不變色、無鏽斑、不斷節、有清新香氣的。藕塊表面多附有泥沙，具粗糙感，如果藕孔內有泥，可以縱向切開清洗，或者是將藕切成兩三節放進水裏，用筷子裹上紗布，然後捅入藕孔，最後再用水沖洗。

青瓜蔬菜蜂蜜汁

材料

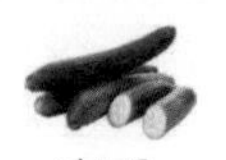

青瓜 1條

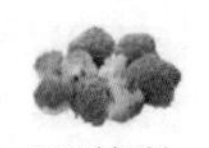

生菜 200克

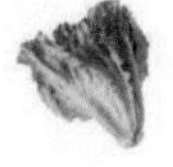

西蘭花 60克

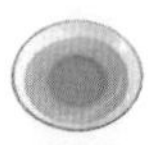

蜂蜜 適量

做法

1 將生菜、西蘭花分別用清水洗淨；青瓜洗淨後切塊。2 將所有原材料一起放入榨汁機中，榨出汁後倒入杯中飲用即可。

養生功效

青瓜含有大量膳食纖維，可促進腸蠕動，能促進腸道排出食物渣滓，減少膽固醇的吸收。生菜因其莖葉中含有萵苣素，有降低膽固醇的功效。這款蔬果汁能有效預防高血脂。

紅蘿蔔柑橘汁

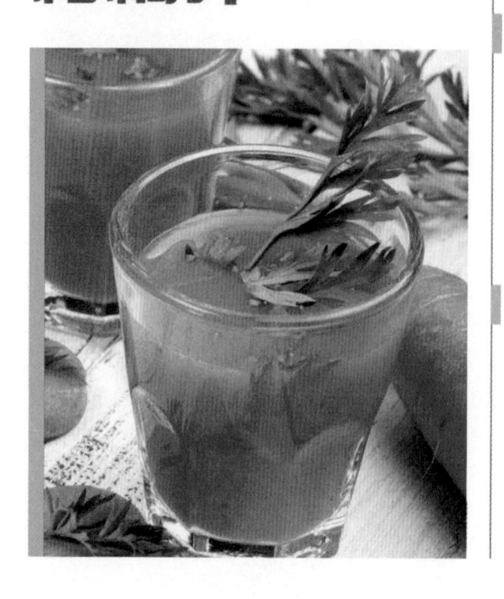

材料

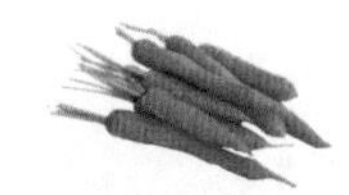

紅蘿蔔 200克

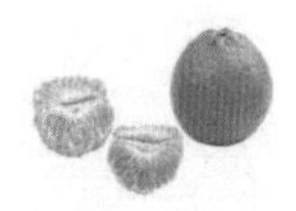

柑橘 3個

做法

1 紅蘿蔔洗淨去皮，切成大塊；柑橘洗淨，去皮，去籽。2 將紅蘿蔔和柑橘放入榨汁機中榨汁，最後倒入杯中即可。

養生功效

紅蘿蔔含有豐富的抗氧化物質，能有效降低血脂。柑橘中所含磷醯化橙皮苷能降低血清膽固醇，預防動脈粥樣硬化的發生。這款果汁能有效預防高血脂。

蘋果哈密瓜鮮奶汁

材料

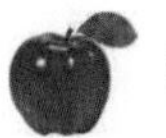
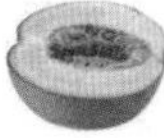
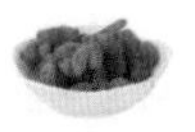
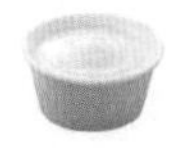

蘋果	哈密瓜	葡萄乾	鮮奶
1 個	30 克	30 克	200 毫升

做法

1 將蘋果洗淨，去皮去核切小塊；哈密瓜去皮去籽，切塊；葡萄乾洗淨。**2** 將材料放入榨汁機，攪打後倒入杯中飲用即可。

養生功效

蘋果含有豐富的膳食纖維，不僅能降低膽固醇濃度，還能促進脂質代謝，從而降低血脂。牛奶中的成分能有效抑制人體內膽固醇合成酶的活性，從而降低膽固醇濃度。

士多啤梨檸檬乳酪汁

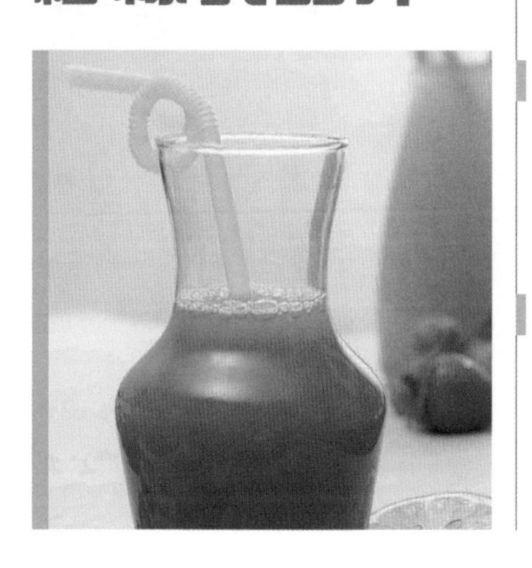

材料

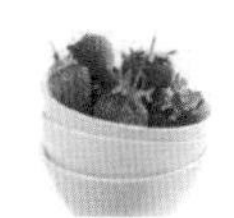
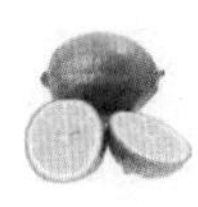
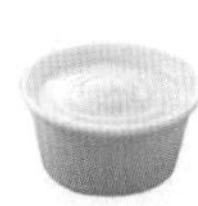

士多啤梨	檸檬	乳酪
4 個	半個	200 毫升

做法

1 將士多啤梨洗淨，去蒂；檸檬洗淨去皮，切片。**2** 將士多啤梨、檸檬、乳酪一起放入榨汁機內攪打均勻即可。

養生功效

士多啤梨富含維他命 C，不僅可預防壞血病，還對動脈硬化、冠心病、腦中風、高血壓、高血脂等有積極的預防作用。這款果汁可降血脂。

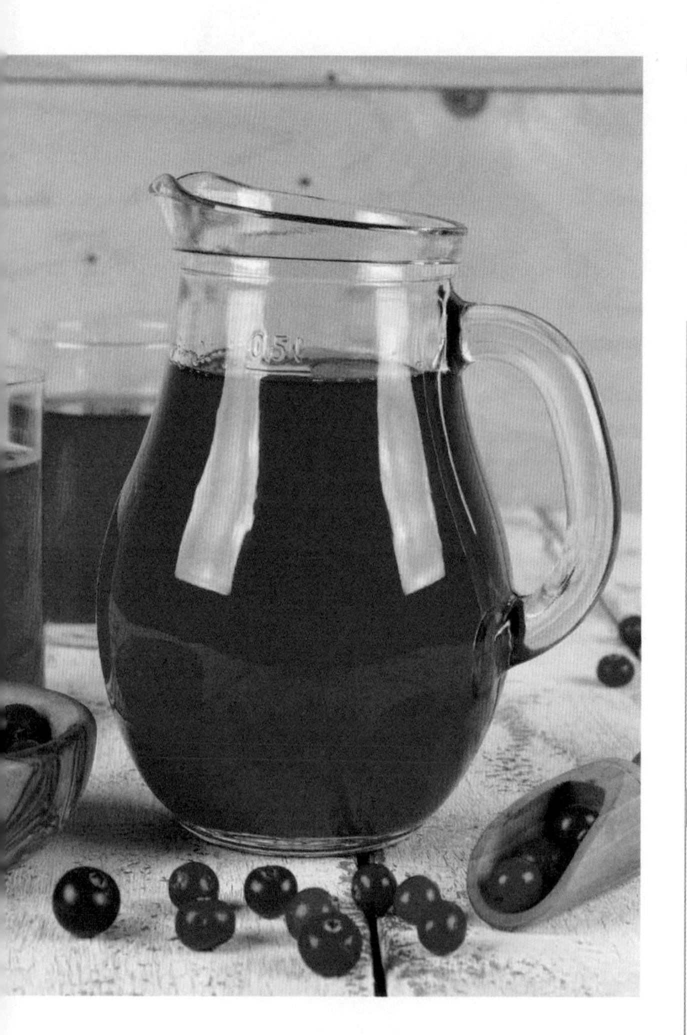

車厘子牛奶汁

材料

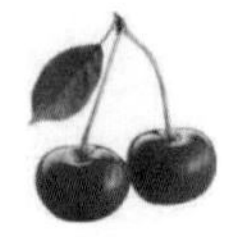

車厘子
10 顆

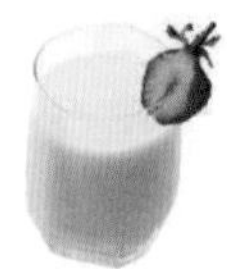

低脂牛奶
10 毫升

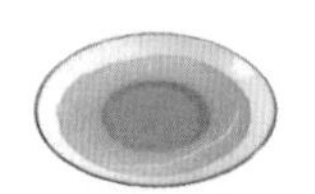

蜂蜜少許

做法

1 將車厘子洗淨，去蒂，去核，備用。2 將車厘子放入榨汁機中，再將低脂牛奶、蜂蜜倒入榨汁機中一起榨汁，倒入杯中即可飲用。

養生功效

車厘子含鐵量特別高，可補充體內鐵元素，能促進血紅蛋白合成。牛奶有助於增強體質。常飲用這款果汁，能預防糖尿病。

貼心提示

挑選車厘子時，要選大顆、顏色深、有光澤、飽滿、外表乾燥、梗部保持青綠的，避免選購碰傷、裂開和萎縮的車厘子。

柳橙青葡萄蜜汁

材料

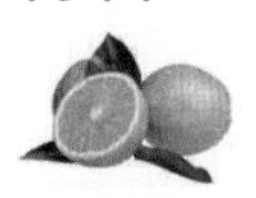
柳橙 2 個

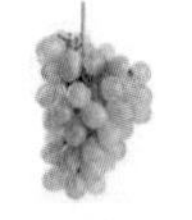
青葡萄 100 克

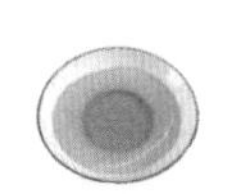
蜂蜜 5 克

做法

1 將柳橙去皮、去籽，切成小塊；青葡萄洗淨，去皮。2 將處理好的材料放入榨汁機中，榨取汁液，調入蜂蜜拌勻即可。

養生功效

柳橙含有豐富的膳食纖維、維他命 A、維他命 B 雜、維他命 C、磷、蘋果酸等營養成分，有助於降低膽固醇。這款果汁有提神健腦、降低膽固醇、預防糖尿病的功效。

梨柚檸檬汁

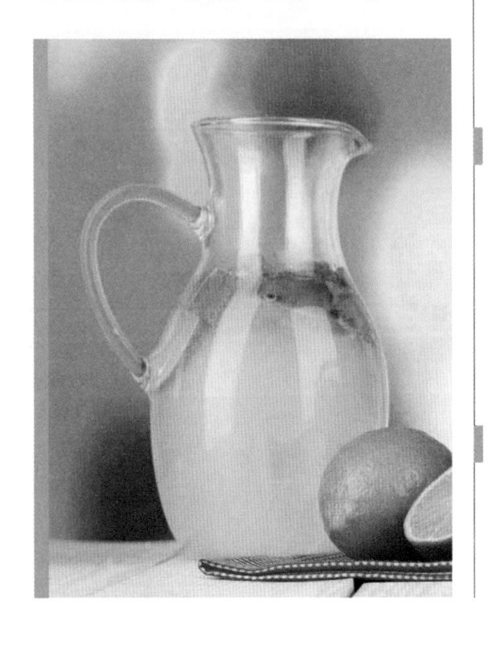

材料

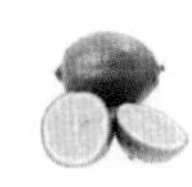
檸檬 1 個

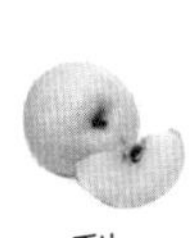
梨 1 個

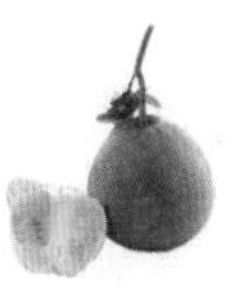
柚子 半個

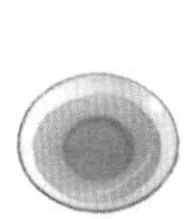
蜂蜜 1 大匙

做法

1 將梨洗淨，去皮去核，切成塊；檸檬洗淨，去皮切片；柚子去皮去籽，切成塊。2 將梨、檸檬、柚子放入榨汁機內，榨出汁液。3 最後在果汁中加 1 大匙蜂蜜，攪勻即可。

養生功效

柚子富含鉻，鉻可增加胰島素敏感性。梨子有消渴、潤肺的功效。長期飲用這款果汁，有降低血糖的功效。

桃子蜜瓜汁

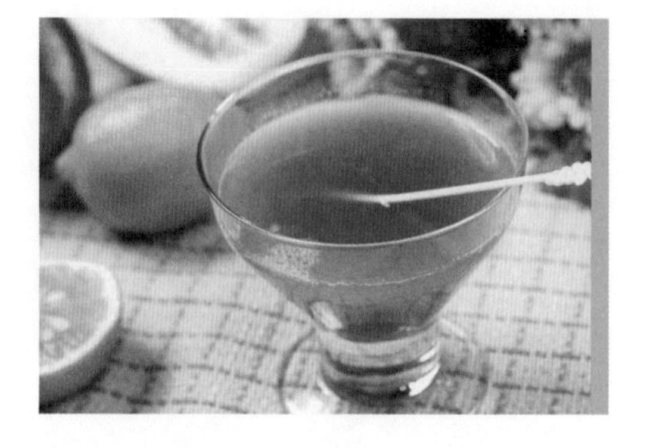

材料

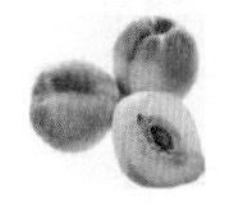
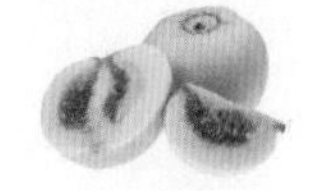
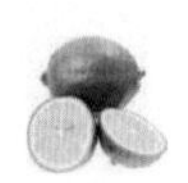

桃子 1 個　蜜瓜 200 克　檸檬 1 個

做法

1 桃子洗淨，去皮去核，切塊；蜜瓜洗淨，去皮去籽，切塊；檸檬洗淨，去皮切片。2 將桃子、蜜瓜、檸檬榨汁。將果汁倒入杯中，加冰塊即可。

養生功效

桃子為升糖指數較低的水果，適宜糖尿病患者食用，還可健脾生津。蜜瓜含大量碳水化合物及枸櫞酸、胡蘿蔔素、維他命 B 雜、維他命 C 等，能消暑清熱、生津解渴。這款果汁適宜糖尿病患者飲用。

青瓜蘋果檸檬汁

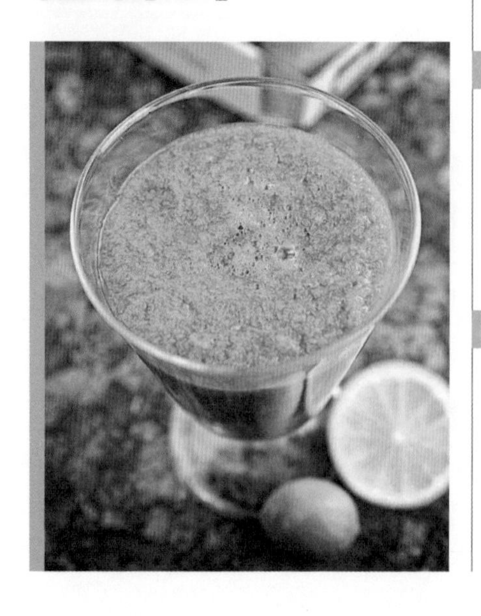

材料

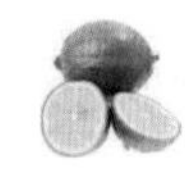
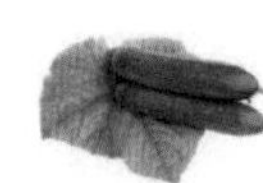
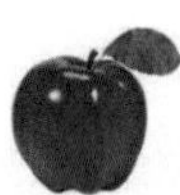
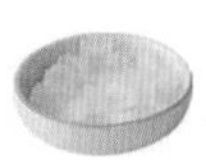

檸檬半個　青瓜 250 克　蘋果 200 克　冰糖少許

做法

1 青瓜洗淨，切塊；蘋果洗淨，去皮、核，切塊；檸檬洗淨去皮，取半，切成片。2 將青瓜、蘋果、檸檬放入榨汁機榨汁。3 最後加入冰糖拌勻即可。

養生功效

青瓜中所含的葡萄糖苷、果糖等有降血糖的功效。青瓜、蘋果清潤甘涼，清熱生津，可有效緩解糖尿病患者陰虛燥熱、口乾渴症狀。青瓜還可作為糖尿病患者加餐的首選。

蘋果汁

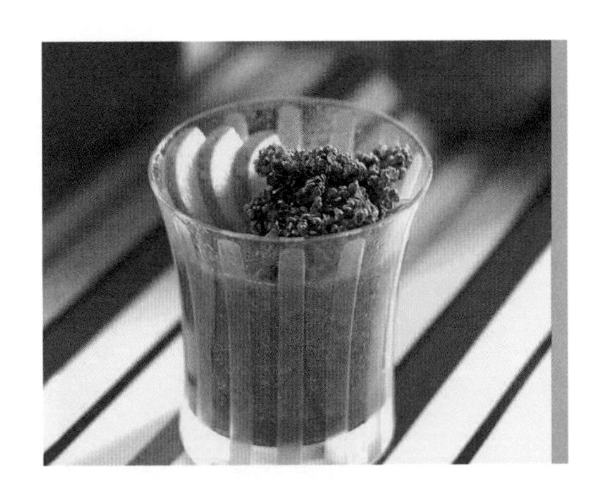

材料

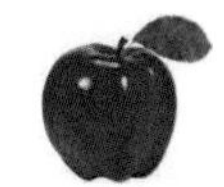

蘋果（富士）
2個

做法

1 蘋果用清水洗淨，去核，切成小塊。2 在果汁機內放入蘋果和水，攪打均勻。3 把果汁倒入杯中，用蘋果和綠色小花裝飾即可。

養生功效

蘋果含葡萄糖、有機酸、膳食纖維、鉀、鈣、磷、鋅、鐵及多種維他命等，具有補血、美白養顏、保護心臟、預防便秘、清潔口腔的功效。常飲這款果汁，可保護心臟、防治糖尿病。

青蘋果菠菜汁

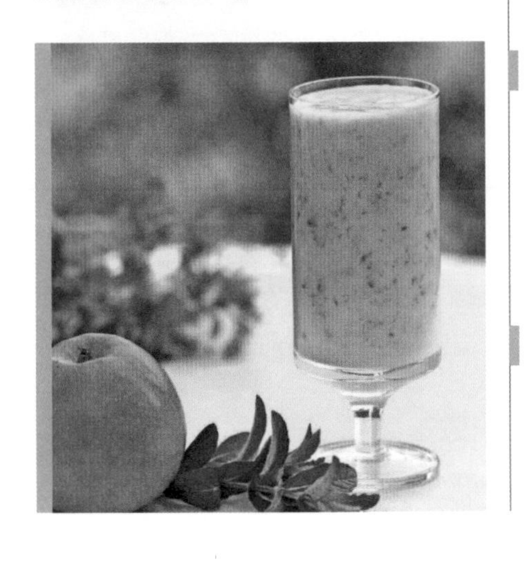

材料

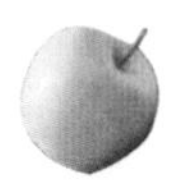

青蘋果
2個

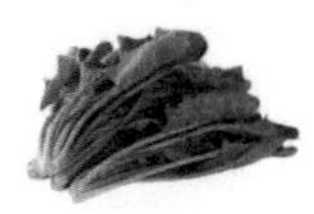

菠菜
適量

做法

1 將青蘋果洗淨，去核，切成均勻小塊，放入榨汁機中。2 將菠菜洗淨，切碎，放入榨汁機中。3 榨取汁液，倒入杯中飲用。

養生功效

青蘋果能潤肺除煩、健脾益胃、養心益氣。菠菜能促進人體新陳代謝、下氣調中。這款果汁具有一定的降糖作用。

口腔潰瘍

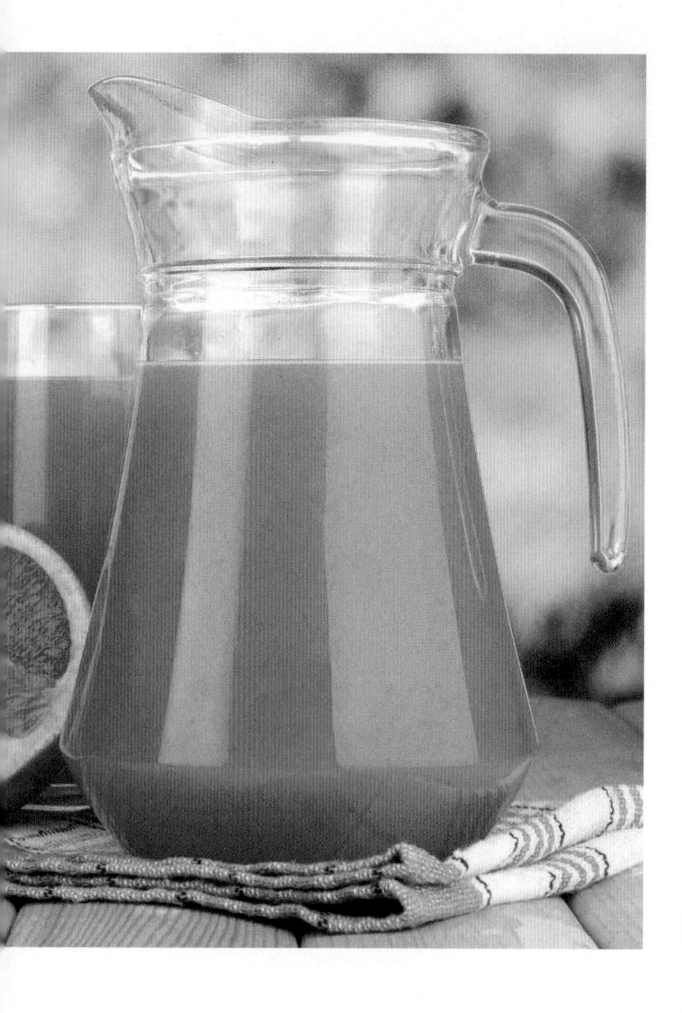

西瓜西柚汁

材料

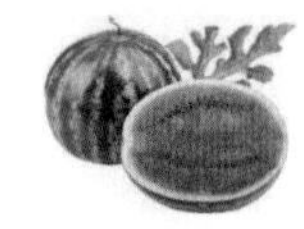

西瓜
150 克

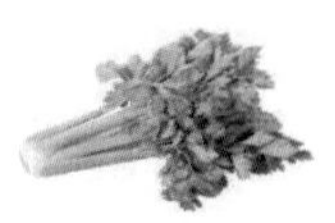

芹菜
適量

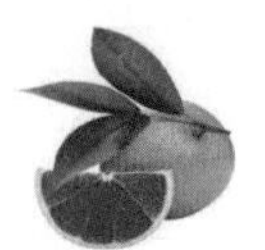

西柚
1 個

做法

1 將西瓜洗淨，去皮，去籽，切塊；西柚去皮，切小塊；芹菜去葉，洗淨後切塊。2 將所有材料放入榨汁機內攪打成汁，濾出果肉即可。

養生功效

西瓜和西柚都富含維他命，能改善口腔潰瘍症狀。常飲用這款果汁，可有效預防口腔潰瘍的發生。

貼心提示

選購西瓜時，以瓜皮光滑鮮亮，墨綠色的紋形清晰，瓜底呈橘黃色，用手指彈打西瓜，發出「嘭嘭」響聲；撫摸西瓜，手感硬而光滑者為佳。

芹菜紅蘿蔔柳橙汁

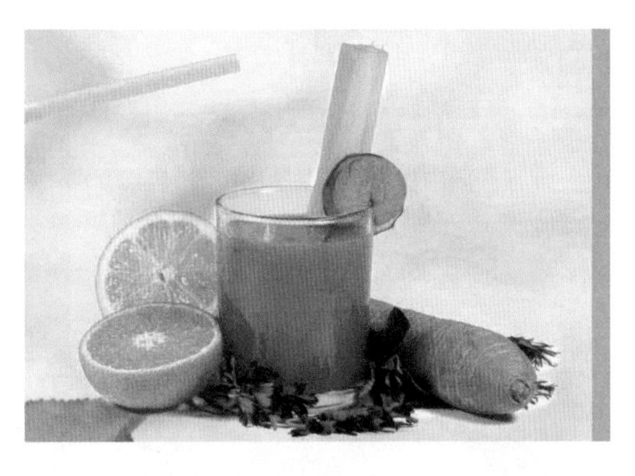

材料

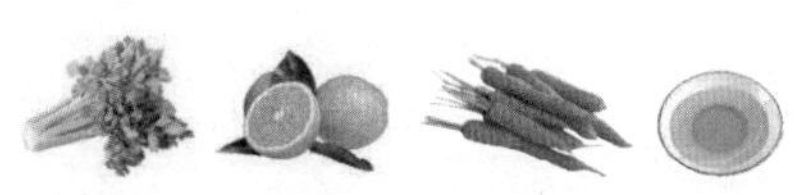

芹菜	柳橙	紅蘿蔔	蜂蜜
30 克	50 克	90 克	少許

做法

1 將芹菜洗淨，切成段。2 將柳橙洗淨，去皮去籽，切成塊；紅蘿蔔洗淨，切成塊。3 將所有的材料倒入榨汁機內，攪打成汁即可。

養生功效

芹菜含有豐富的維他命、膳食纖維等營養成分，能加快潰瘍面的癒合速度。常飲用這款蔬果汁，能清熱降火、排毒通便，預防潰瘍。

紅蘿蔔雪梨汁

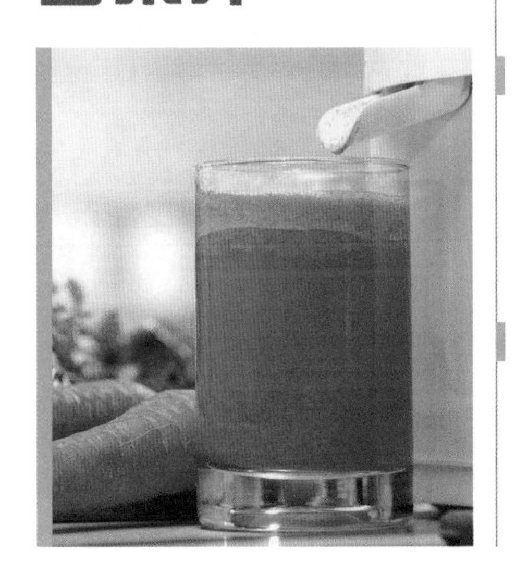

材料

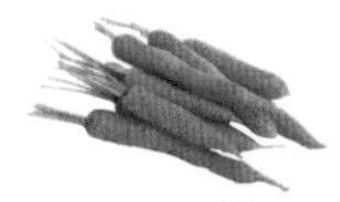
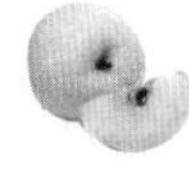
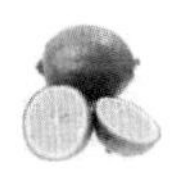

紅蘿蔔	雪梨	檸檬
100 克	1 個	適量

做法

1 紅蘿蔔洗淨，切塊；雪梨洗淨，去皮及果核，切塊；檸檬洗淨，去皮切片。2 將紅蘿蔔、雪梨、檸檬放入榨汁機榨汁即可。

養生功效

雪梨富含維他命 B 雜，可以加快潰瘍面的癒合速度。紅蘿蔔富含胡蘿蔔素，抗氧化，增強機體抵抗力，從根源上預防口腔潰瘍的發生。

苦瓜芹菜青瓜汁

材料

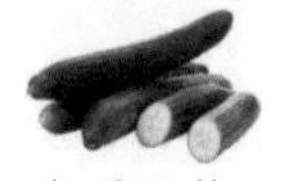
青瓜 1 條

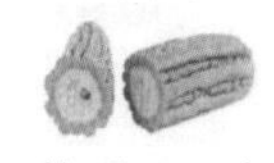
苦瓜 50 克

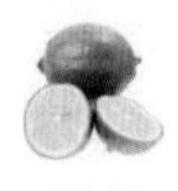
檸檬半個

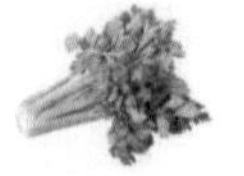
芹菜 50 克

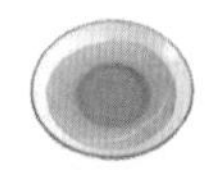
蜂蜜適量

做法

1 苦瓜洗淨，去瓤，切小塊備用；檸檬洗淨，去皮，切小塊；芹菜擇好洗淨，切小段；青瓜洗淨，去皮，切片。2 將準備好的食材放入榨汁機，加水攪打成汁。3 加蜂蜜調勻，倒入杯中。

養生功效

這款果汁可防治口腔潰瘍。

金針菜菠菜蜂蜜汁

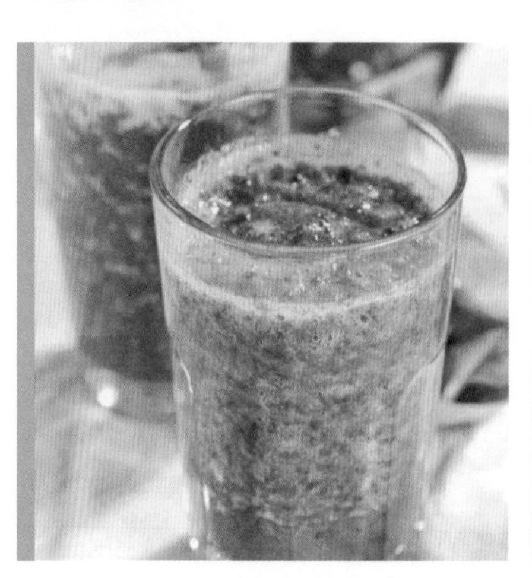

材料

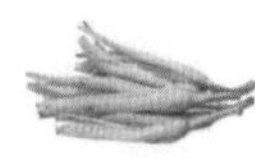
金針菜 60 克

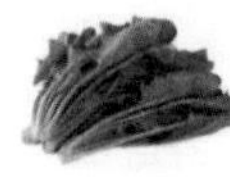
菠菜 60 克

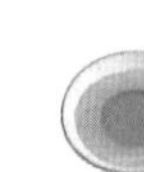
蜂蜜 30 毫升

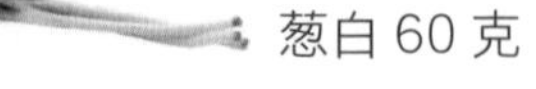
葱白 60 克

做法

1 金針菜、菠菜、葱白均洗淨，切小段。2 將金針菜、菠菜、葱白放入榨汁機中榨汁，最後加適量蜂蜜攪拌即可。

養生功效

金針菜所含的胡蘿蔔素，在人體內轉變成維他命 A，能維護正常視力和上皮細胞的健康。常飲用這款果汁可防治口腔潰瘍。

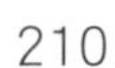

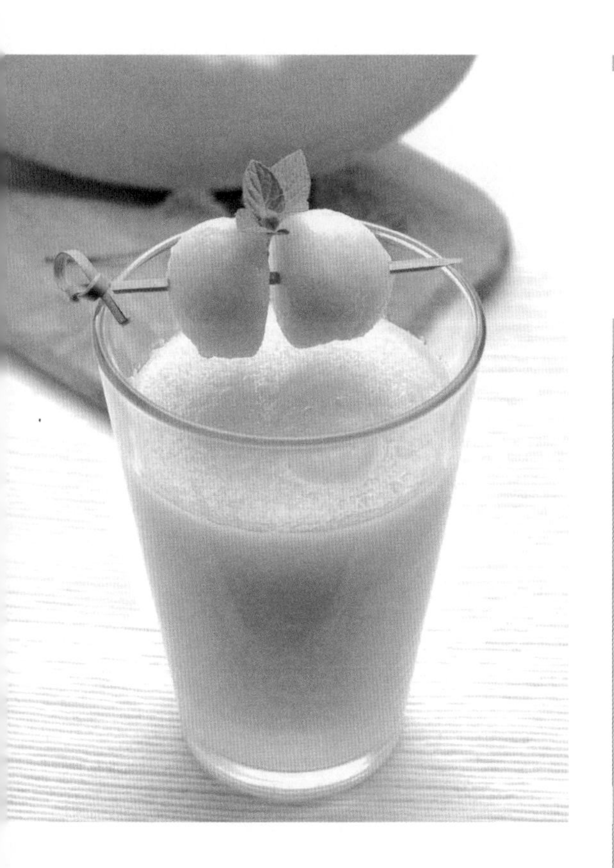

山藥橘子哈密瓜汁

材料

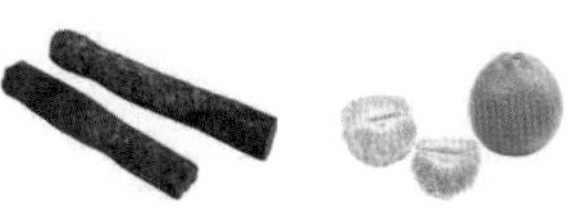

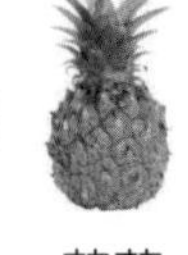

山藥　橘子　菠蘿

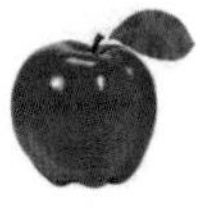

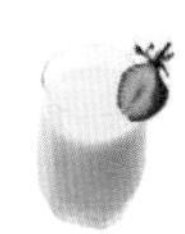

蘋果　哈蜜瓜　牛奶 200 毫升

做法

1 將山藥、菠蘿去皮，橘子、哈密瓜去皮去籽，蘋果去核，洗淨後切小塊。**2** 將所有材料放入榨汁機攪成汁，濾出果肉即可。

養生功效

這款蔬果汁能健脾養胃，預防心腦血管疾病。

貼心提示

山藥切片後需立即浸泡在鹽水中，以防止氧化發黑。新鮮山藥切開時會有黏液，極易滑刀傷手，可以先用清水加少許醋洗，這樣可減少黏液。山藥黏液中的植物鹹成分易造成皮膚痕癢難忍，如不慎黏到手上，可以先用清水加少許醋清洗。

香蕉油菜花生汁

材料

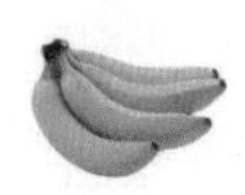
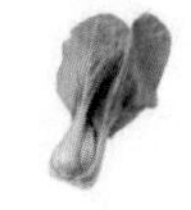
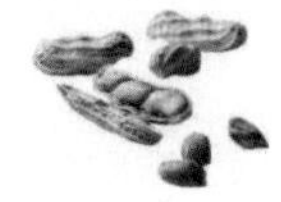

香蕉半條　油菜 1 棵　花生適量

做法

1 將香蕉去皮，切成小塊；油菜洗淨，切成小段；花生去掉外皮，備用。**2** 將全部材料放入榨汁機榨汁即可。

養生功效

香蕉越成熟，表皮上黑斑越多，免疫活性也就越高，多吃香蕉可增強人體免疫力。檸檬富含維他命 C、糖類等營養物質，能清熱化痰、抗菌消炎，預防疾病。經常飲用這款果汁，能增強人體免疫力，預防疾病。

紅蘿蔔西瓜檸檬汁

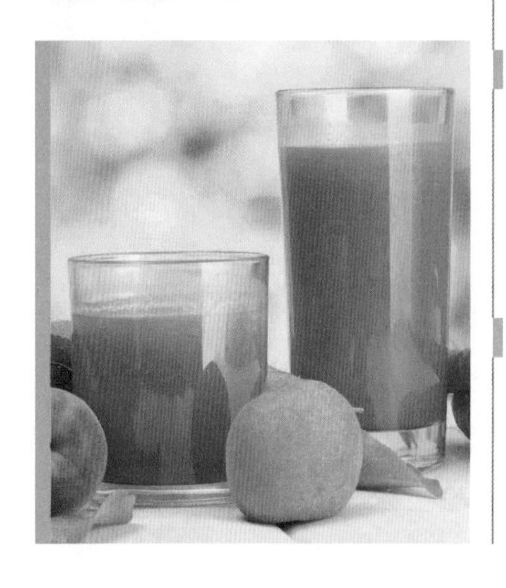

材料

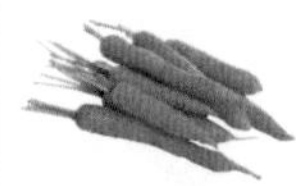
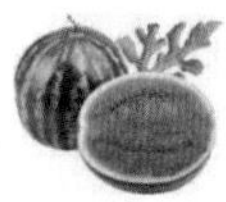
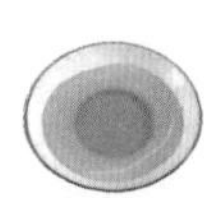
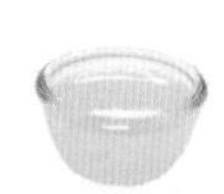

紅蘿蔔	西瓜	蜂蜜	檸檬汁
200 克	150 克	適量	適量

做法

1 將西瓜去皮、去籽，切塊；將紅蘿蔔洗淨，去皮切塊。**2** 將西瓜和紅蘿蔔一起放入榨汁機中榨成汁。**3** 加入蜂蜜與檸檬汁，拌勻即可。

養生功效

紅蘿蔔含有多種維他命及鈣、磷、鎂等礦物質，是適宜老年人食用的養生蔬菜。西瓜含有多種維他命，能夠抗氧化，增強機體免疫力，防止細胞損傷。

青瓜檸檬蜜汁

材料

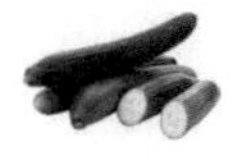	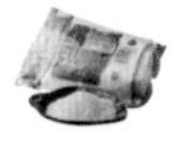	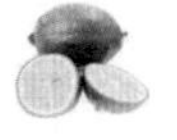	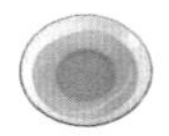
青瓜 300 克	白糖 少許	檸檬 50 克	蜂蜜 適量

做法

1 青瓜洗淨，切塊，稍焯水備用；檸檬洗淨，去皮切片。2 將黃瓜與檸檬一起放入榨汁機加少許水榨成汁。3 取汁，加白糖，加入蜂蜜拌勻即可。

養生功效

青瓜含有多種維他命及鈣、磷、鎂等礦物質，檸檬富含維他命 C 及有機酸，可增強機體免疫力、促進食慾。老年人常飲用這款蔬果汁，可以穩定血壓，延年益壽。

蘋果菠菜檸檬汁

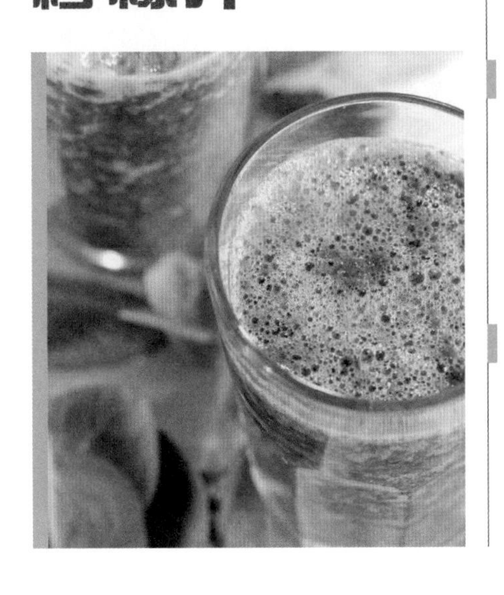

材料

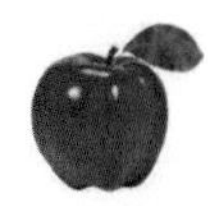	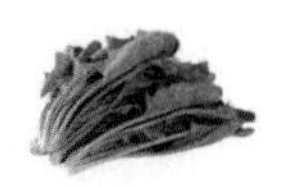	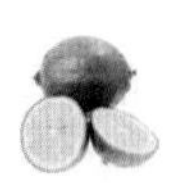	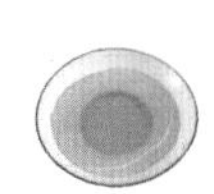
蘋果 1 個	菠菜 150 克	檸檬 1 個	蜂蜜 適量

做法

1 蘋果洗淨，去核，切塊；檸檬洗淨，去皮切塊；菠菜洗淨備用。2 將檸檬、蘋果、菠菜一起榨成汁。3 加入少許蜂蜜即可。

養生功效

蘋果、檸檬味甘酸，可健脾胃、生津液，可增強老年人食慾，促進營養吸收。菠菜養肝明目，富含鐵，可緩解老年人視弱不清的症狀。

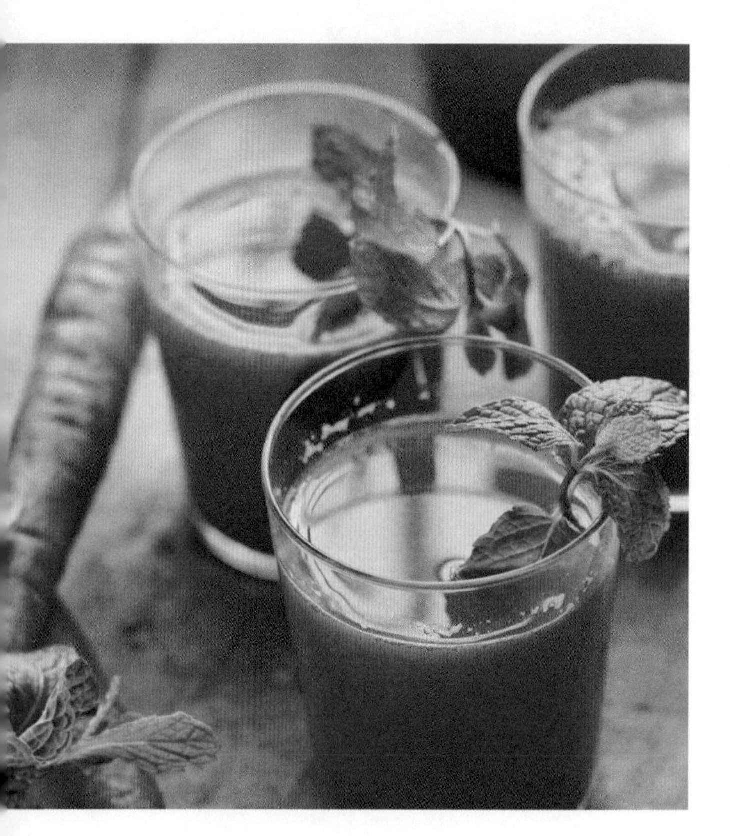

蘋果紅蘿蔔蜂蜜飲

材料

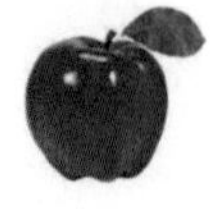

蘋果 1 個

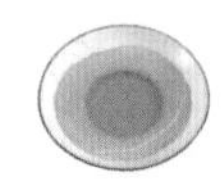

蜂蜜適量

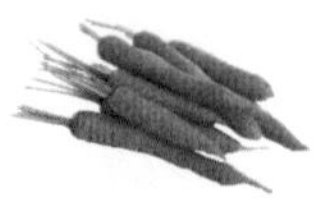

紅蘿蔔 50 克

做法

1 將蘋果、紅蘿蔔分別洗淨，去掉外皮，蘋果去核，均切成小塊。2 將上述材料放入榨汁機中，再加入 200 毫升涼開水、蜂蜜適量，打碎攪勻即可。

養生功效

這款蔬果汁有健腦、明目的功效。

貼心提示

選購蘋果時，應挑選大小適中、果皮光潔、顏色豔麗、軟硬適中、果皮無蟲眼和損傷、肉質細密、酸甜適度、氣味芳香者。用手握試蘋果的硬軟情況，太硬者未熟，太軟者過熟，以軟硬適度為佳，用手衡量，如果重量輕則肉質鬆綿，一般認為質量不佳。

士多啤梨菠蘿西柚汁

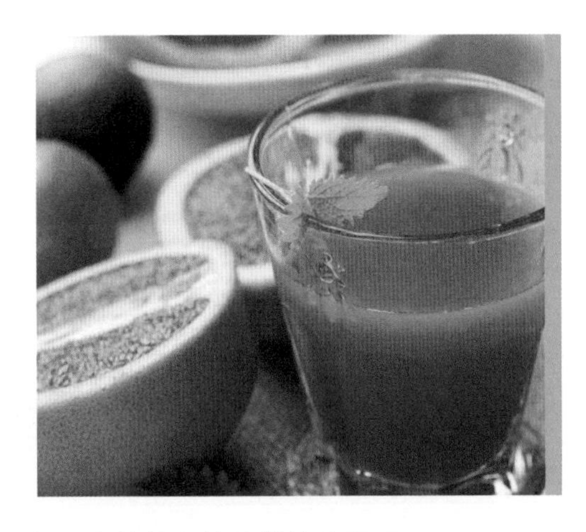

材料

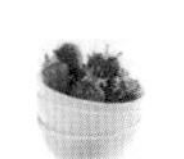
士多啤梨 5顆

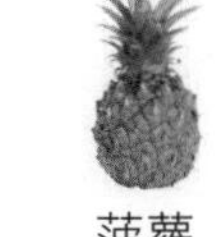
菠蘿 100克

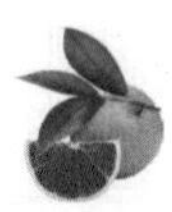
西柚 半個

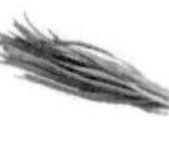
韭菜50克

做法

1 士多啤梨洗淨，去蒂；菠蘿去皮，切塊；西柚去皮去籽，切塊；韭菜洗淨，切段。2 將韭菜、士多啤梨、菠蘿、西柚直接放入榨汁機榨汁即可。

養生功效

士多啤梨所含的胡蘿蔔素有營養視神經，促進視力發育的作用。菠蘿含有大部分人體所需的維他命和天然礦物質，有助於食物的消化吸收。

蓮藕木瓜李子汁

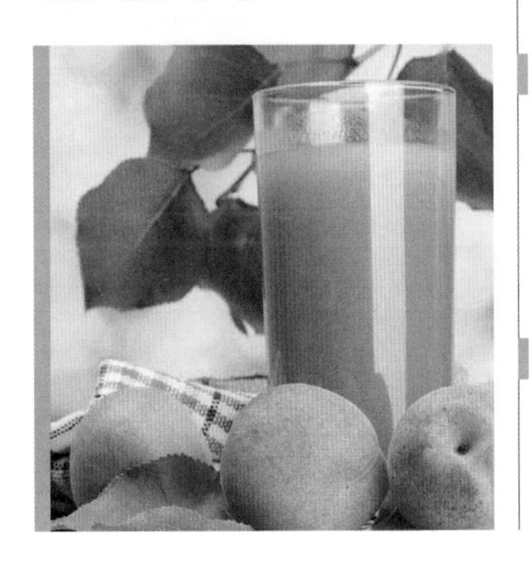

材料

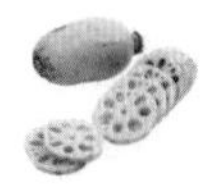
蓮藕 30克

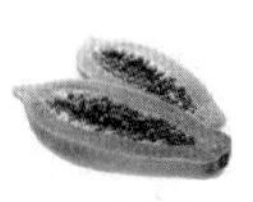
木瓜 80克

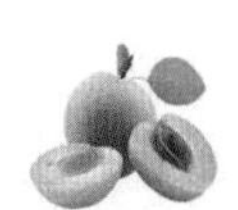
杏 30克

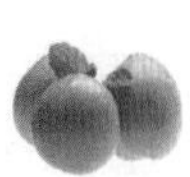
李子 適量

做法

1 將蓮藕洗淨、去皮；木瓜洗淨、去皮去籽，杏、李子洗淨、去皮去核，均切適當大小的塊。2 將所有材料放入榨汁機內一起攪成汁，濾出果肉即可。

養生功效

這款果汁營養豐富，兒童口乾舌燥、感冒、發熱、咽喉腫痛時，喝這款蔬果汁能緩解症狀。

紅蘿蔔柳橙汁

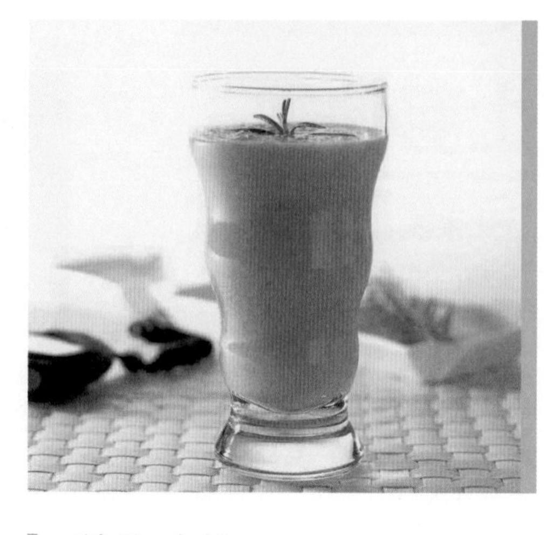

材料

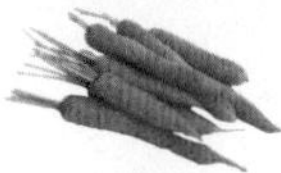

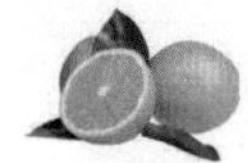

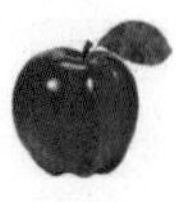

紅蘿蔔 1根　　柳橙 1個　　蘋果 半個

做法

1 將紅蘿蔔、柳橙用水洗淨，柳橙去籽，均切成小塊。2 蘋果洗淨，去核、去皮，切成小塊。3 把全部材料放入榨汁機內，攪打均勻後倒入杯中即可。

養生功效

紅蘿蔔富含胡蘿蔔素、多種維他命以及礦物質元素，有排毒、防癌、防治心血管疾病的功效。柳橙含豐富的膳食纖維、維他命C，有滋潤健胃、化痰止咳之效。這款果汁可健脾益胃、排毒。

紅蘿蔔汁

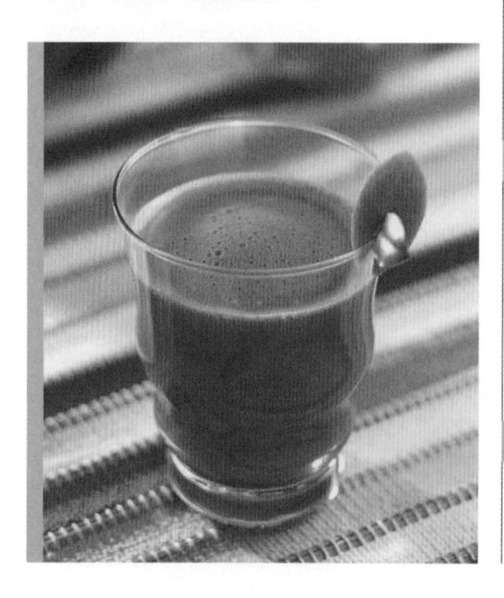

材料

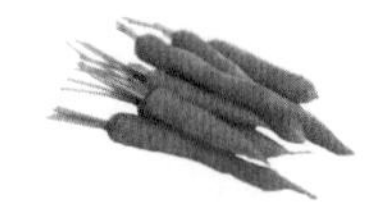

紅蘿蔔 200 克

做法

1 將紅蘿蔔用水洗淨，去皮，切段。2 用榨汁機榨出紅蘿蔔汁，並用水稀釋。3 把紅蘿蔔汁倒入杯中，裝飾一片紅蘿蔔即可。

養生功效

這款果汁有養肝明目、清熱解毒的功效，可提高機體免疫力。

香蕉菠菜蘋果汁

材料

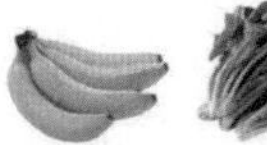
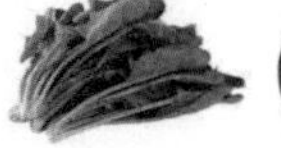
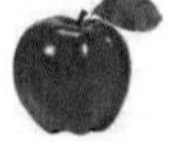
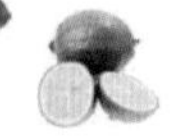

香蕉	菠菜	蘋果	檸檬
1 隻	100 克	1 個	適量

做法

1 香蕉去皮，切塊；菠菜洗淨，擇去黃葉，切成段；蘋果洗淨，去核，切塊；檸檬洗淨去皮。

2 將所有材料放入榨汁機內攪成汁。

養生功效

菠菜富含鐵，可預防貧血，有利於兒童智力發育。蘋果可增強記憶力，與檸檬配搭還可助消化、促進食慾。香蕉可潤腸通便。

椰菜蘋果檸檬汁

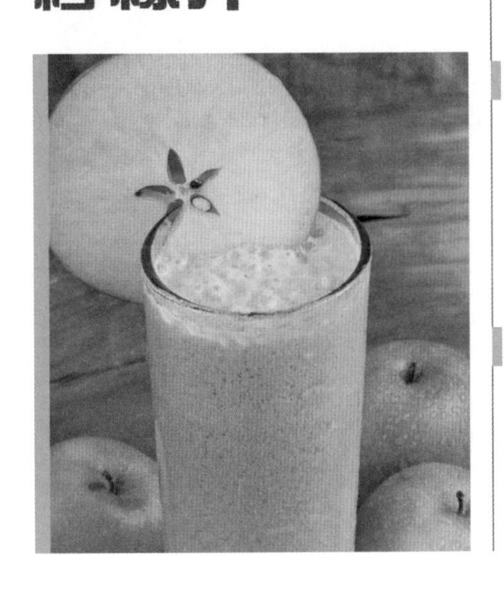

材料

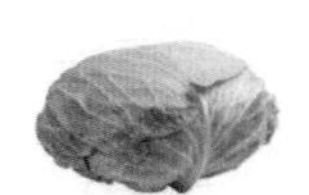
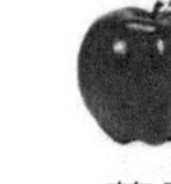
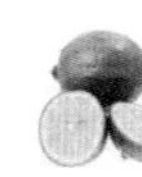

椰菜	蘋果	檸檬
100 克	100 克	半個

做法

1 椰菜洗淨，切絲；蘋果洗淨，去核，切塊。2 檸檬洗淨，榨汁備用。3 將椰菜、蘋果放入榨汁機中，加入水後榨汁。最後加入檸檬汁調味即可。

養生功效

常吃蘋果能增強記憶力，健脾和胃，有益健康。椰菜能提高人體免疫力，促進消化，預防便秘及感冒。這款果汁能保護眼睛，適合學生飲用。

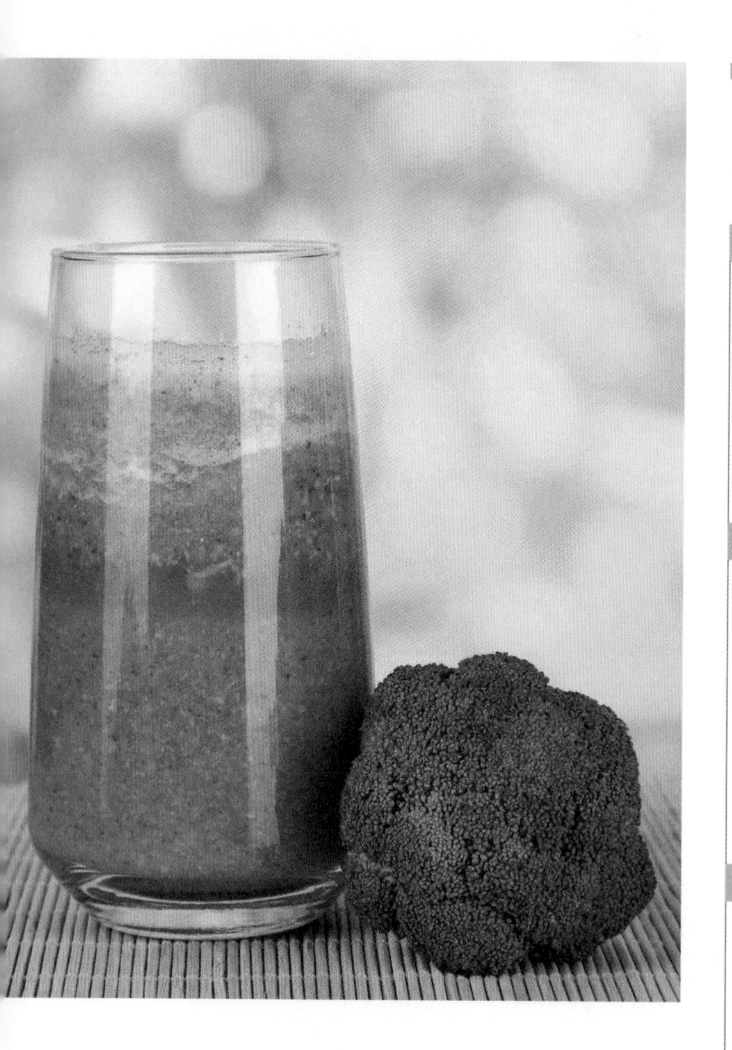

西蘭花汁

材料

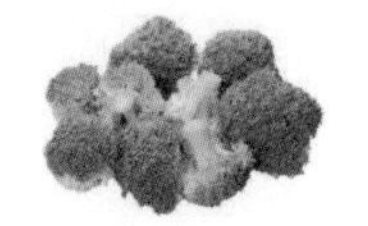

西蘭花
50 克

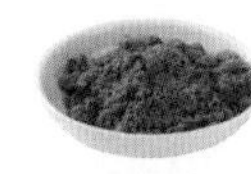

紅砂糖
適量

做法

1 將西蘭花切成小朵狀，用沸水煮熟後以冷水浸泡片刻，瀝乾水分備用。2 將西蘭花與紅砂糖倒入果汁機中，加 450 毫升冷開水攪成汁即可。

養生功效

西蘭花含有鈣、磷、鐵、鉀、膳食纖維、蛋白質、胡蘿蔔素等營養成分，具有養肝護肝、抗氧化的作用，可提高機體免疫力。

貼心提示

選購西蘭花時，以花蕾青綠、柔軟、飽滿、緊實、結實，中央隆起，花球表面無凹陷，無蟲，無黑色斑點，顏色乳白或呈綠色者為佳。

菠蘿番茄蜂蜜汁

材料

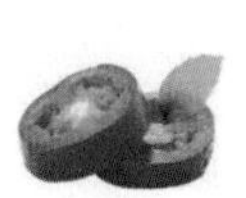
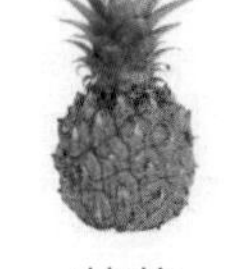
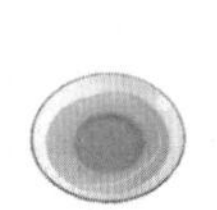

番茄 1 個　菠蘿 50 克　蜂蜜 少許

做法

1 將菠蘿洗淨，去皮，切成小塊。2 將番茄洗淨，去皮，切小塊。3 將材料倒入榨汁機攪打成汁，加入蜂蜜拌勻即可。

養生功效

番茄有解毒護肝、增強免疫力、保護視力的作用。菠蘿中的膳食纖維能去油膩，防治便秘。這款果汁不僅可以緩解視疲勞，美容護膚，還有助於經常應酬的上班族解油膩。

香蕉油菜汁

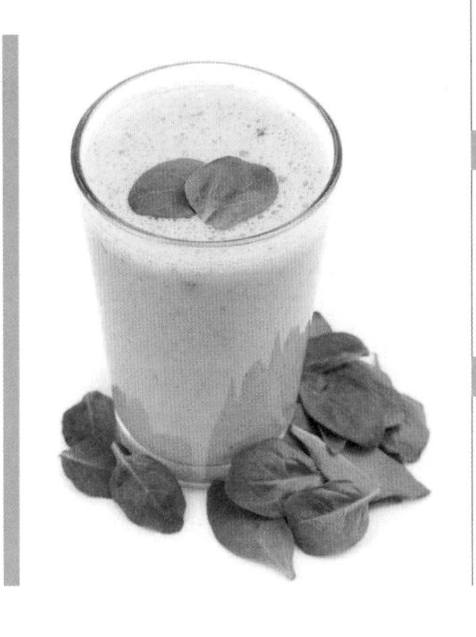

材料

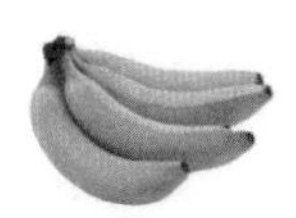
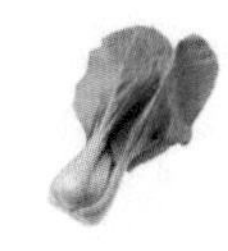

香蕉半隻　油菜 1 棵

做法

1 將香蕉去皮，切成小塊；油菜洗淨，切成小段。2 將全部材料放入榨汁機中榨成汁即可。

養生功效

香蕉富含碳水化合物和鉀，可迅速補充能量，且方便食用，是上班族首選的加餐水果，另外香蕉還有抗焦慮、抑鬱的作用，是令人快樂的水果。

香蕉哈密瓜奶汁

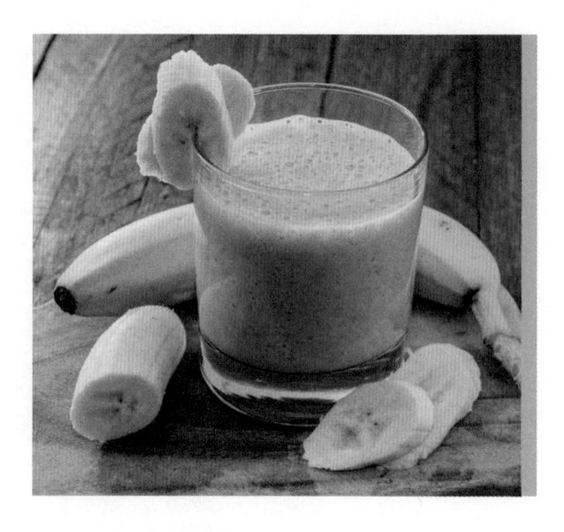

材料

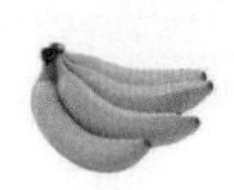

香蕉
2隻

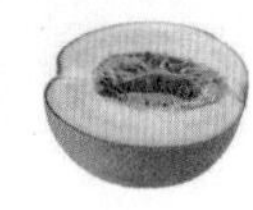

哈密瓜
150克

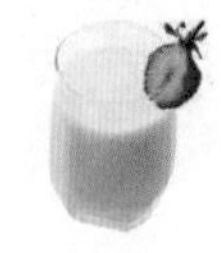

脫脂鮮奶
200毫升

做法

1 香蕉去皮，切塊。2 將哈密瓜洗乾淨，去掉外皮，去掉瓤，切成小塊，備用。3 將所有材料放入榨汁機內攪2分鐘即可。

養生功效

香蕉含有糖類、多種礦物質、維他命A等營養成分，能增強食慾、助消化，保護神經系統。哈密瓜含膳食纖維、胡蘿蔔素、有機酸、糖類等營養成分，有抗疲勞的功效。

葡萄哈密瓜藍莓汁

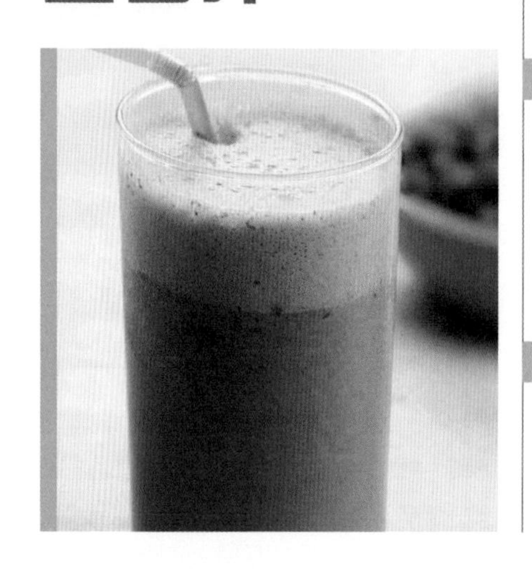

材料

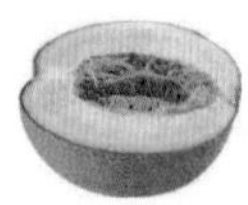

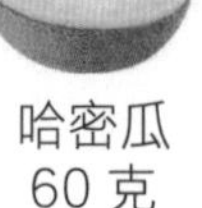

哈密瓜
60克

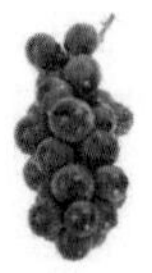

葡萄
50克

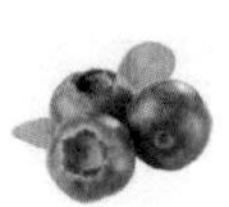

藍莓
適量

做法

1 葡萄洗淨，去皮去籽；將哈密瓜洗淨，去皮去籽，切成小塊；藍莓洗淨備用。2 將所有材料放入榨汁機內攪成汁即可。

養生功效

葡萄、藍莓均屬紫色水果，富含花青素，屬多酚類化合物的一種，具有抗氧化作用，可保護心腦血管健康。

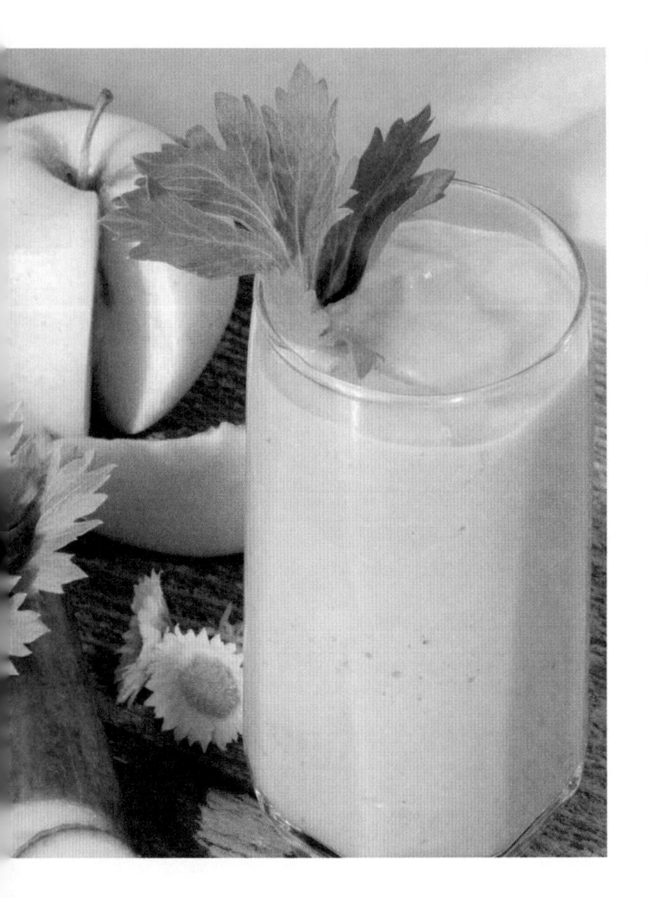

蘋果青瓜汁

材料

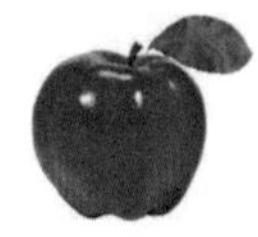

蘋果(富士)
2個

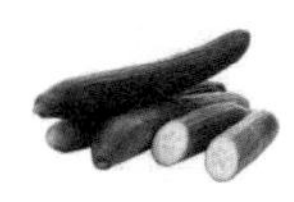

青瓜
適量

做法

1 蘋果洗淨，去核，切成小塊；青瓜洗淨，切成小塊。

2 在榨汁機內放入蘋果和青瓜，攪打均勻。把果汁倒入杯中，用蘋果和綠花椰菜裝飾即可。

養生功效

這款果汁平和除濕，可以嫩白、緊緻肌膚並消除皮膚皺紋，對皮膚較黑的人效果尤佳。

貼心提示

清洗青瓜時，將青瓜浸在水中約 20 分鐘，以去除殘留的農藥和洗潔精。也可以直接用流動的水清洗青瓜，沖洗的目的是沖洗掉表面的農藥，接着用清潔布輕輕摩擦青瓜，將青瓜本身的泥土清洗乾淨便可。

雪梨李子蜂蜜汁

材料

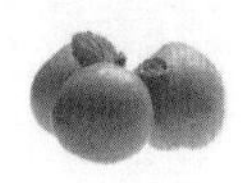

李子適量

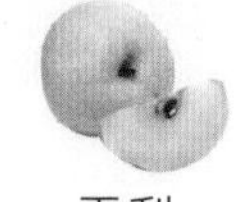

雪梨 1個

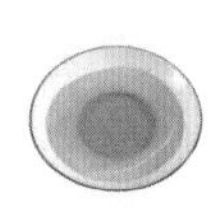

蜂蜜 適量

做法

1 雪梨洗淨，去皮、去核；李子洗淨，去皮、去核。**2** 將以上材料以適當大小切塊，與蜂蜜一起放入榨汁機內攪成汁，濾出果肉即可。

養生功效

雪梨能清熱潤燥，入肺經，常食益心、肺。李子含有膳食纖維、鈣、磷等營養成分，能生津利尿、清肝熱。蜂蜜能潤燥、解毒。這款果汁能生津止渴，滋陰潤燥。

檸檬橙子橘子汁

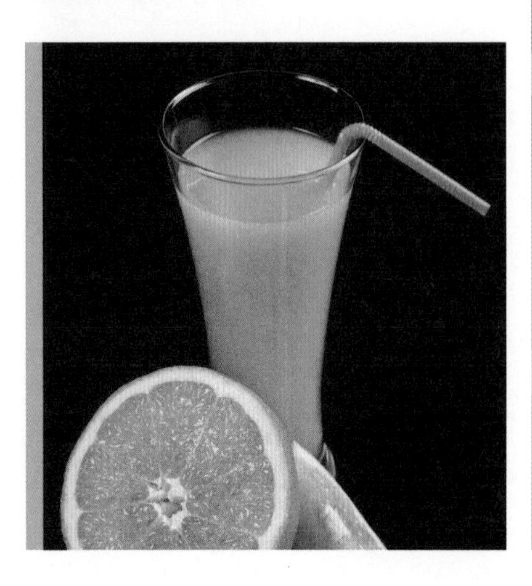

材料

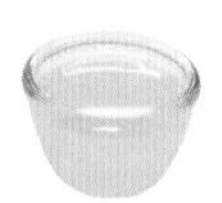

檸檬汁 適量

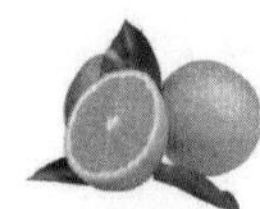

橙子 200克

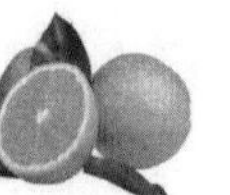

橘子 適量

做法

1 將橙去皮去籽，取肉切小塊；橘子去皮去籽，切塊。**2** 將橙和橘子放入榨汁機中攪拌後，再倒入玻璃杯中。**3** 在玻璃杯中加入檸檬汁拌勻即可。

養生功效

適量服用新鮮檸檬汁有助於鐵、鈣的吸收，還能防止皮膚色素沉着，使肌膚光潔柔嫩，有延緩衰老的作用。

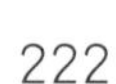

美味番茄芒果汁

材料

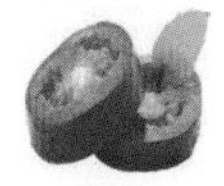

番茄
1 個

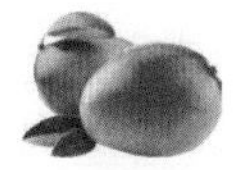

芒果
1 個

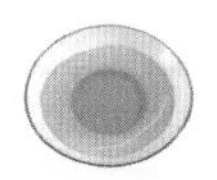

蜂蜜
少許

做法

1 番茄洗淨，切塊；芒果洗淨，去皮，去核，將果肉切成小塊，和番茄塊一起放入榨汁機。**2** 將汁液倒入杯中，加入蜂蜜拌勻即可。

養生功效

番茄營養豐富，有減肥瘦身、消除疲勞、增進食慾、促進蛋白質消化、消食化積等功效。芒果可以潤腸通便、降低膽固醇。這款果汁，不僅可減肥，還可以預防疾病。

番茄洋蔥汁

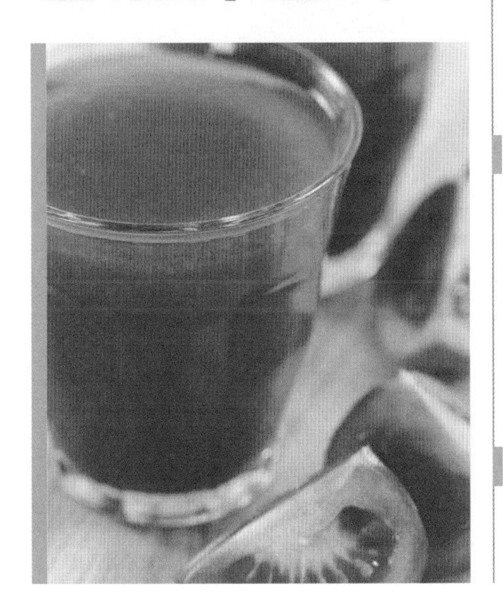

材料

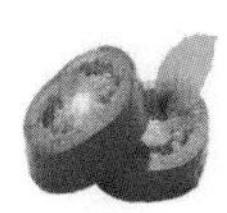

番茄
1 個

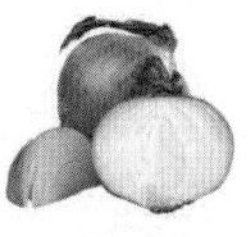

洋蔥
100 克

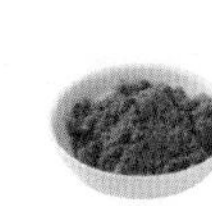

紅糖
少許

做法

1 將番茄底部以刀輕割十字，入沸水汆燙後去皮。**2** 將洋蔥洗淨後切片，泡入冰水中 10 分鐘左右，然後瀝乾水分。**3** 將番茄、洋蔥、紅糖放入榨汁機內榨汁即可。

養生功效

常飲這款果汁不僅可促進人體新陳代謝，還可以美白肌膚、抗衰老及防癌。

美白護膚

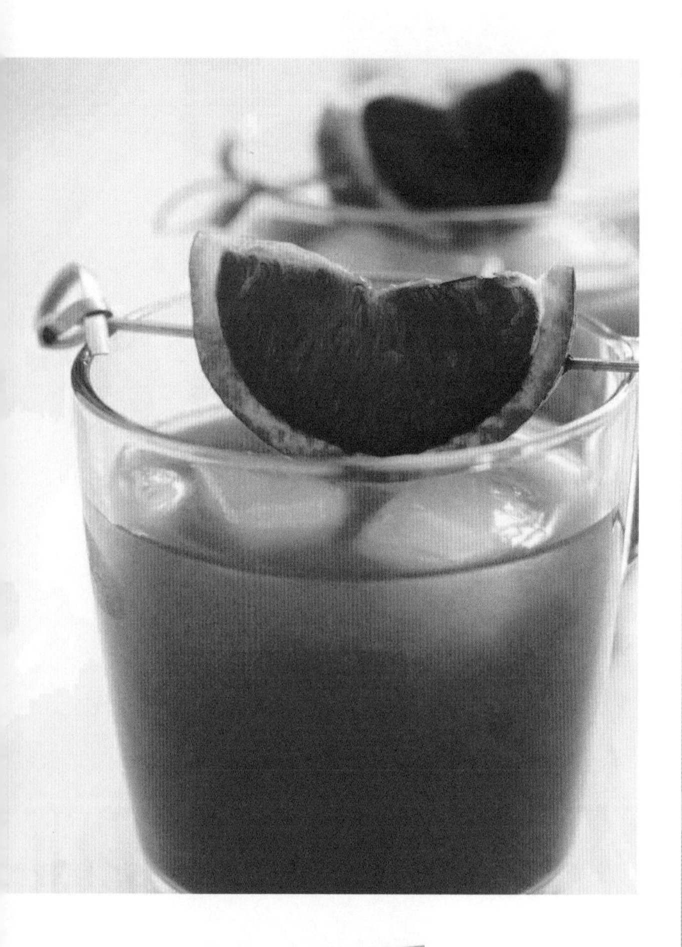

菠蘿蘋果西柚汁

材料

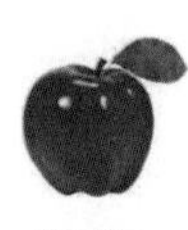
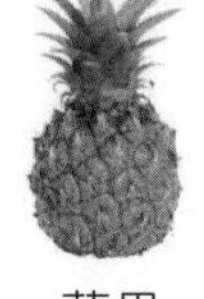
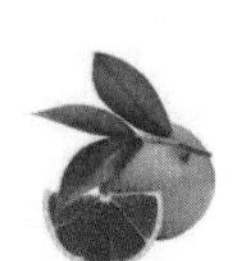

菠蘿	蘋果	西柚
200 克	1 個	半個

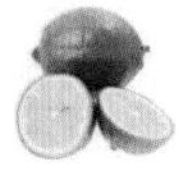
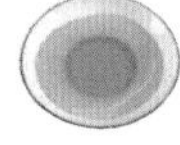

檸檬半個　　蜂蜜適量

做法

1 西柚、檸檬洗淨去皮（或去籽）切塊，放入榨汁機。2 菠蘿、蘋果洗淨切小塊，放入攪拌機攪成泥，濾出果汁。3 將兩種果汁混合，加蜂蜜、冰塊即可。

養生功效

蘋果健脾益胃，助消化，可促進營養物質的吸收，常食可潤養肌膚。菠蘿中富含促進人體血液循環的成分，可使面部皮膚紅潤。

貼心提示

選購菠蘿時，以果實呈圓柱形或兩頭稍尖的卵圓形，大小均勻適中，果形端正，芽眼數量少者為佳。成熟度好的菠蘿表皮呈淡黃色或亮黃色，兩端略帶青綠色，頂部的冠芽呈青褐色。

芹菜番茄檸檬飲

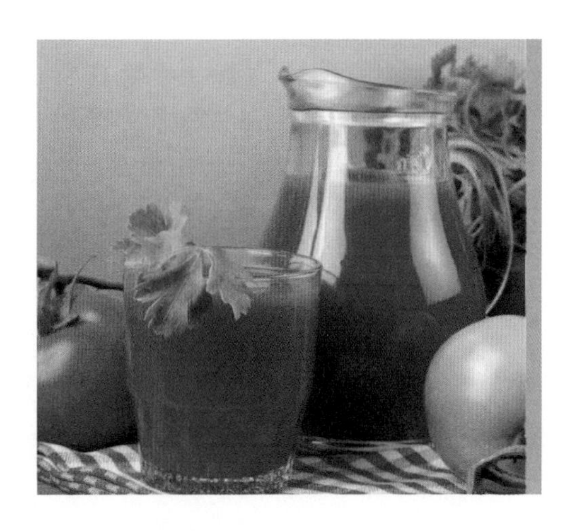

材料

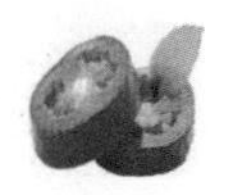

番茄
2 個

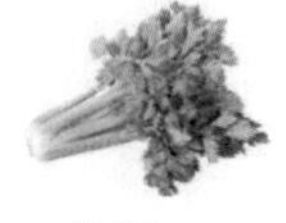

芹菜
100 克

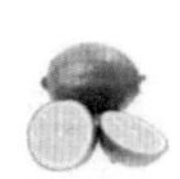

檸檬
1 個

做法

1 將番茄洗淨，切成小塊。2 將芹菜洗淨，切成小段；檸檬洗淨，切片。3 將所有材料放入榨汁機內榨汁即可。

養生功效

芹菜含有大量的膳食纖維，可刺激胃腸蠕動，促進排便。番茄有美容效果，可使皮膚細滑白皙，延緩衰老。常飲這款蔬果汁，能整體提升膚質，排除體內毒素，使膚色亮麗。

芹菜紅蘿蔔蘋果汁

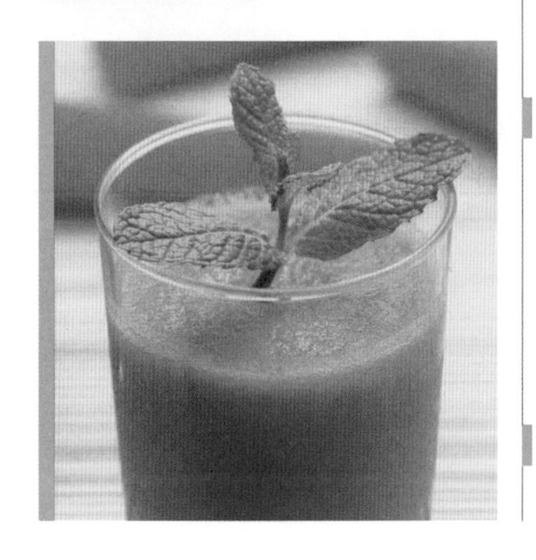

材料

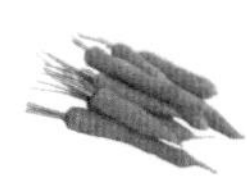

紅蘿蔔
50 克

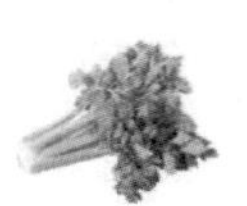

芹菜
50 克

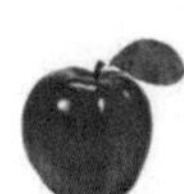

蘋果
1/4 個

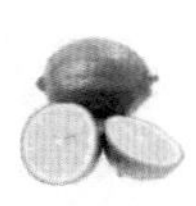

檸檬
1/4 個

做法

1 將紅蘿蔔洗淨，去皮切件；芹菜洗淨切段；蘋果洗淨，去皮去核，切塊。2 將以上材料放入榨汁機與檸檬一起攪成汁，濾出果肉，用薄荷葉點綴即可。

養生功效

這款果汁可美白護膚。

青瓜雪梨蜂蜜汁

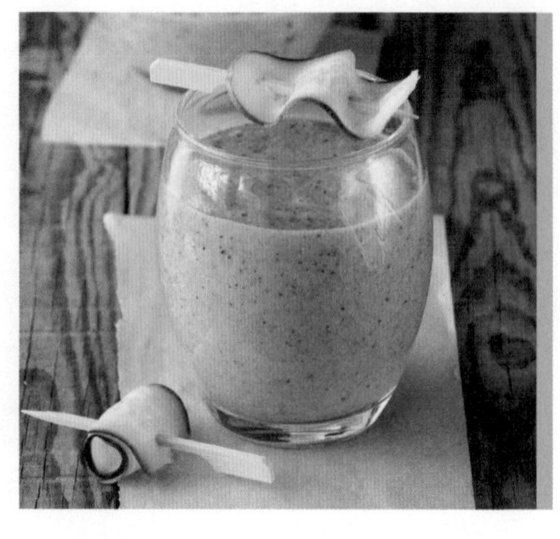

材料

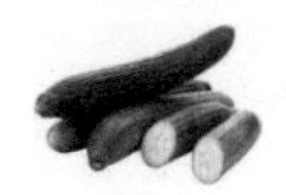
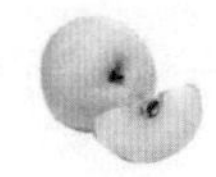
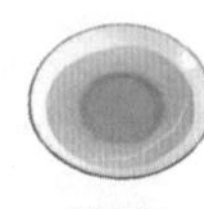

青瓜	雪梨	蜂蜜
2 根	1 個	適量

做法

1 將青瓜洗淨，切塊；雪梨洗淨，去皮及核，切小塊。2 將青瓜、雪梨一起放入榨汁機中榨成汁，加入蜂蜜調勻即可。

養生功效

青瓜性味甘涼，是減肥佳蔬。青瓜中還含有豐富的維他命C，有美白功效。梨含有多種維他命，能促進肌膚代謝。常飲這款蔬果汁，能讓肌膚光澤、白皙。

番茄香蕉奶汁

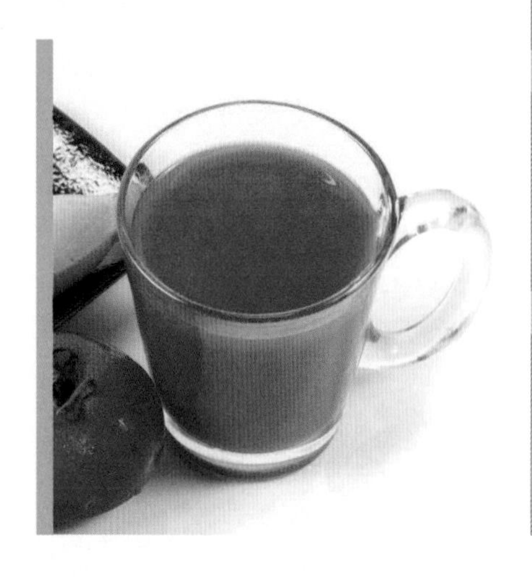

材料

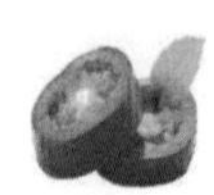
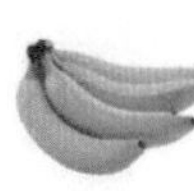
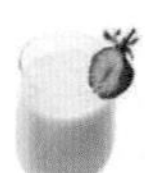
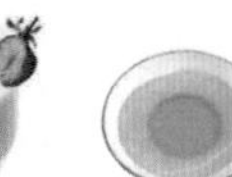

番茄	香蕉	牛奶	蜂蜜
1 個	1 隻	200 毫升	少許

做法

1 將番茄用清水洗淨，切成塊；香蕉去皮，切段備用。2 將所有材料放入榨汁機內，攪成汁後倒入杯中飲用即可。

養生功效

香蕉富含膳食纖維，可通便排毒。番茄富含維他命，可淡化色斑、美白肌膚。牛奶能使皮膚保持光滑和豐滿。常飲用這款蔬果汁，能美容養顏。

菠蘿汁

材料

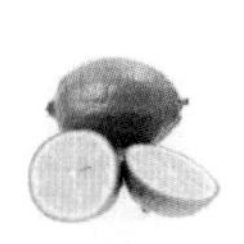

檸檬汁
50 毫升

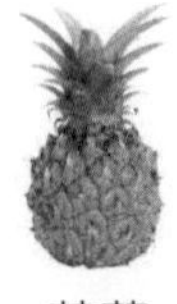

菠蘿
200 克

做法

1 菠蘿去皮，洗淨，切成小塊。2 把菠蘿和檸檬汁放入果汁機內，攪打均勻。3 把菠蘿汁倒入杯中即可。

養生功效

菠蘿含有果糖、葡萄糖、維他命 B 雜、維他命 C、磷、枸櫞酸等，能解暑止渴、消食止瀉。檸檬富含多種維他命、鈣、磷、鐵，能化痰止咳、生津、健脾。這款果汁可美容養顏，排毒瘦身。

番茄沙田柚蜂蜜汁

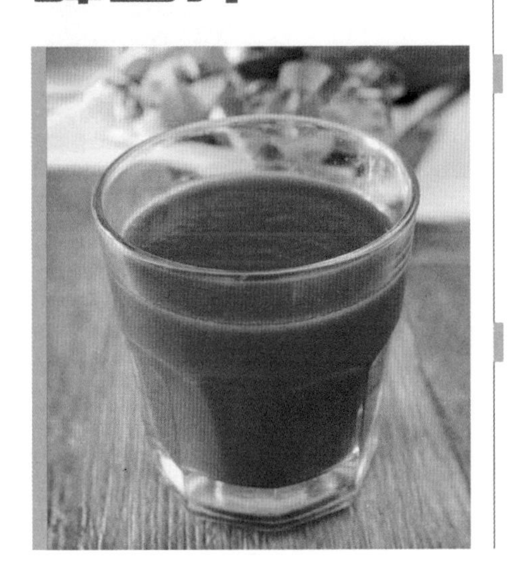

材料

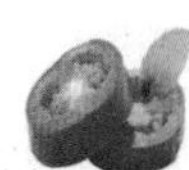
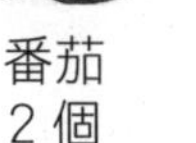

番茄
2 個

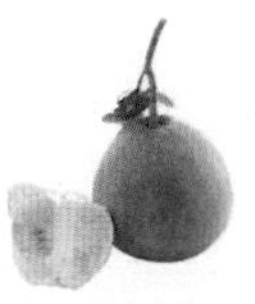

沙田柚
半個

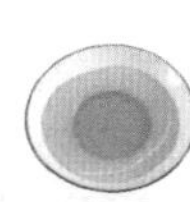

蜂蜜
適量

做法

1 將沙田柚洗淨，切開去籽。2 將番茄洗淨，切塊，與沙田柚、開水放入榨汁機內榨汁。3 飲前加適量蜂蜜攪勻即可。

養生功效

番茄有美容效果，可使皮膚細滑白皙。沙田柚含有維他命 C 等，可清熱解毒。經常飲用這款蔬果汁，可降脂排濁，還有美白護膚的功效。

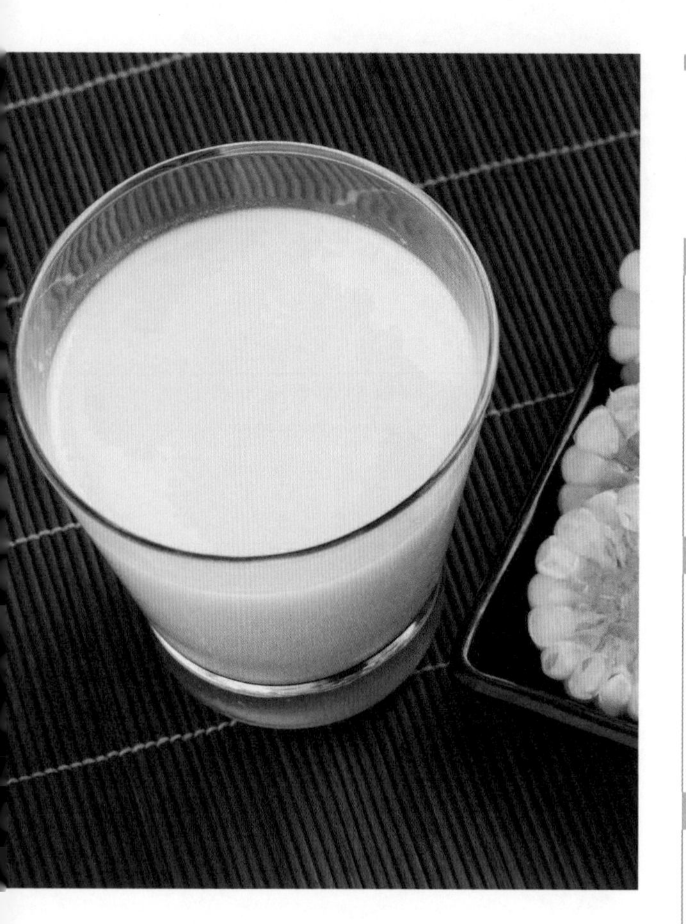

粟米汁

材料

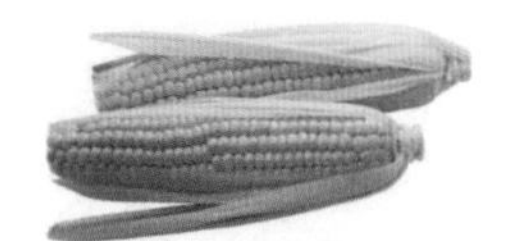

粟米 2 條

做法

1 將粟米用清水洗淨，去粟米鬚後，將粟米粒逐粒取下備用。

2 將粟米粒放入榨汁機中榨汁，倒入杯中飲用。

養生功效

這款果汁有益氣補血、美容養顏、延緩衰老的功效。

貼心提示

粟米以整齊、飽滿、無縫隙、色澤金黃、表面光亮者為佳。粟米發黴後能產生致癌物，不能食用。吃粟米時胚芽不應浪費，因為粟米的許多營養都集中在這裏。

黑加侖子牛奶汁

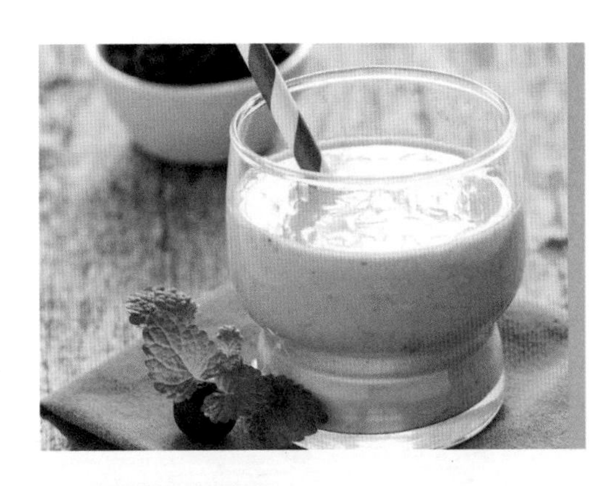

材料

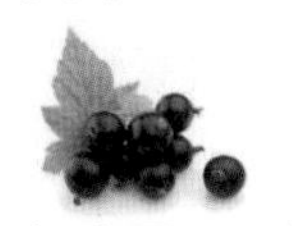

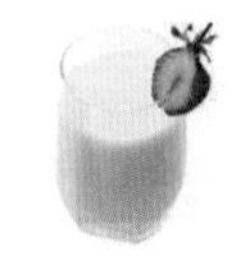

黑加侖子 10 克　牛奶適量

做法

1 黑加侖子洗淨，放入榨汁機。2 將牛奶倒入榨汁機中，和黑加侖子一起榨汁，倒入杯中即可飲用。

養生功效

黑加侖子能堅固牙齦、保護牙齒、保護肝功能、延緩衰老。牛奶含有脂肪、磷脂、蛋白質、乳糖、鈣、磷、鐵、鋅，能強健骨骼、美容養顏、強身健體。黑加侖子、牛奶合榨為汁，有補益氣血、提升膚質的功效。

南瓜紅蘿蔔柑橘汁

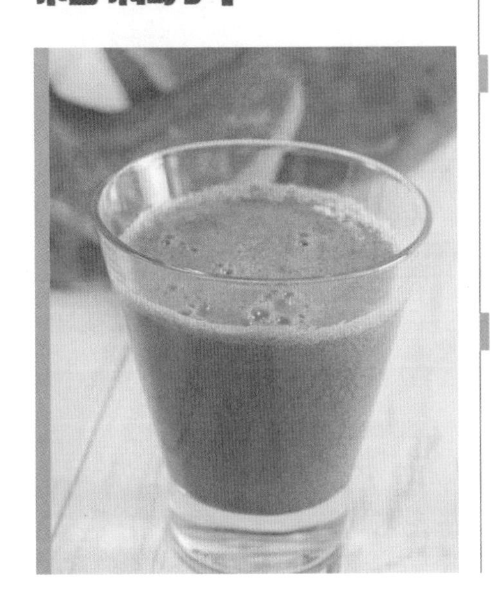

材料

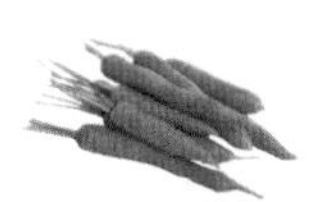

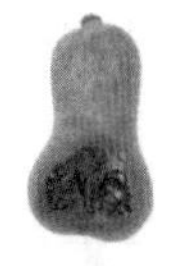

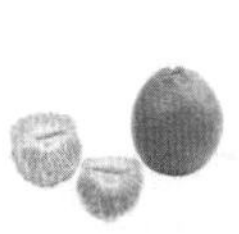

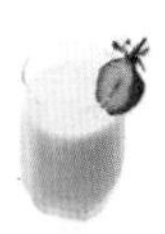

紅蘿蔔 150 克　南瓜 100 克　柑橘 1 個　鮮奶 200 毫升

做法

1 南瓜洗淨，去皮去瓤切塊，入鍋煮軟。2 柑橘去皮去籽；紅蘿蔔洗淨，削皮，切塊。3 將所有材料放入榨汁機內榨汁。

養生功效

南瓜含有蛋白質、胡蘿蔔素、多種維他命，能預防胃炎，防治夜盲症，護肝，防癌。柑橘富含維他命 C、糖類、鈣、磷，能降低膽固醇。這款果汁能補血養顏，美白護膚。

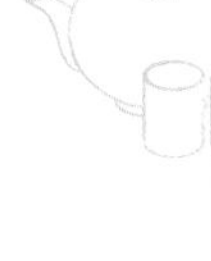

葡萄汁

材料

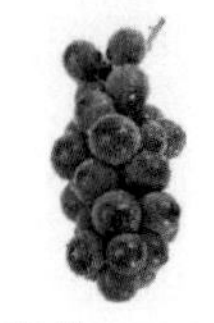

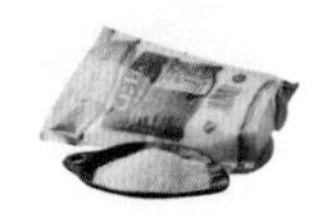

葡萄 200 克　白糖 1 小匙

做法

1 將葡萄洗淨。2 把葡萄、白糖一起放入榨汁機內，榨取汁液。3 把葡萄汁倒入杯中加冰塊飲用即可。

養生功效

葡萄富含葡萄糖、鈣、鉀、磷、鐵、維他命 B_{12}、有機酸、氨基酸，有補血、利尿消腫、美容養顏、滋養神經細胞的作用。常飲這款果汁，有美容養顏、延緩衰老、補益脾胃的功效。

奇異果汁

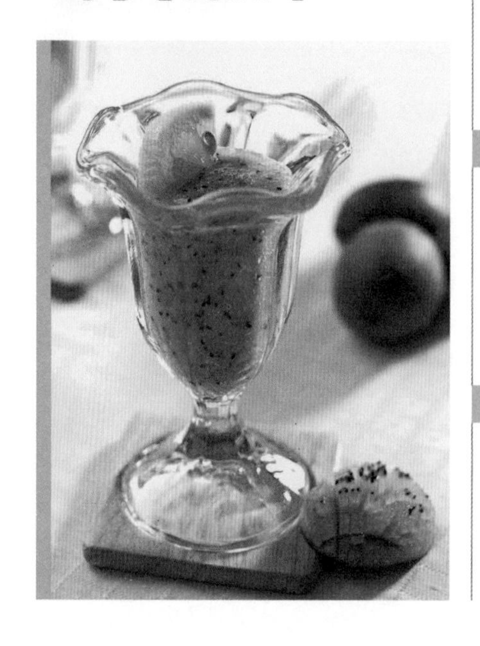

材料

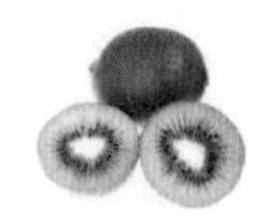

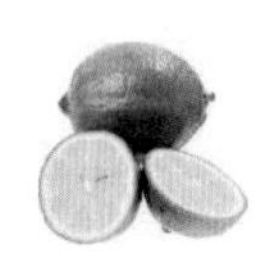

奇異果 3 個　檸檬汁（1/2 個）

做法

1 奇異果用水洗淨，去皮，切成小塊。2 在榨汁機中放入檸檬汁、奇異果和冰塊，攪打均勻。3 把奇異果汁倒入杯中，用檸檬片裝飾即可。

養生功效

奇異果有抗氧化、促排便、強身健體的作用。檸檬富含維他命 C、鈣、磷、維他命 B_1、維他命 B_2，有生津解暑、開胃、抗菌消炎、延緩衰老的功效。

牛油果汁

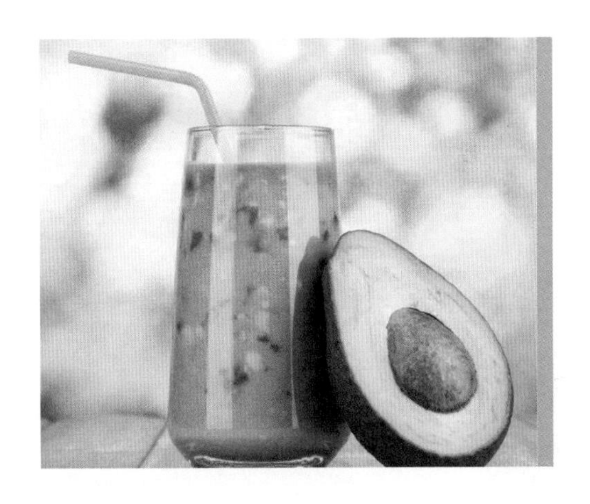

材料

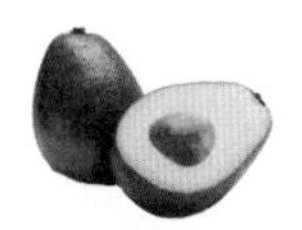

牛油果
1 個

做法

1 將牛油果用清水洗淨，去皮，去核，切成均勻小塊。2 將切塊的牛油果放入榨汁機中，榨汁後倒入杯中飲用即可。

養生功效

牛油果富含維他命 A、維他命 C、維他命 E、鉀、鈣、鐵、鎂、磷、鈉、膳食纖維、不飽和脂肪酸，有降低血脂、美容養顏、增強體質的功效。常飲這款果汁，可美容養顏、預防疾病。

奇異果雙菜汁

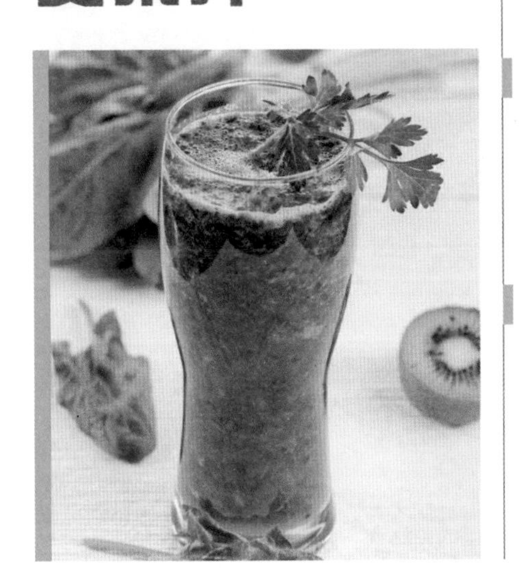

材料

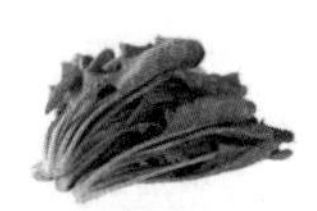

菠菜
100 克

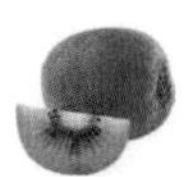

奇異果
2 個

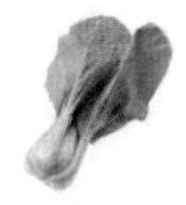

油菜
100 克

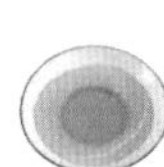

蜂蜜
1 小匙

做法

1 將奇異果去皮，切適當大小的塊；油菜、菠菜洗淨，切段。2 將所有材料放入榨汁機一起榨汁，濾出渣滓即可。

養生功效

菠菜能滋陰潤燥、補血止血，對津液不足、腸胃失調、腸燥便秘以及貧血等症有一定療效。油菜可軟化皮膚角質、促進血液循環、散血消腫。這款果汁能補血養顏。

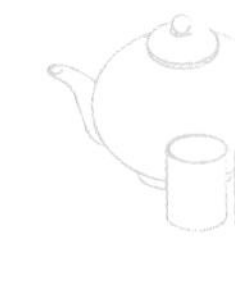

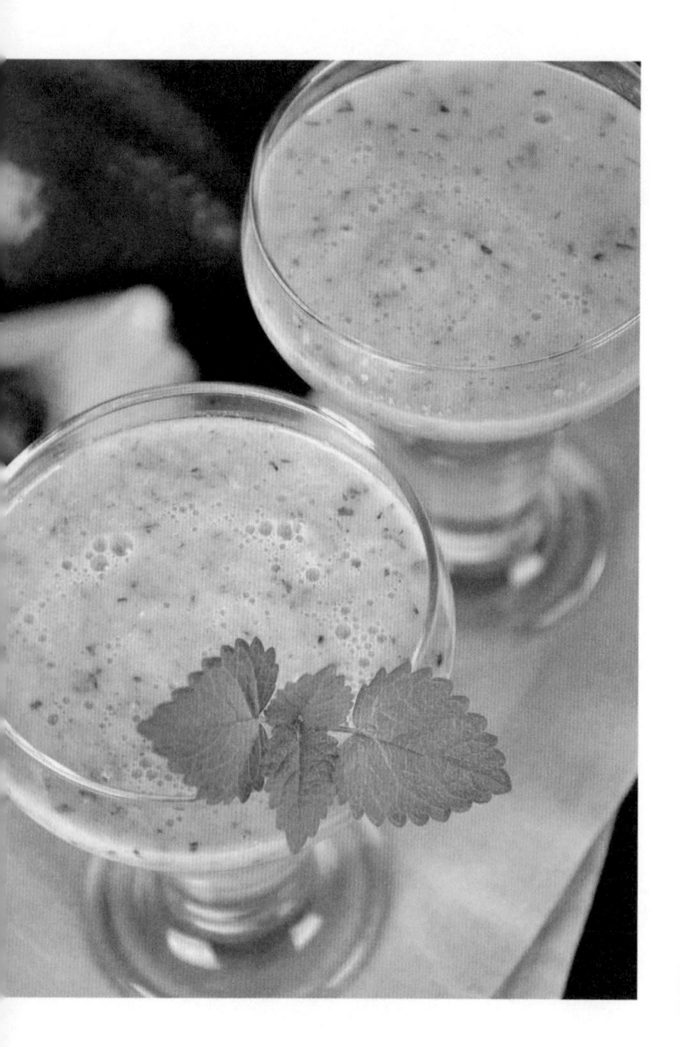

薄荷青瓜汁

材料

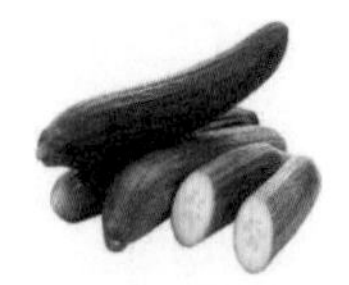

青瓜 1 條

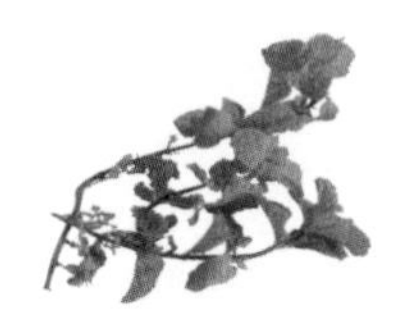

薄荷葉適量

做法

1 將青瓜洗淨，去皮，切丁備用；將薄荷葉洗淨備用。2 將青瓜和薄荷葉一起放入榨汁機中榨汁，最後倒入杯中即可。

養生功效

青瓜含有鈣、磷、鐵、胡蘿蔔素、維他命，能抗腫瘤、抗衰老、減肥瘦身、健腦安神、降血糖。薄荷葉富含維他命 C、維他命 B_2、鈣、鉀、鐵、油酸、亞油酸，能提神健腦、美容養顏。

貼心提示

要選擇顏色翠綠、不夾雜草的新鮮薄荷葉。薄荷葉不宜保存，建議即買即食。曬乾後可入藥，能保存較長時間。

士多啤梨石榴菠蘿汁

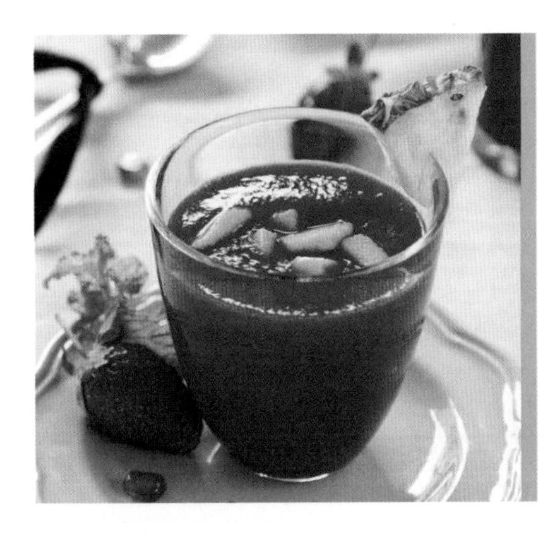

材料

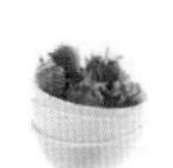
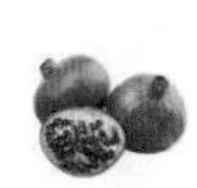
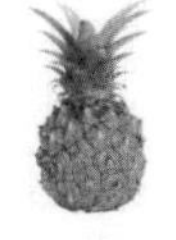
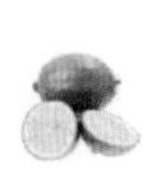

士多啤梨	石榴	菠蘿	檸檬
5 顆	1 個	300 克	適量

做法

1 將士多啤梨洗淨去蒂；石榴取果粒；菠蘿去皮切小塊，除榨汁外留小部分備用。**2** 將材料放入榨汁機中榨汁。**3** 果汁倒入杯中，加少許菠蘿塊即可。

養生功效

士多啤梨富含氨基酸、胡蘿蔔素、維他命 B_1、鈣、鎂、磷、鉀，能清熱解暑、生津止渴、利尿止瀉。石榴含有維他命 C、有機酸、糖類、鈣、磷、鉀，能生津止渴、收澀止瀉。這款果汁可美白護膚、排毒瘦身。

菠蘿薑汁

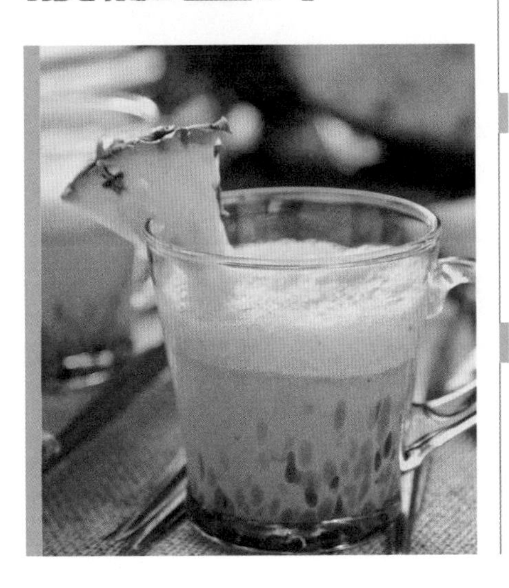

材料

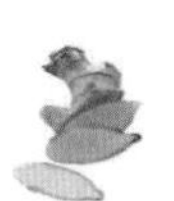
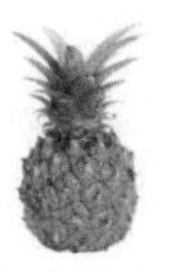

生薑 2 片　　菠蘿半個

做法

1 將菠蘿去皮，洗淨，切小塊。**2** 將生薑洗淨，去皮切細粒。**3** 將所有材料放入榨汁機中攪勻即可飲用。

養生功效

菠蘿含有大量的果糖、葡萄糖、維他命、磷、枸櫞酸和蛋白酶，能美白肌膚、清理腸胃。生薑富含胡蘿蔔素、維他命 C，能健胃和中、延緩衰老。

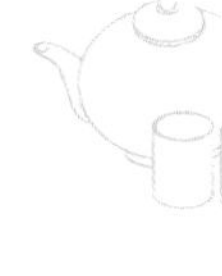

士多啤梨牛奶蘿蔔汁

材料

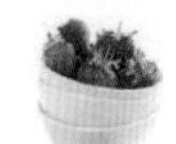
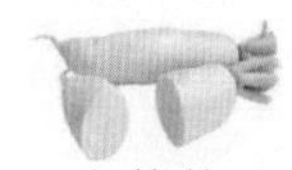
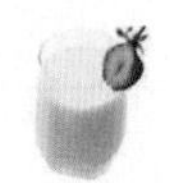

士多啤梨 3 顆　白蘿蔔 100 克　牛奶 100 毫升

做法

1 洗淨士多啤梨，去蒂；白蘿蔔洗淨，去皮切小塊。2 將材料倒入榨汁機中榨汁。3 將蔬果汁倒入杯中即可飲用。

養生功效

草莓富含氨基酸、胡蘿蔔素、維他命、鈣、鎂、磷，可抗氧化、防衰老。白蘿蔔含鈣、磷、鐵、維他命 C，可理氣消積、生津潤燥、排毒養顏。

黑加侖子士多啤梨汁

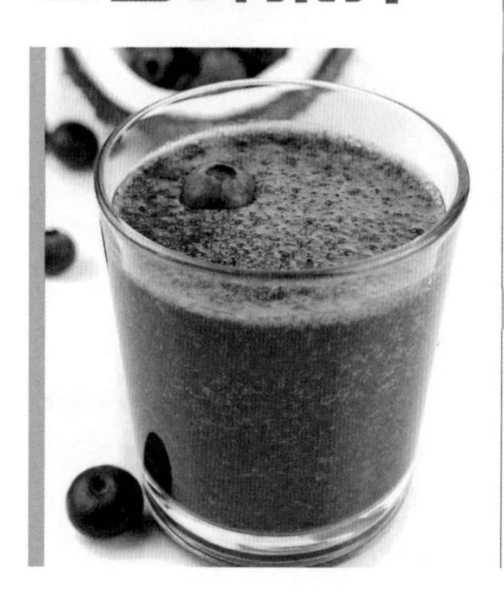

材料

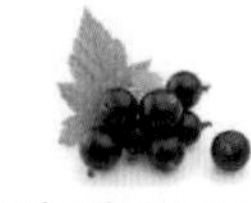
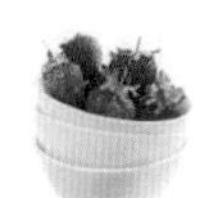

黑加侖子 15 顆　士多啤梨 8 顆

做法

1 將黑加侖子洗淨；士多啤梨洗淨，去蒂。2 將黑加侖子、士多啤梨一起放入榨汁機中，榨汁後，倒入杯中飲用即可。

養生功效

黑加侖子含有維他命 C、磷、鎂、鉀、鈣、花青素，能保護牙齒、延緩衰老、補血補氣。士多啤梨富含多種營養素，且汁多肉厚、美味新鮮，是女性美容養顏的佳品。

白蘿蔔芹菜大蒜汁

材料

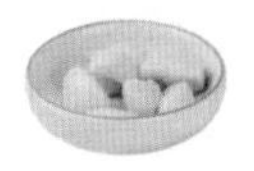
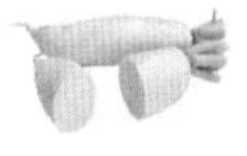
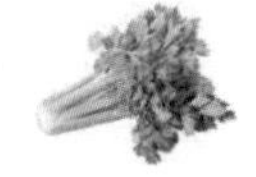

大蒜 1 瓣　白蘿蔔 1 條　芹菜 1 條

做法

1 大蒜去皮洗淨，切塊；白蘿蔔洗淨後去皮，切塊；芹菜洗淨，切小段。2 將材料放入榨汁機中榨成汁，倒入杯中即可。

養生功效

白蘿蔔富含維他命 C，而維他命抗氧化劑，能抑制黑色素的合成，抑制脂肪氧化，促進脂肪代謝。大蒜有明顯的殺菌功效。常飲這款果汁，能有效防癌抗癌、纖體瘦身。

士多啤梨蜜桃汁

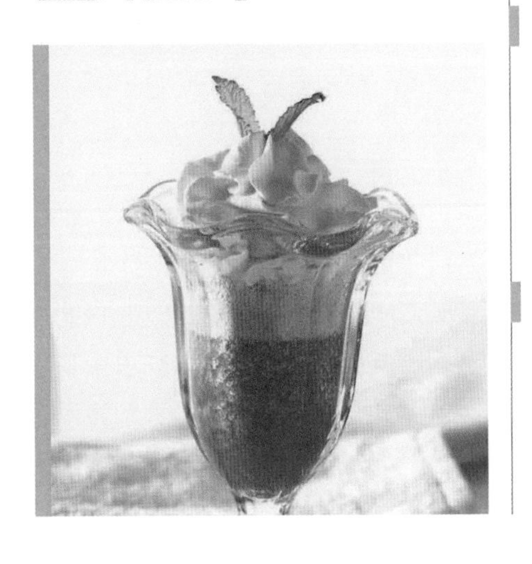

材料

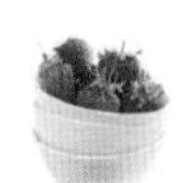
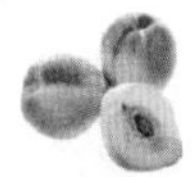
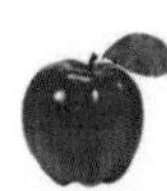

士多啤梨 4 顆　水蜜桃 半個　蘋果 半個

做法

1 士多啤梨、蘋果洗淨，士多啤梨去蒂，蘋果去核切塊。2 把水蜜桃切半，去核，切小塊。3 把所有材料放入榨汁機內攪汁即可。

養生功效

士多啤梨富含氨基酸、胡蘿蔔素、維他命、鉀、鐵，能明目養肝、潤肺生津、利尿消腫。水蜜桃富含膳食纖維、胡蘿蔔素，能養陰生津、潤腸止渴。

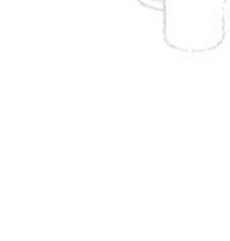

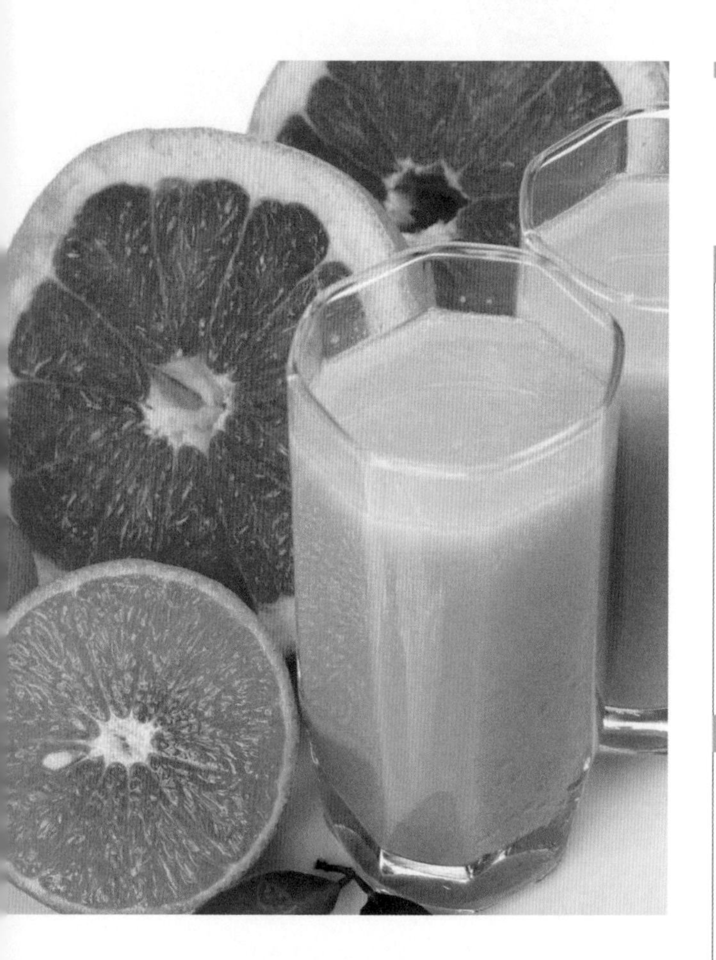

南瓜柳橙汁

材料

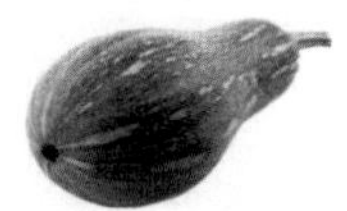

南瓜 100 克

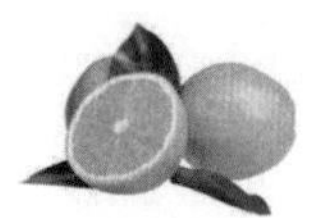

柳橙半個

做法

1 將南瓜洗淨，去皮去瓤，入鍋中蒸熟。2 柳橙去皮去籽，切成小塊。3 南瓜、柳橙倒入榨汁機中，最後倒入杯中即可飲用。

養生功效

南瓜可使大便通暢、肌膚潤澤，有美容功效。牛奶甘潤滋養，防衰老。

貼心提示

新鮮的南瓜外皮和質地很硬，用指甲掐果皮，不留指痕，表面比較粗糙，表皮色澤金黃微微泛紅；切面緊致、有光澤，散發特殊的清香，瓜瓤完好；拿起時感覺很「墜」手。

西柚粟米檸檬汁

材料

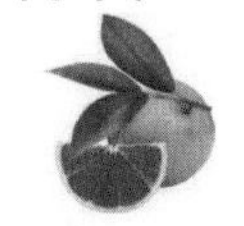
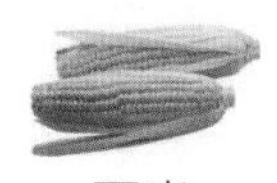
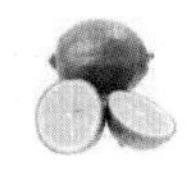

西柚 1 個　粟米 1 條　檸檬 2 個

做法

1 將西柚去皮去籽切塊；粟米洗淨，取粟米粒；檸檬洗淨，去皮切片。2 將材料放入榨汁機。3 將蔬果汁倒入杯中即可。

養生功效

西柚含有膳食纖維、維他命 B_2、維他命 C、鎂、鐵、鋅、鈣，能清燥熱、生津解渴、排毒瘦身。檸檬含有多種維他命、鈣、磷、鐵，能生津解暑、開胃、抗衰老。

哈密瓜朱古力汁

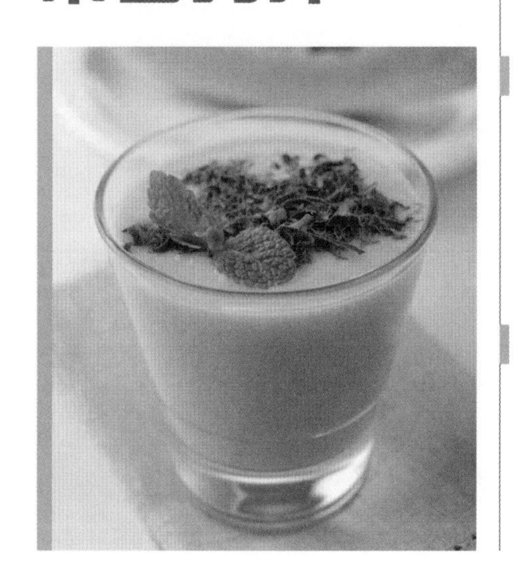

材料

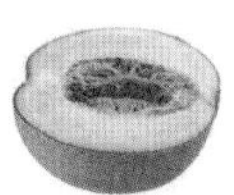
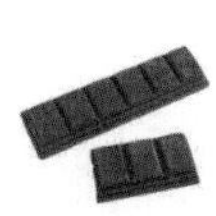
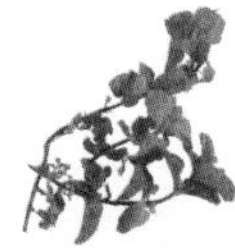

哈密瓜 200 克　朱古力 適量　薄荷葉 適量

做法

1 將哈密瓜去皮、瓤，切成均勻小塊；朱古力切絲備用。2 將哈密瓜放入榨汁機。3 將朱古力絲灑在果汁上，用薄荷葉點綴即可。

養生功效

哈密瓜含有膳食纖維、蘋果酸、果膠、維他命、煙酸、鈣、磷、鐵，有利尿止渴、除煩熱、解暑、美白護膚的功效。這款果汁可抗衰老、消暑養顏。

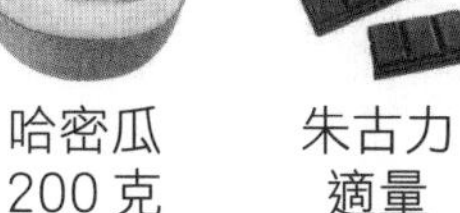

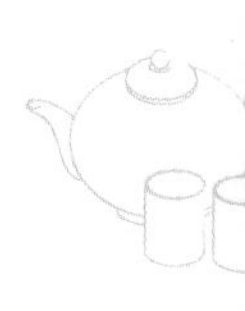

芹菜葡萄汁

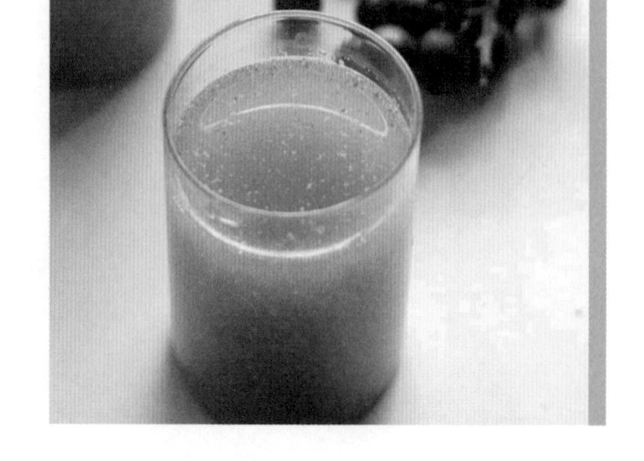

材料

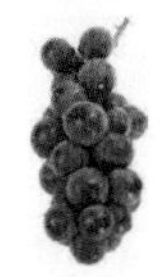

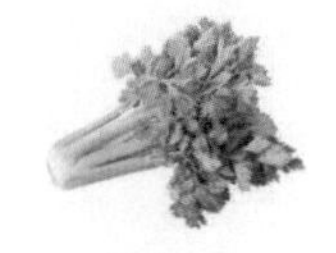

葡萄 100克　芹菜 適量

做法

1 將葡萄洗淨，去蒂備用；芹菜擇淨，切成小段。2 將所有材料放入榨汁機中榨汁。3 將蔬果汁倒入杯中。

養生功效

芹菜富含膳食纖維、碳水化合物、胡蘿蔔素、維他命B雜、鈣、磷、鐵、鈉，能鎮靜安神、養血補虛、改善膚質。葡萄含有葡萄糖、鉀、磷、維他命C、氨基酸，能殺菌消炎、利尿消腫。

香蕉荔枝哈密瓜汁

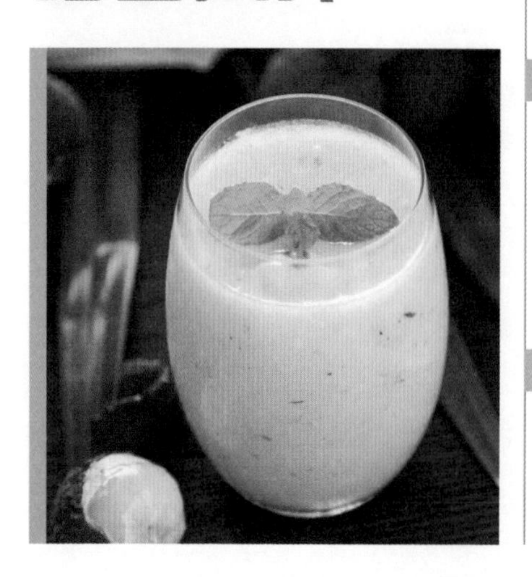

材料

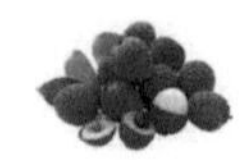

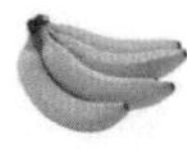

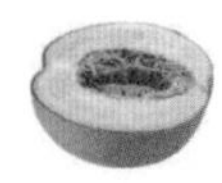

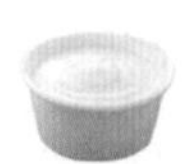

荔枝 5顆　香蕉 2隻　哈密瓜 150克　牛奶 200毫升

做法

1 將香蕉去皮，切塊；荔枝去皮、去核，洗淨；哈密瓜洗淨，去皮，去瓤，切塊備用。2 將所有材料放入攪拌機內攪2分鐘即可。

養生功效

香蕉能促進腸胃蠕動，可通便排毒。哈密瓜具有消除皮膚色素沉積的功效。牛奶可以潤白肌膚、養顏護膚。

番茄甜椒蔬果汁

材料

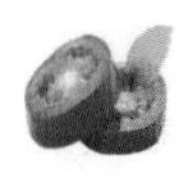 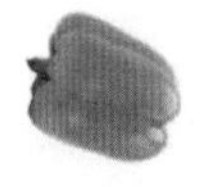 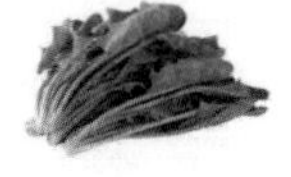

番茄 2個　甜椒 2個　菠菜 適量

做法

1 將番茄去皮切碎，放入榨汁機中。2 將甜椒洗淨去籽切碎，菠菜洗淨切碎，放入榨汁機，榨取汁液，倒入杯中飲用。

養生功效

番茄含有胡蘿蔔素、維他命E、鉀、鈣、鎂，能抗衰老、防癌、退高熱。甜椒富含維他命A、胡蘿蔔素、維他命B_1、維他命B_2、維他命C，能提高免疫力、消炎止痛、預防腫瘤。這款果汁可延緩衰老、美容養顏。

紅蘿蔔番薯汁

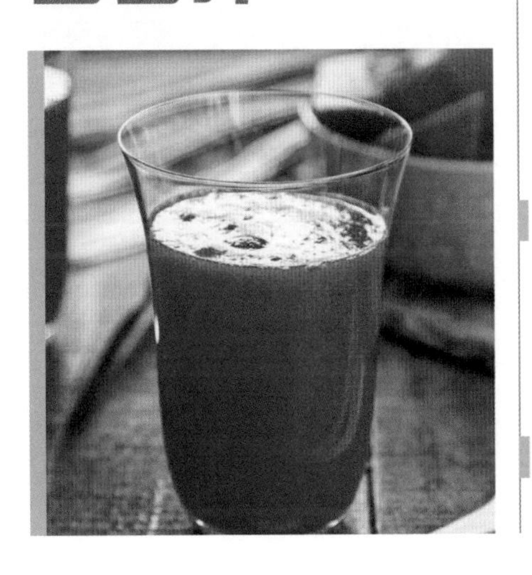

材料

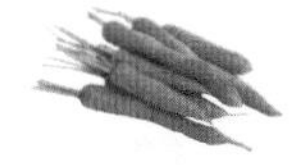 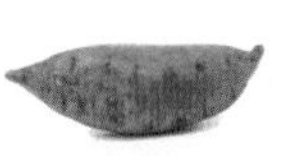 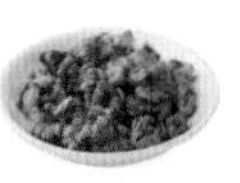

紅蘿蔔 70克　番薯 1個　核桃仁 1克

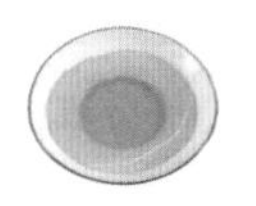 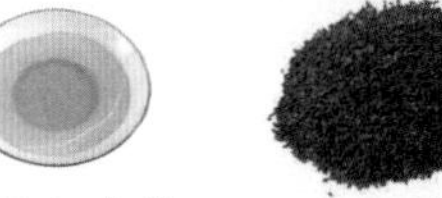 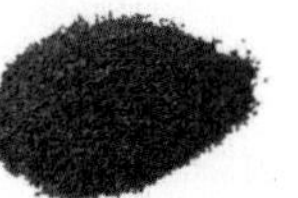

蜂蜜 1小匙　炒芝麻 1小匙

做法

1 將紅蘿蔔洗淨，去皮切成塊，番薯洗淨，去皮切小塊，用開水焯一下。

2 將所有材料放入榨汁機內攪成汁。

養生功效

這款蔬果汁有淡化色斑的功效。

孕婦

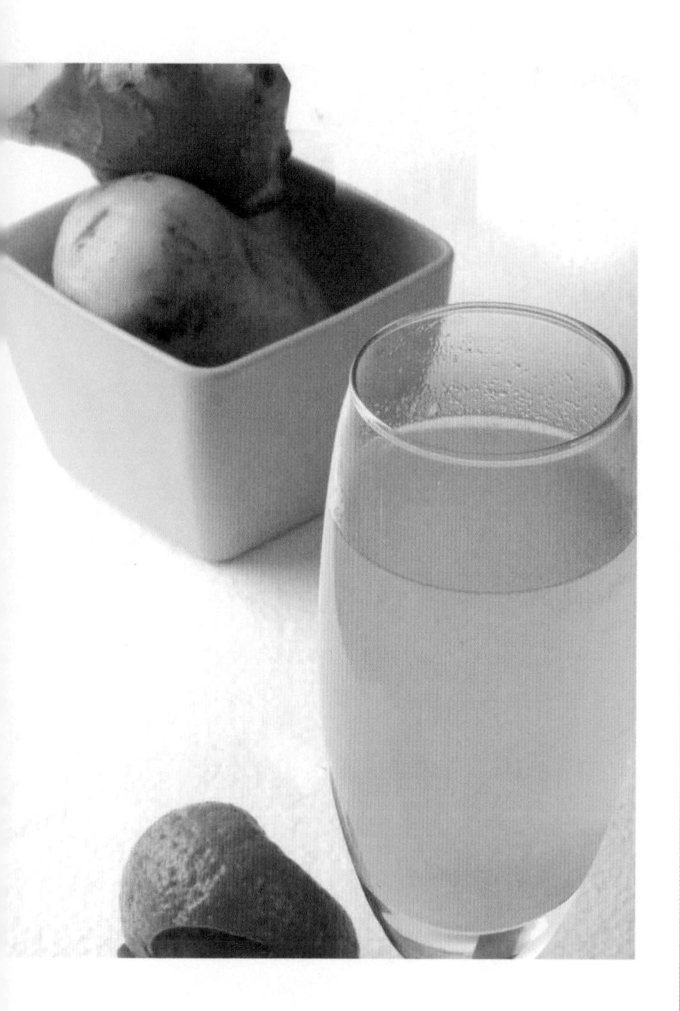

馬鈴薯蘆柑薑汁

材料

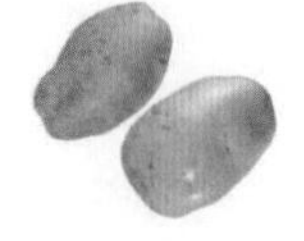

馬鈴薯半個

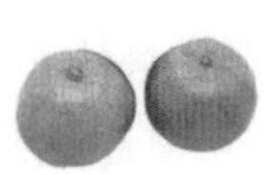

蘆柑 1 個

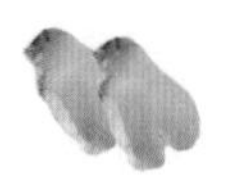

生薑 1 片

做法

1 將馬鈴薯洗淨去皮，切成小塊，並在沸水中焯一下；剝去蘆柑的皮，分開果肉；將生薑洗淨去皮，切成塊狀。2 將準備好的馬鈴薯、蘆柑、生薑和適量飲用水一起放入榨汁機。

養生功效

馬鈴薯富含澱粉質，蘆柑富含維他命 C，生薑可溫中散寒、降逆止嘔。此款蔬果汁可改善孕期營養不良及孕吐症狀。

貼心提示

存放久的馬鈴薯表面往往有藍青色的斑點，如在煮馬鈴薯的水裏放些醋，斑點就會消失；粉質馬鈴薯一煮就爛，即使帶皮煮也難以保持完整。

萵苣生薑汁

材料

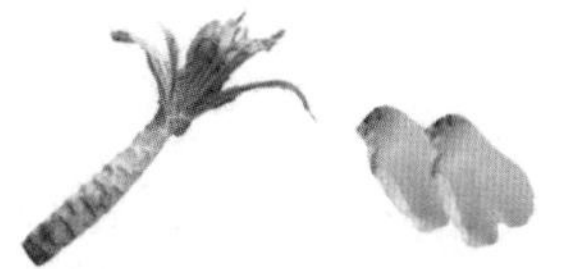

萵苣 4 厘米長　　生薑 1 片

做法

1 將萵苣、生薑去皮洗淨，切成塊狀；**2** 將切好的萵苣、生薑和適量飲用水一起放入榨汁機。

養生功效

萵苣微帶苦味，可刺激消化酶的分泌，增進食慾，促進消化。萵苣還富含鉀，能促進排尿和促使乳汁的分泌，孕婦食用頗有益處。這款果汁能夠增強食慾，緩解孕吐。

香蕉蜜桃牛奶果汁

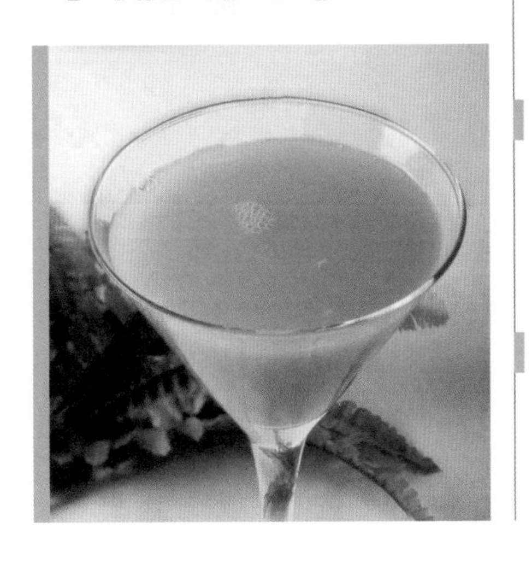

材料

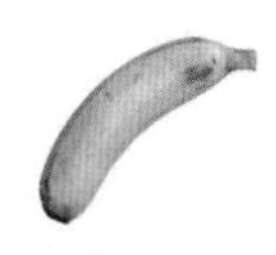

香蕉 1 隻

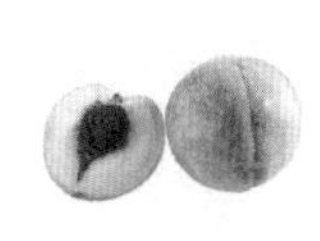

蜜桃 1 個

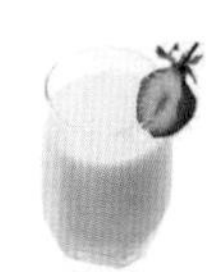

牛奶 200 毫升

做法

1 剝去香蕉的皮和果肉上的白絲，切成塊狀。**2** 將蜜桃洗淨去核，切成塊狀。**3** 將所有食材放入榨汁機。

養生功效

蜜桃有補益氣血、養陰生津的作用；桃子是缺鐵性貧血病人的理想食物。此款果汁可改善孕期的貧血症狀。

榴蓮果汁

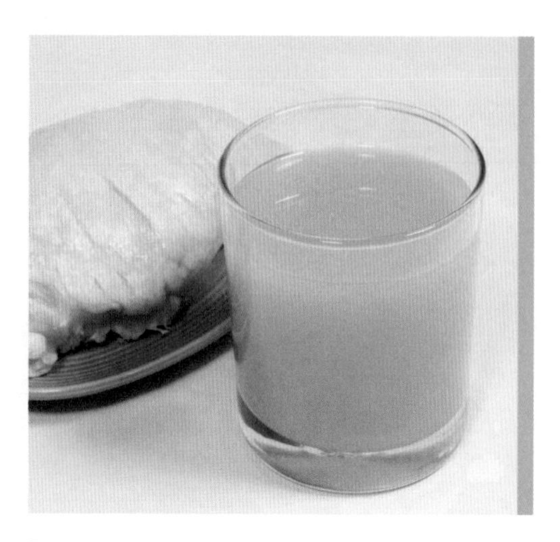

材料

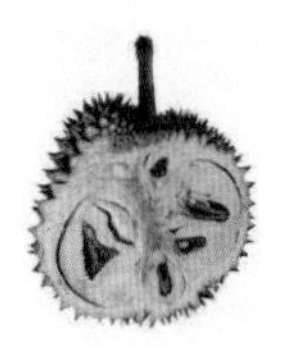

榴蓮 1/4 個

做法

1 將榴蓮去殼，取出果肉，切成塊狀。2 將切好的榴蓮和 200 毫升飲用水一起放入榨汁機內。

養生功效

榴蓮為熱帶水果，性溫熱、營養豐富，可益氣健脾、溫腎助陽，但其還具有一定的活血作用，因此孕婦不宜過多食用，陰虛及濕熱體質者也不宜多食。

葡萄蘋果汁

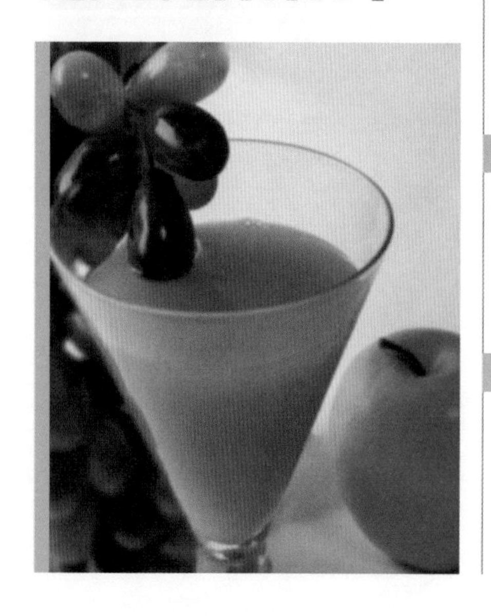

材料

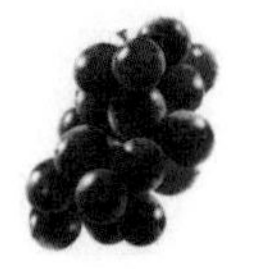

葡萄 8 顆

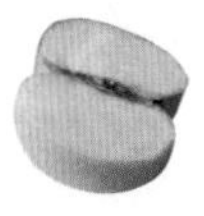

蘋果 1 個

做法

1 將葡萄、蘋果洗淨去核，切成塊狀。2 將準備好的葡萄、蘋果和 200 毫升食水一起放入榨汁機。

養生功效

葡萄富含多種礦物質、維他命，同時富含花青素，可全面補充孕期營養，提高機體免疫力。蘋果味甘酸，可促進食慾、助消化。

菠蘿西瓜皮菠菜汁

材料

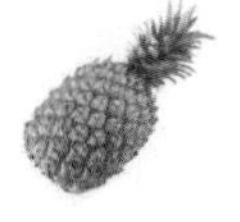
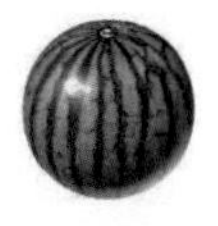
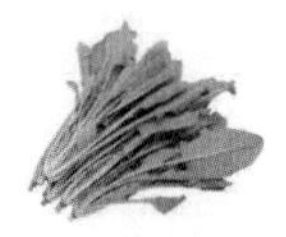

菠蘿	西瓜皮	菠菜
2 片	2 片	2 棵

做法

1 將菠蘿去皮洗淨，切小塊；將西瓜皮切成塊；將菠菜洗淨切碎。2 將所有材料和飲用水一起放入榨汁機榨汁。

養生功效

葉酸對懷孕中的婦女尤為重要。因為懷孕期間補充足夠的葉酸，可以預防新生兒先天性缺陷的發生。這款果汁能夠補氣生血，全面補充維他命。

芒果蘋果橙汁

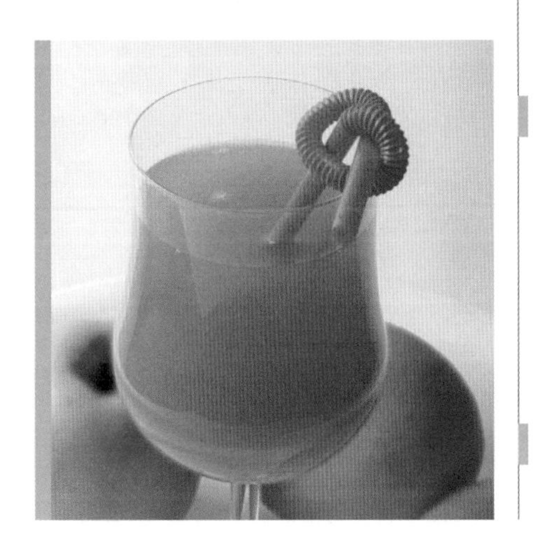

材料

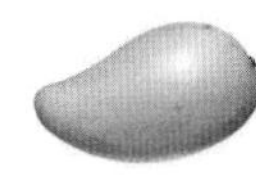
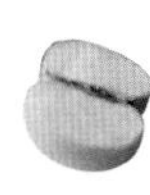
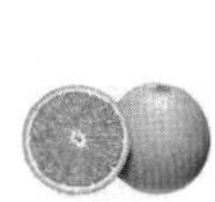
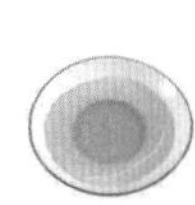

芒果	蘋果	橙	蜂蜜
1 個	1 個	1 個	適量

做法

1 芒果去皮去核，切塊；將蘋果洗淨去核，切塊；橙去皮，切開。2 將處理好的材料和 200 毫升飲用水一起放入榨汁機內榨汁；3 加入適量蜂蜜攪拌均勻即可。

養生功效

這款果汁能補充營養，緩解孕吐。

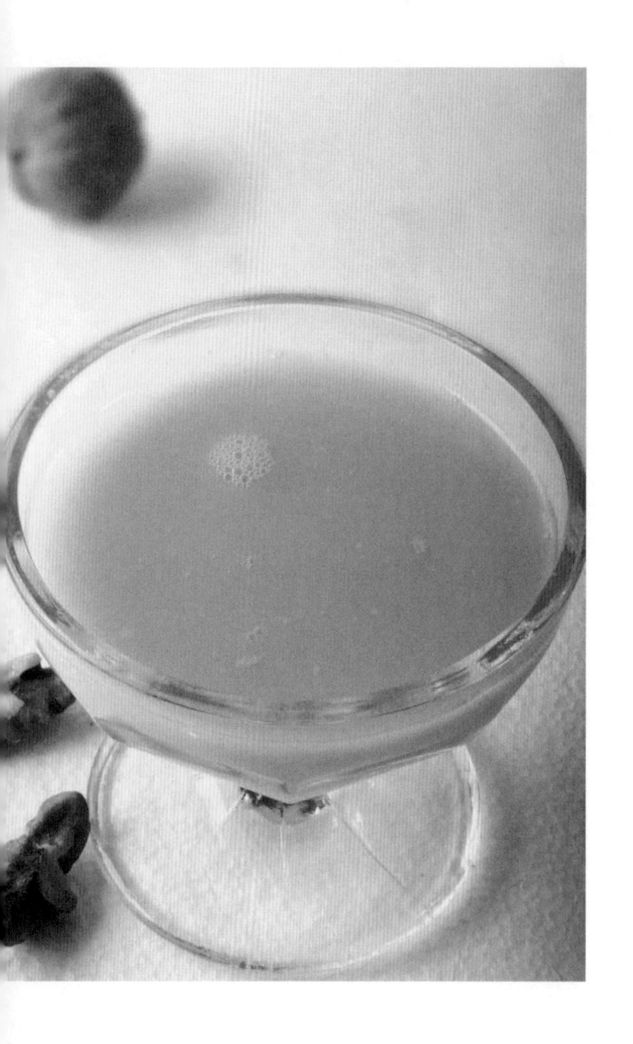

核桃牛奶汁

材料

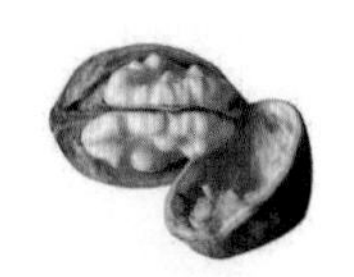

核桃
6 個

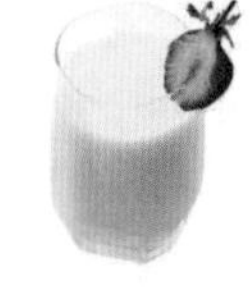

牛奶
200 毫升

做法

1 將核桃去殼取出果肉。2 將核桃肉和牛奶一起放入榨汁機內。

養生功效

核桃富含多種脂肪酸，可促進腦細胞的合成與代謝。核桃中所含的微量元素鋅和錳是腦垂體的重要成分，有健腦益智作用。核桃和牛奶配搭，能夠使營養成分充分吸收。這款果汁能促進腦發育，提高學習能力，改善睡眠質量。

貼心提示

核桃外果皮為肉質，灰綠色，上有棕色斑點。內果皮堅硬，有皺褶，黃褐色。果實採集於白露前後，將果實外皮除去，內果漂洗曬乾，清理乾淨，就是人們所說的「核桃」了。

鮮葡萄蜜汁

材料

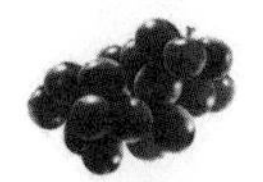

葡萄
6 顆

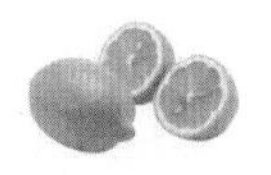

檸檬
半個

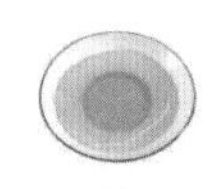

蜂蜜
適量

做法

1 將葡萄洗淨去皮去籽，取出果肉；將檸檬洗淨切成塊狀。

2 將葡萄、檸檬和 200 毫升飲用水一起放入榨汁機內，在榨好的果汁內加入適量蜂蜜攪勻即可。

養生功效

葡萄含有氨基酸、多種礦物質和維他命，特別是葡萄糖的含量很高，容易被人體吸收利用。檸檬清涼甘潤，可清熱養陰、生津、消除疲勞、增強記憶。這款果汁適合學習壓力大的學生。

士多啤梨菠蘿汁

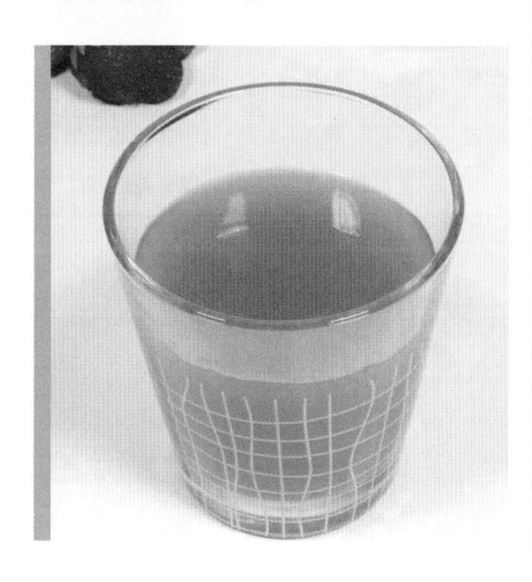

材料

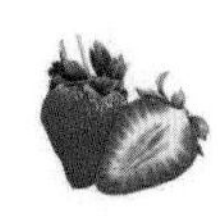

士多啤梨 6 顆

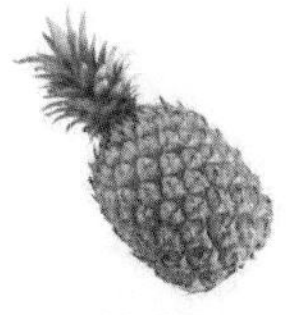

菠蘿 2 片

做法

1 將士多啤梨去蒂洗淨，切成塊狀；將菠蘿洗淨切成塊狀。2 將切好的士多啤梨、菠蘿和 200 毫升飲用水一起放入榨汁機內榨汁。

養生功效

士多啤梨中含有一種名叫「非瑟酮」的天然類黃酮物質，能刺激大腦信號通道，提高記憶力。菠蘿可以消除緊張並增強機體免疫力。

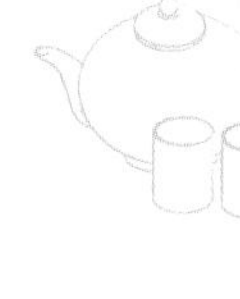

蘋果紅蘿蔔菠菜汁

材料

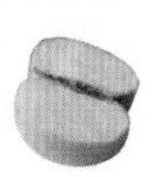
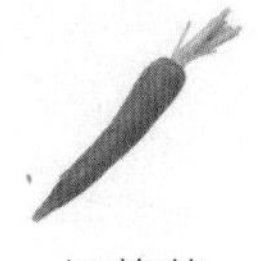
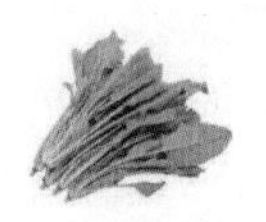

蘋果半個　紅蘿蔔半條　菠菜葉4片

做法

1 將蘋果、紅蘿蔔洗淨後切成塊；將菠菜葉洗淨，可用熱水焯一下。2 將切好的蘋果、紅蘿蔔、菠菜葉一起放入榨汁機內。

養生功效

菠菜含有一種類紅蘿蔔素的物質，在人體內會轉化成維他命 A，有助於維持正常視力和上皮細胞的功能。紅蘿蔔含有大量胡蘿蔔素，有明目補肝的作用。

奇異果葡萄芹菜汁

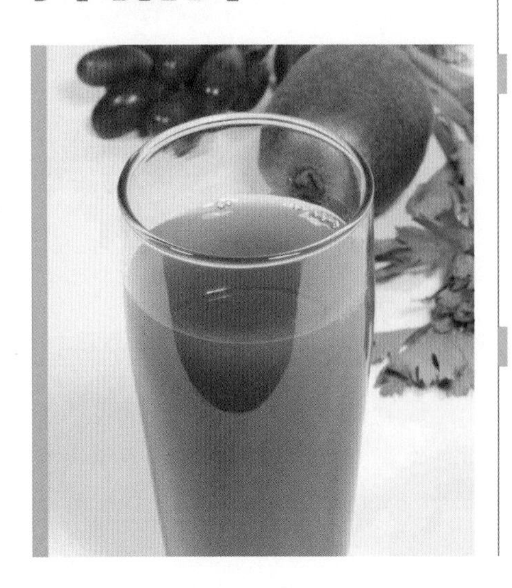

材料

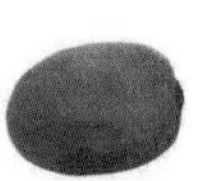
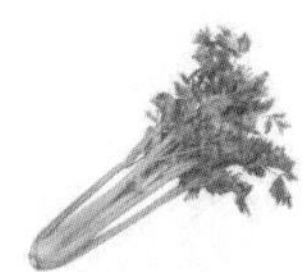
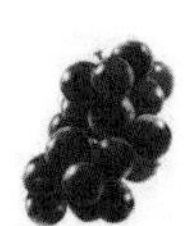
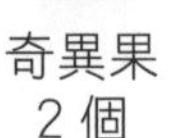

奇異果2個　芹菜半條　葡萄果汁100毫升

做法

1 將奇異果洗淨去皮，切成塊狀；將芹菜洗淨切成短段。2 將切好的奇異果、芹菜和葡萄果汁、200 毫升飲用水放入榨汁機。

養生功效

奇異果富含維他命以及鉀、鎂、膳食纖維、有機酸，對保持人體健康具有重要的作用。這款果汁能夠潤腸通便，補充身體能量。

黃芽白紅蘿蔔薺菜汁

材料

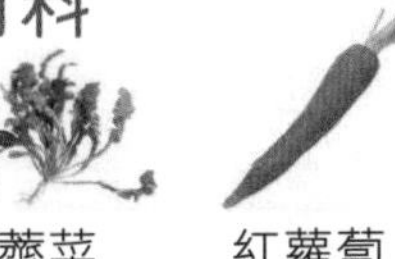

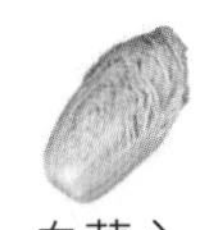

薺菜	紅蘿蔔	白菜心
1 棵	半條	適量

做法

1 將紅蘿蔔洗淨後切成塊；將薺菜、黃芽白洗淨後切段。2 將紅蘿蔔、薺菜、黃芽白、100 毫升飲用水一起放入榨汁機內榨汁。

養生功效

薺菜具有健脾、利水、止血、明目的功效。紅蘿蔔對眼睛有保護作用，尤其是胡蘿蔔素，被吸收利用後轉變成維他命 A，維他命 A 和蛋白質可結合成視紫紅質，此物是眼睛視網膜杆狀細胞感弱光的重要物質。同時，還可預防乾眼症。

葡萄果醋汁

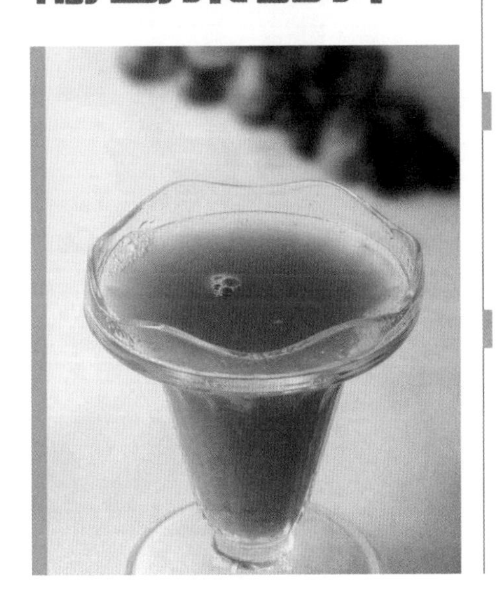

材料

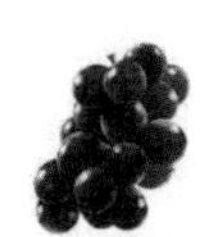

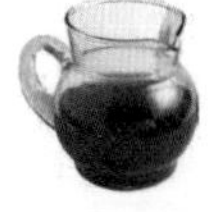

葡萄 8 顆	葡萄果醋 20 毫升

做法

1 將葡萄洗淨，去皮去籽。2 將葡萄的果肉、葡萄果醋和 200 毫升飲用水一起放入榨汁機。

養生功效

葡萄中含有褪黑素，有助改善睡眠。飲用葡萄汁還有助於提高記憶力；紫葡萄汁還有助於保護腦功能，減緩記憶力衰退。葡萄所含的香味還能夠緩解壓抑感。

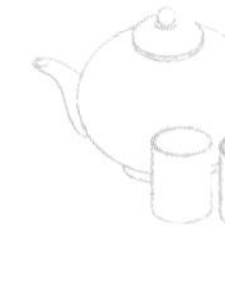

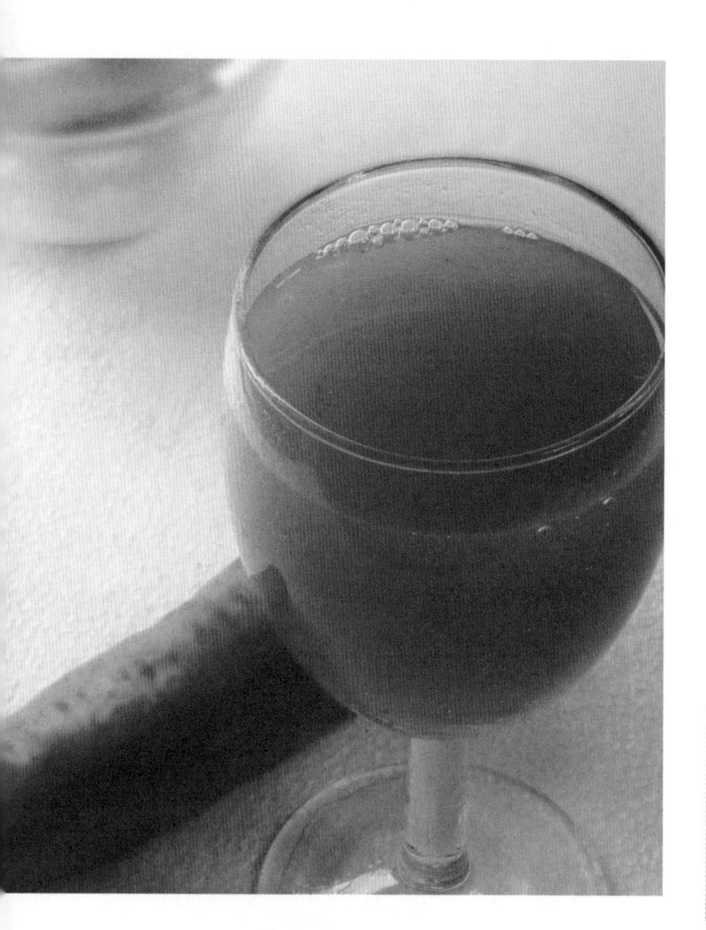

紅蘿蔔菠蘿汁

材料

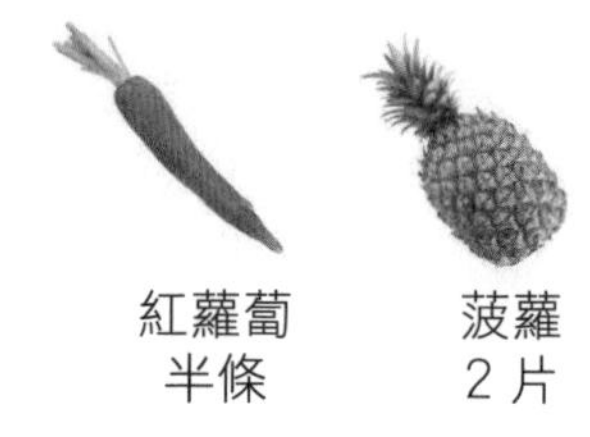

紅蘿蔔 半條
菠蘿 2片

做法

1 紅蘿蔔去皮洗淨切成塊；2 將菠蘿去皮洗淨，切成塊狀；3 將上述材料和200毫升飲用水一起放入榨汁機。

養生功效

紅蘿蔔富有營養，有補益作用；能防止維他命A、維他命B雜缺乏引起的疾病。這款果汁不僅能夠緩解緊張情緒，還能夠增強人體免疫力。

貼心提示

喜歡吃紅蘿蔔也要注意節制。因為維他命A是脂溶性的，當它在人體內過剩時不會隨尿液排出，而是儲藏在肝臟和脂肪中，容易導致維他命A中毒，出現噁心、嘔吐、頭痛、頭暈、視力模糊等症狀。

蘆薈蜜瓜橘子汁

材料

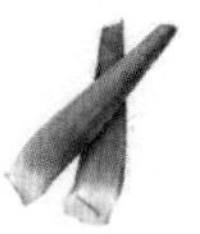

蘆薈
6 厘米長

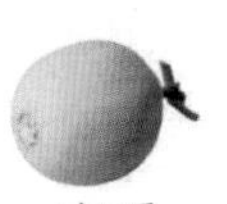

蜜瓜
2 片

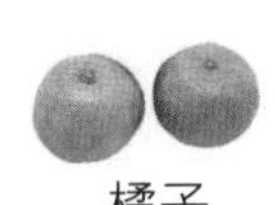

橘子
半個

做法

1 蘆薈洗淨，切塊；將蜜瓜去皮去瓤，洗淨切成塊；將橘子洗淨去皮去籽，切成塊；2 將材料和 200 毫升飲用水一起放入榨汁機。

養生功效

蘆薈可促進血液循環，對抗電磁輻射，保護細胞，解酒護肝。蜜瓜汁可促進食慾，保護消化道黏膜，清熱利尿。橘子富含維他命 C，可提高人體免疫力。

菠蘿甜椒杏汁

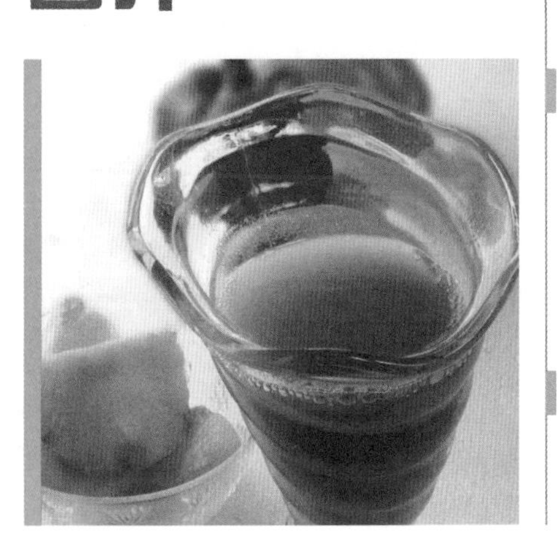

材料

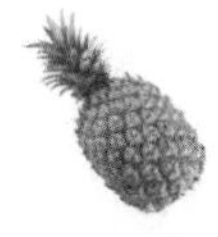

菠蘿
2 片

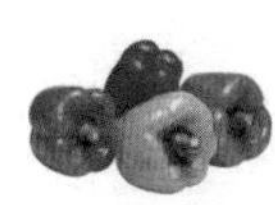

甜椒
半個

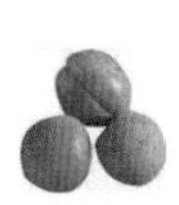

杏 4 顆

做法

1 菠蘿去皮洗淨，切塊。2 將甜椒、杏洗淨去籽去核，切成塊。3 將準備好的菠蘿、甜椒、杏和 200 毫升飲用水一起放入榨汁機。

養生功效

此款果汁富含多種植物化學物質，可提高人體免疫力，預防疾病，緩解疲勞。

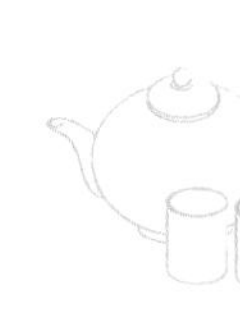

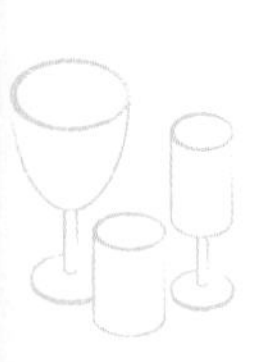

洋蔥蘋果汁

材料

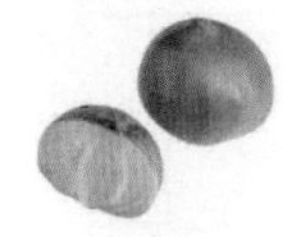

洋蔥
半個

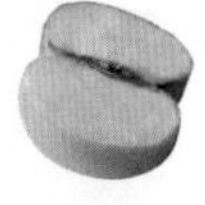

蘋果
1 個

做法

1 剝掉洋蔥的表皮，切成塊狀，再用微波爐加熱 30 秒，使其變軟；將蘋果洗淨去皮去核，切成小塊。2 將洋蔥、蘋果放入榨汁機內，加入 200 毫升飲用水後榨汁即可。

養生功效

洋蔥對機體代謝起一定作用，能較好地調節神經，增強記憶力。洋蔥的揮發成分也有刺激食欲、幫助消化的作用。此款蔬果汁對於經常在外用餐的上班族來說再合適不過。

葡萄椰菜汁

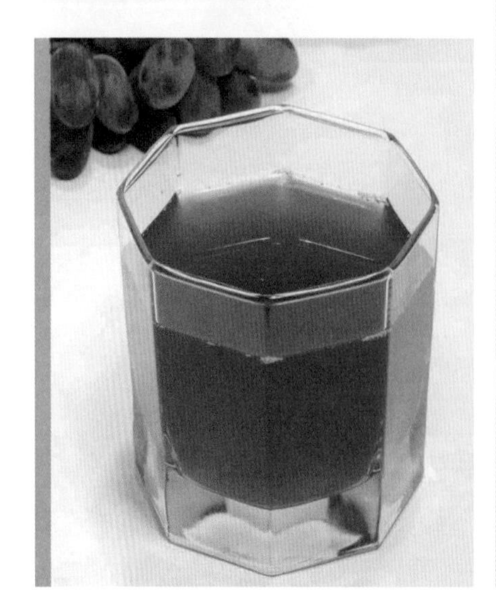

材料

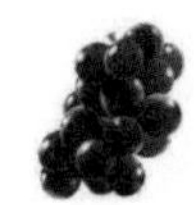

葡萄 10 顆

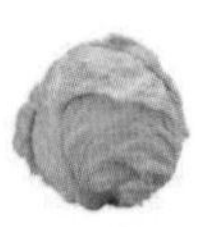

椰菜 2 片

做法

1 將葡萄洗淨，去皮去籽，取出果肉；將椰菜洗淨切碎。2 將準備好的葡萄、椰菜和 200 毫升飲用水一起放入榨汁機。

養生功效

椰菜可健脾和胃、保護胃黏膜、促進消化，對於飲食不規律、飲食習慣不平衡的上班族來說，食用椰菜還能保護腸胃健康。

蘋果西柚汁

材料

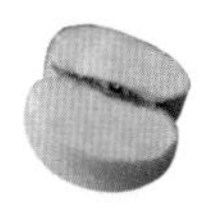

蘋果
1個

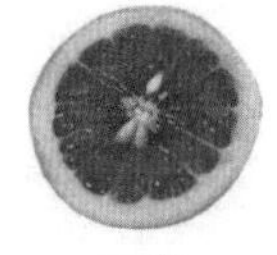

西柚
兩片

做法

1 將蘋果洗淨去核，切成塊。2 將西柚去皮，切成塊。3 將處理好的食材與 200 毫升飲用水一起放入榨汁機。

養生功效

蘋果酸可促使體內的脂肪分解，防止因脂肪積聚而致肥胖，還可以使皮膚潤滑柔嫩。西柚可以提神醒腦。此外，西柚所含的高量維他命 C，可以增強機體抵抗力，還可以緩解壓力。

菠蘿檸檬汁

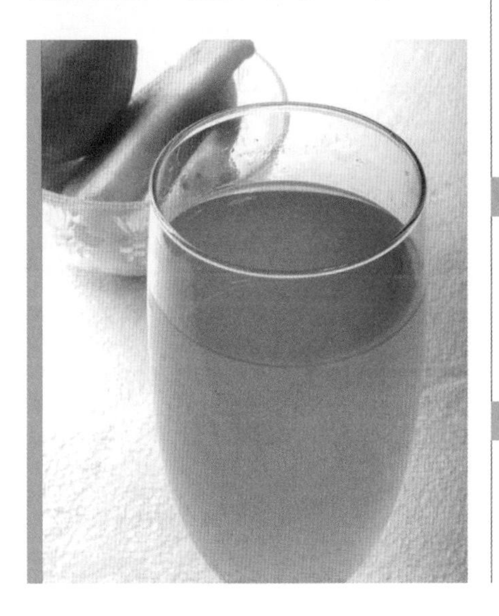

材料

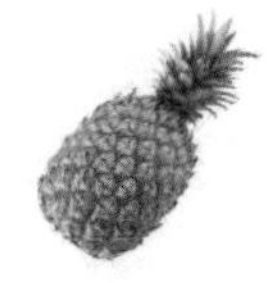

菠蘿
2 片

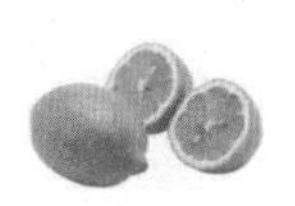

檸檬
2 片

做法

1 將菠蘿、檸檬洗淨，去皮，切成塊。
2 將準備好的菠蘿、檸檬和 200 毫升飲用水一起放入榨汁機。

養生功效

菠蘿含有豐富的維他命 B 雜、維他命 C，能夠消除疲勞，緩解壓力。這款果汁還能夠改善不良情緒。

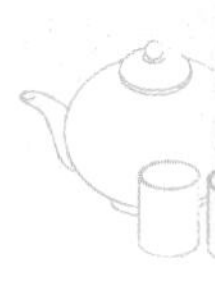

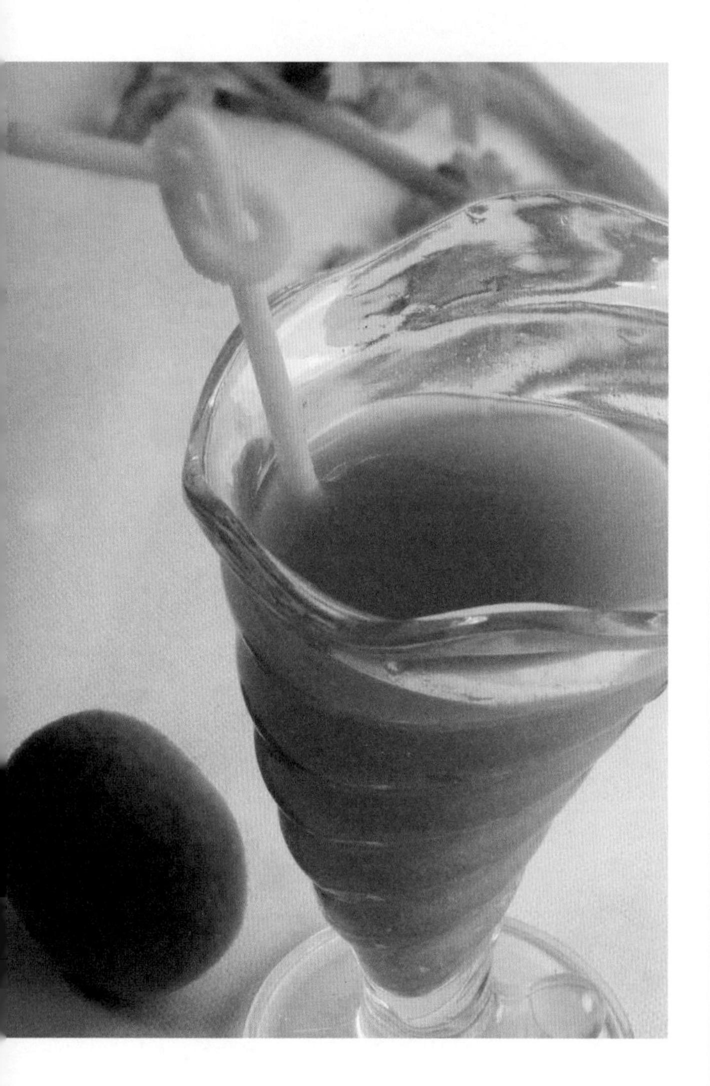

奇異果芹菜汁

材料

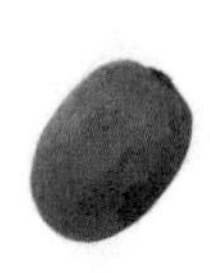

奇異果
2個

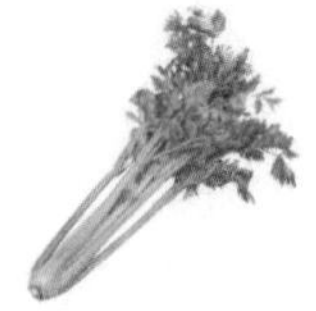

芹菜
半條

做法

1 將奇異果去皮洗淨，切成塊。2 將芹菜洗淨，切成塊。3 將切好的奇異果、芹菜和200毫升飲用水一起放入榨汁機。

養生功效

奇異果低鈉高鉀的特徵，可補充熬夜、加班所失去的體力，還能淨化口氣。奇異果中所含纖維主要為可溶性膳食纖維，可溶性膳食纖維可降低血中膽固醇濃度，從而預防心血管疾病。這款果汁能夠消腫利尿，淨化口氣。

貼心提示

奇異果一定要放熟才能食用。未成熟的奇異果果實酸澀，感覺刺口。

奇異果葡萄汁

材料

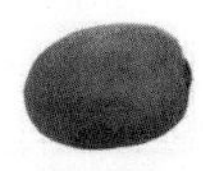

奇異果 2 個

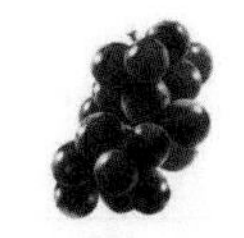

葡萄 6 顆

做法

1 將奇異果去皮洗淨，切成塊。2 將葡萄洗淨去皮去籽，取出果肉。3 將準備好的奇異果、葡萄和 200 毫升飲用水一起放入榨汁機內榨汁。

養生功效

奇異果的維他命 C 含量高，具有很強的抗氧化作用，能夠有效抵禦牙菌斑的生成。奇異果所含的維他命和微量元素有健齒作用。

百合椰菜蜜飲

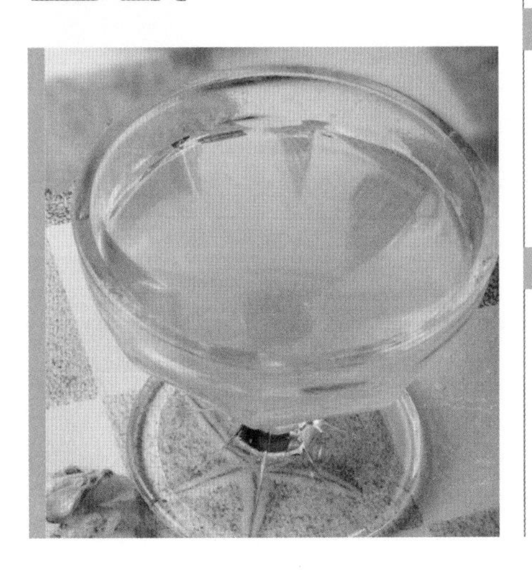

材料

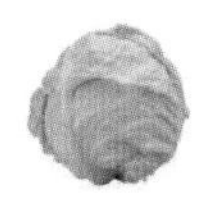

椰菜 2 片

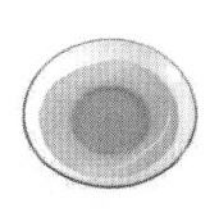

百合、蜂蜜各適量

做法

1 將椰菜洗淨切碎；百合洗淨，分瓣。
2 將準備好的椰菜、百合、蜂蜜和 200 毫升飲用水一起放入榨汁機內榨汁。

養生功效

百合滋陰潤肺、清熱化火，主入肺經，是養肺的藥食兩用之品，適宜陰虛肺燥型慢性咳嗽患者食用。百合以鮮者為宜，還可滋心陰、養心血，適宜心悸失眠者食用。

馬蹄葡萄奇異果汁

材料

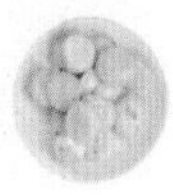
馬蹄 8 顆

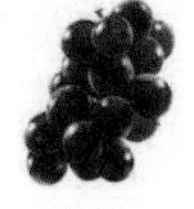
葡萄 8 顆

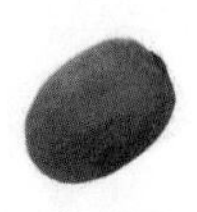
奇異果 1 個

做法

1 將馬蹄洗淨去皮切塊；葡萄洗淨去皮去籽，取出果肉；奇異果去皮洗淨，切塊。2 將材料和 200 毫升飲用水放入榨汁機內榨汁。

養生功效

馬蹄富含黏多醣，具有提高機體免疫力、抗病毒、消炎殺菌的作用，可預防多種傳染病。經常抽煙對牙齒有腐蝕作用，奇異果能夠淨化口氣，預防牙齦出血。

奇異果椰奶汁

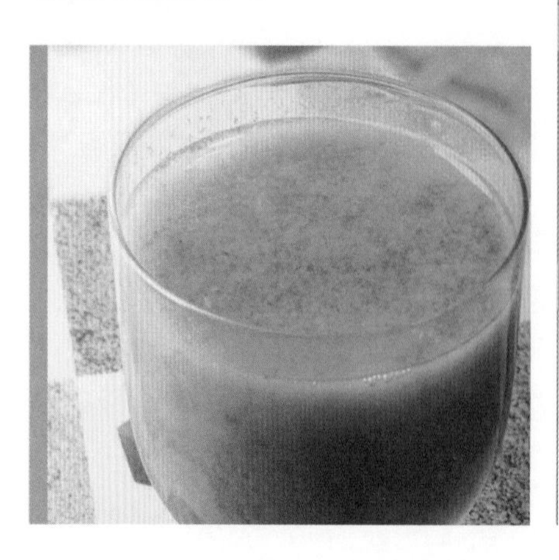

材料

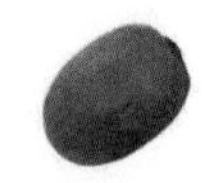
奇異果 4 個

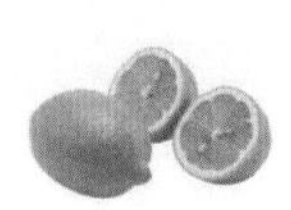
檸檬 2 片

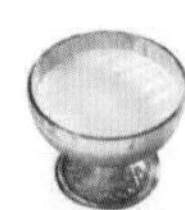
椰奶 200 毫升

做法

1 將奇異果去皮洗淨，切成塊。2 將檸檬洗淨，切成塊。3 將準備好的奇異果、檸檬、椰奶一起放入榨汁機。

養生功效

奇異果所含成分能有效提高細胞新陳代謝率，幫助排毒。奇異果還具有祛痰作用，並能緩解因吸煙引起的呼吸道炎症、咽喉癢痛等不適症狀。

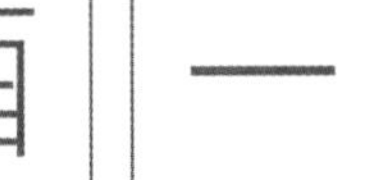

喝酒一族

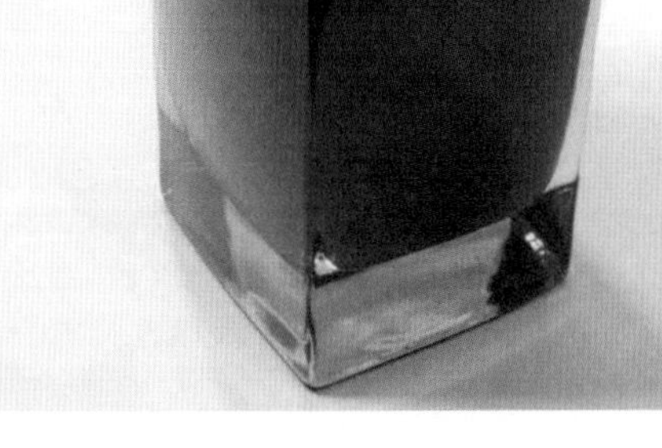

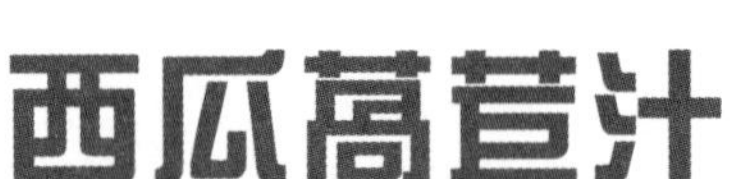

西瓜萵苣汁

材料

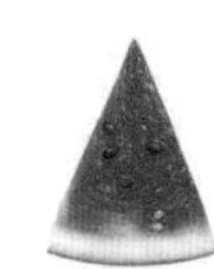

西瓜
2 片

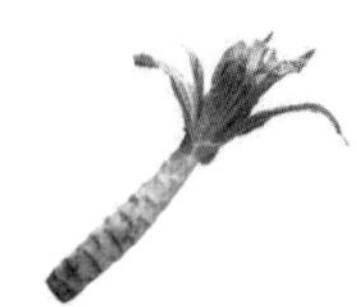

萵苣
4 厘米長

做法

1 將西瓜去皮去籽，切成小塊。2 將萵苣去皮，切成塊。3 將切好的西瓜、萵苣和 200 毫升飲用水一起放入榨汁機內榨汁。

養生功效

西瓜汁甘潤、清爽，可生津潤燥，可緩解飲酒後所致的口乾渴症狀。萵苣葉含豐富的鈣、胡蘿蔔素及維他命 C，而萵苣素可促進胃液、消化酶及膽汁分泌，可增強食慾、促消化、保護肝細胞。這款果汁能夠增強肝臟的解毒功能。

貼心提示

將買來的萵苣放入盛有涼水的器皿內，一次可放幾棵，水淹至萵苣主幹 1/3 處，放置室內 3～5 天，葉子仍呈綠色，萵苣主幹仍很新鮮，削皮後炒吃仍鮮嫩可口。

芝麻香蕉奶汁

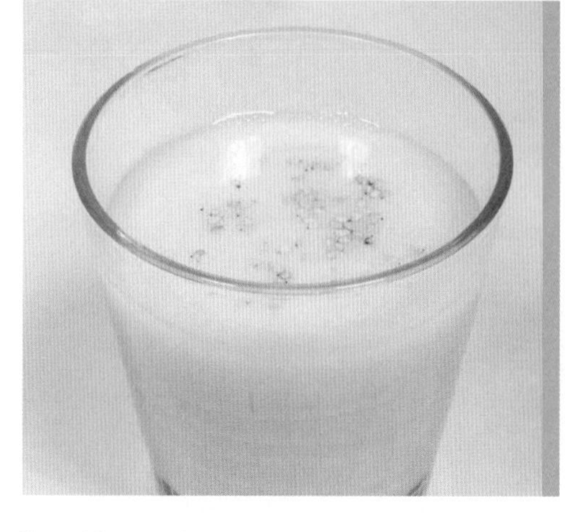

材料

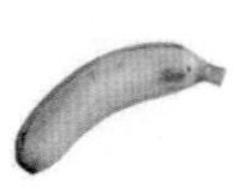

香蕉
1隻

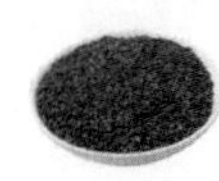

黑芝麻
2匙

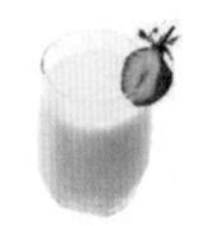

牛奶
200毫升

做法

1 香蕉去皮和果肉上的香蕉絲，切成塊。2 將牛奶、切好的香蕉、黑芝麻一起放入榨汁機，攪拌後榨汁即可。

養生功效

黑芝麻是營養價值非常高的食品，其含有的木酚素類物質具有抗氧化作用，可保護肝細胞，促進肝細胞代謝，消除宿醉。這款果汁能夠減輕肝臟負荷。

芝麻酸奶果汁

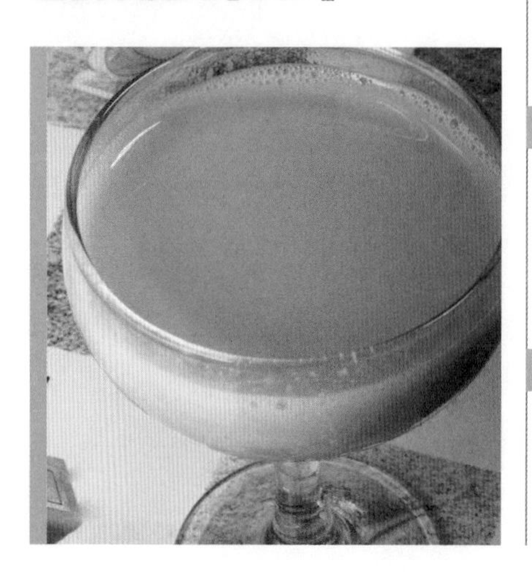

材料

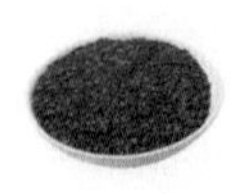

黑芝麻
2匙

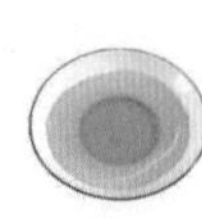

蜂蜜
適量

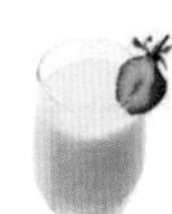

飲用酸奶
200毫升

做法

1 將酸奶和黑芝麻一起放入榨汁機內攪打，將黑芝麻打碎。2 加入適量蜂蜜攪拌後即可飲用。

養生功效

這款果汁富含維他命E，有抗氧化作用，可提高機體免疫力，保護肝臟。

薑黃果汁

材料

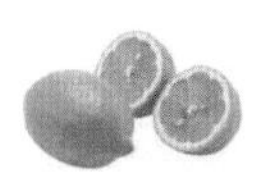

檸檬水
200 毫升

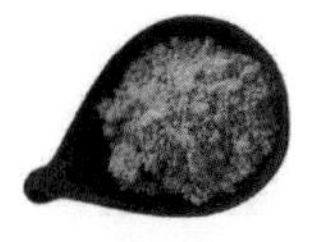

薑黃粉
1 勺

做法

1 用榨汁機的乾磨功能將薑黃磨成粉。2 再將 200 毫升的檸檬水放入榨汁機中。3 用榨汁機進行攪拌。

養生功效

薑黃又名黃薑、郁金、寶鼎香，具有活血化瘀、行氣止痛之效，可促進人體血液循環及細胞代謝，疏肝理氣，有益肝臟。檸檬富含維他命 C，有助於提高人體免疫力。

菠蘿椰菜汁

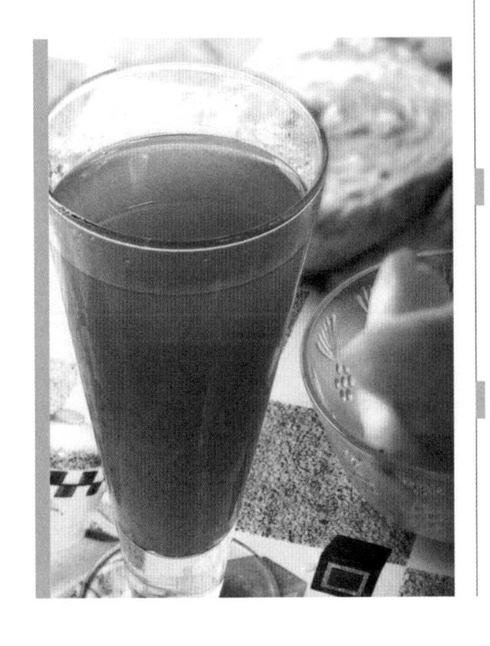

材料

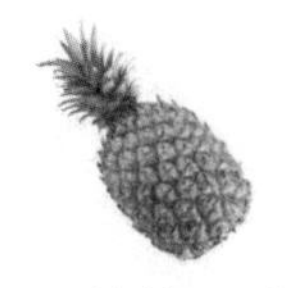

菠蘿 4 片

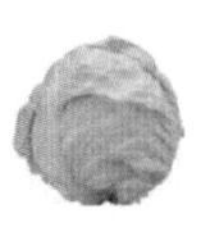

椰菜 2 片

做法

1 將菠蘿去皮洗淨，切成塊。2 將椰菜洗淨切碎。3 將切好的菠蘿、椰菜和 200 毫升飲用水一起放入榨汁機。

養生功效

椰菜性平味甘，能夠益心力、潤臟腑、清熱止痛，對改善睡眠不佳、多夢易睡、耳目不聰、胃脘疼痛等症狀有利。這款果汁能夠緩解飲酒過多引起的頭痛。

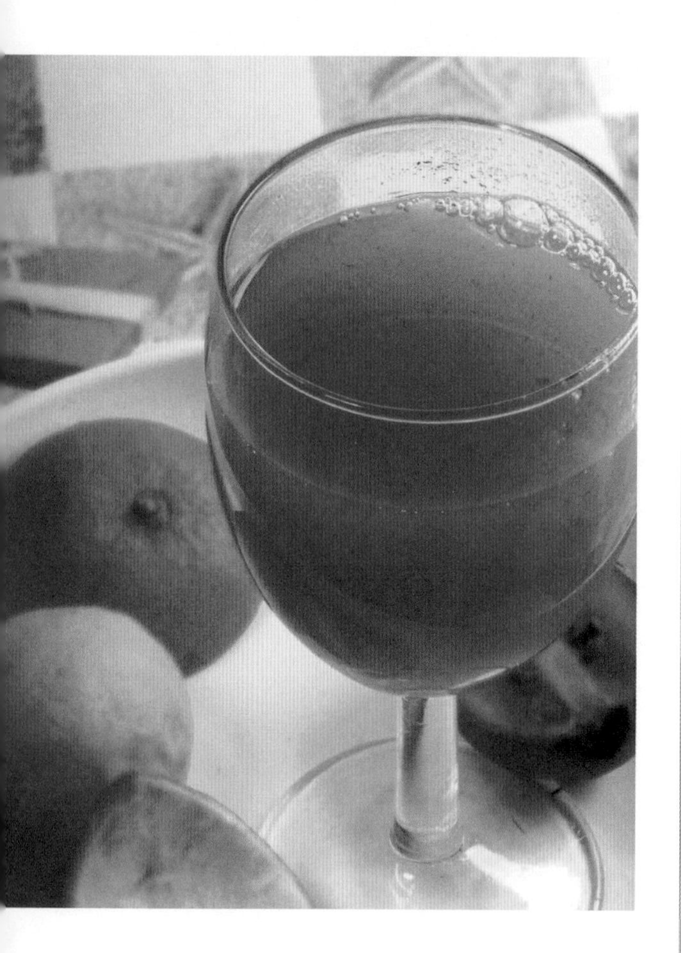

奇異果橙子檸檬汁

材料

奇異果 2個

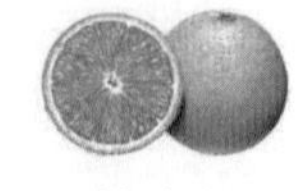

橙半個

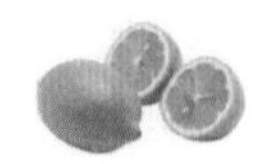

檸檬 2片

做法

1 將奇異果、橙去皮洗淨，去籽，均切成塊狀。2 將檸檬洗淨，切成塊狀。3 將切好的奇異果、橙、檸檬和200毫升飲用水一起放入榨汁機內榨汁。

養生功效

多吃橙可以提高肝臟解毒作用，加速膽固醇代謝，防止動脈硬化。檸檬汁酸味中伴有淡淡的苦澀和清香，能夠使人頭腦清醒，增強人體免疫力，延緩衰老。此款果汁具有提神醒腦、抗疲勞的功效。

貼心提示

在上車前1小時，用新鮮的橘子皮，向內折成雙層，對準鼻孔，用手指擠捏橘子皮，皮中就會噴出無數股細小的橘香油霧並被鼻孔吸入，可有效預防暈車。

香蕉藍莓橙汁

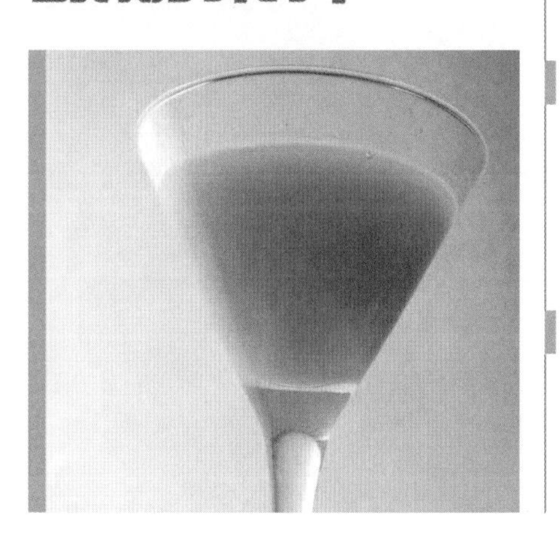

材料

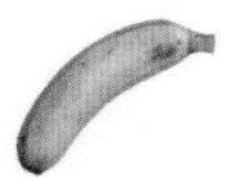
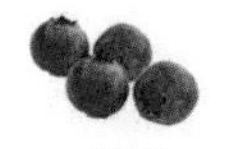
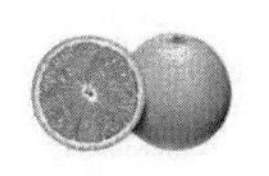

香蕉 1 隻　藍莓 10 顆　橙子 1 個

做法

1 剝去香蕉的皮和果肉上的白絲，切成塊狀；將藍莓洗淨；剝去橙的皮，去籽，切塊。2 將準備好的香蕉、藍莓、橙和 200 毫升飲用水一起放入榨汁機。

養生功效

經常飲用咖啡會增加體內膽固醇含量，香蕉具有降低膽固醇的作用。藍莓能增強人體免疫力、助眠、促進微循環、延緩衰老、防止心腦血管疾病的發生。

士多啤梨酸奶果汁

材料

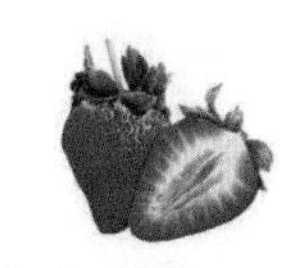
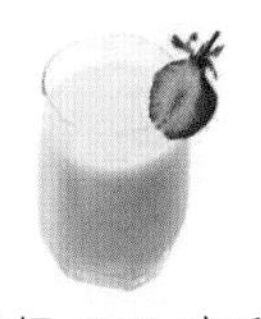

士多啤梨 10 顆　酸奶 200 毫升

做法

1 將士多啤梨洗淨去蒂，切成塊。2 將切好的士多啤梨和酸奶一起放入榨汁機內榨汁。

養生功效

這款果汁能夠緩解緊張情緒，改善氣色，預防因喝咖啡引起的腸胃疾病。

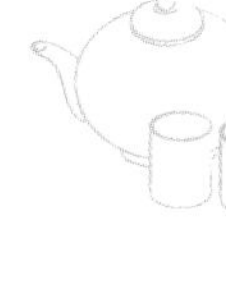

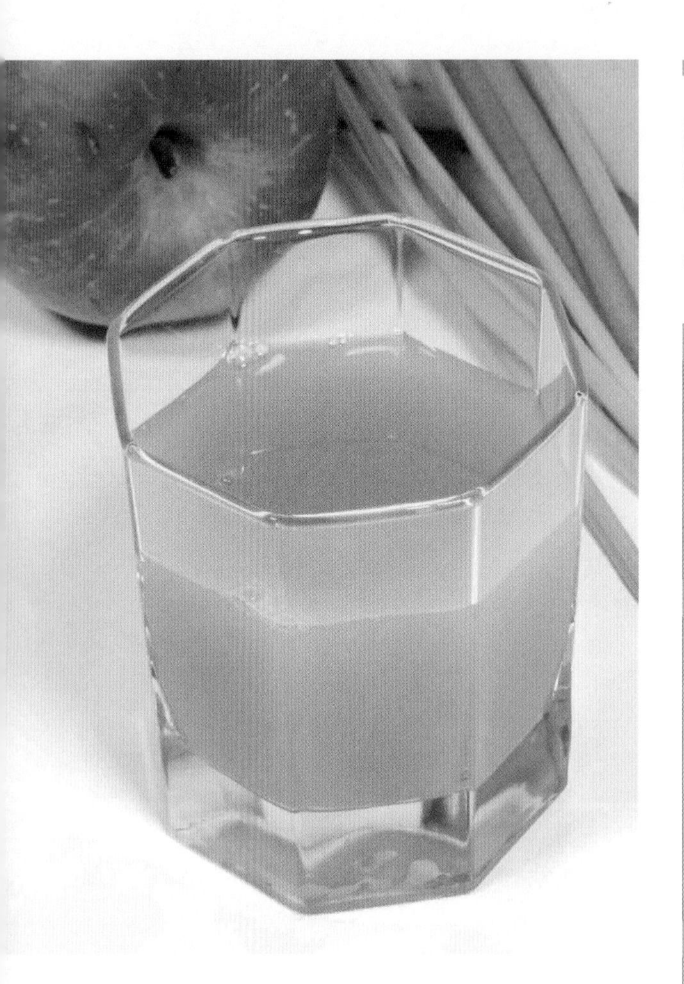

蘋果香蕉芹菜汁

材料

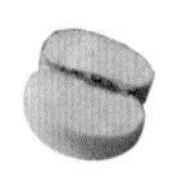
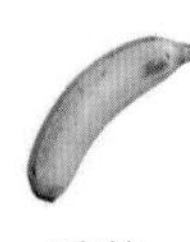
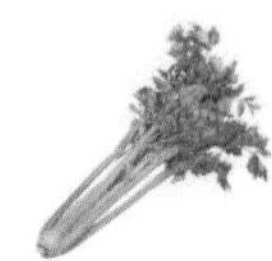

蘋果	香蕉	芹菜
1個	1條	半條

做法

1 將蘋果洗淨去核，切成塊狀。2 將芹菜洗淨，切成段。3 剝去香蕉的皮和果肉上的白絲，切成塊狀。4 將切好的蘋果、香蕉、芹菜和200毫升飲用水一起放入榨汁機。

養生功效

香蕉含大量的可溶性纖維，有助於腸內有益菌的生長，維持腸道健康，可以有效緩解習慣性便秘，還可防治高血壓。芹菜中含有降壓成分，能夠使血壓保持在正常水平。這款果汁對降低血壓和膽固醇有輔助作用。

貼心提示

芹菜性涼質滑，脾胃虛寒、大便溏薄者不宜多飲。芹菜有降血壓作用，故血壓偏低者慎用。芹菜葉的營養也十分豐富，可用開水略焯後涼拌食用。

菠蘿苦瓜汁

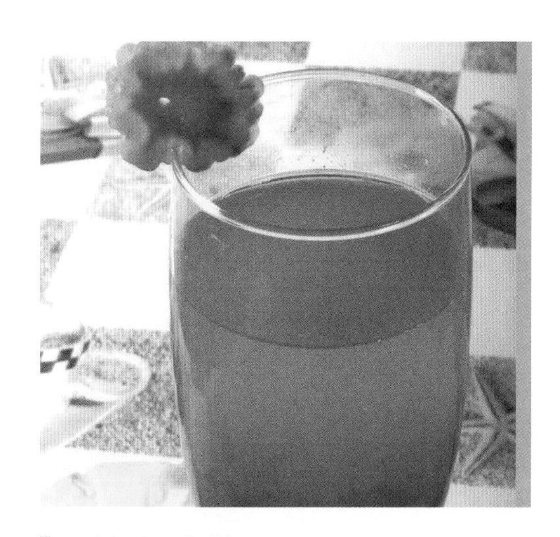

材料

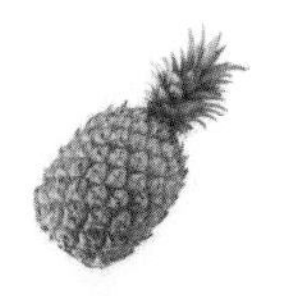

菠蘿
2 片

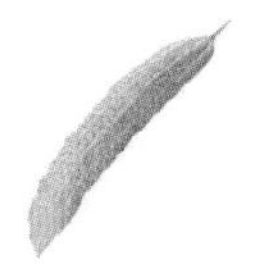

苦瓜
4 厘米長

做法

1 將菠蘿去皮洗淨，切成塊狀。2 將苦瓜洗淨去瓤，切成塊狀。3 將切好的菠蘿、苦瓜和 200 毫升飲用水一起放入榨汁機。

養生功效

經常在外用餐的人吃菠蘿能夠降低膽固醇，保護腸胃、肝臟健康。苦瓜熱量很低，富含膳食纖維和苦瓜素，可抑制食物中脂肪的吸收，促進脂肪代謝。

橙子芒果牛奶汁

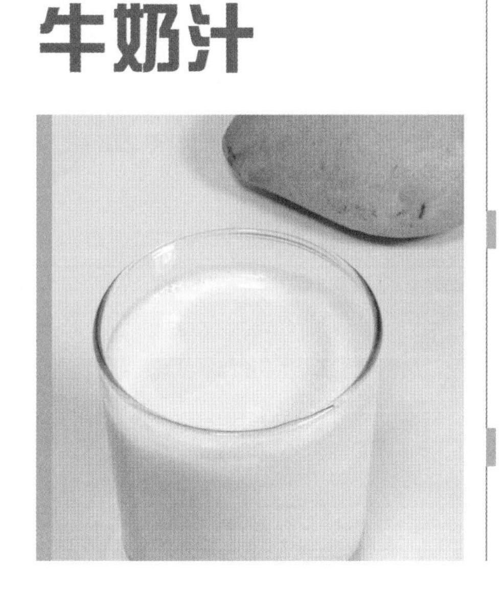

材料

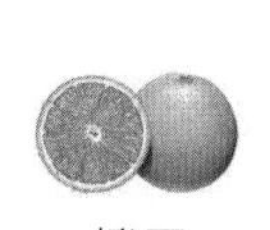

橙子
1 個

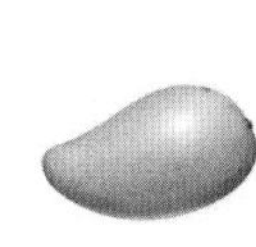

芒果
1 個

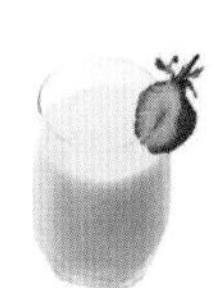

牛奶
200 毫升

做法

1 將橙去皮去籽，切塊。2 將芒果去皮去核，切成塊狀。3 將橙子、芒果和牛奶一起放入榨汁機。

養生功效

這款果汁能夠增強食慾，預防便秘，降低膽固醇，預防心血管疾病。

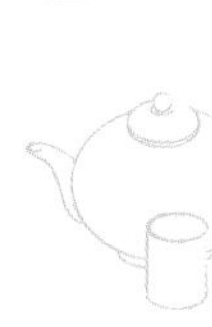

養生豆漿米糊蔬果汁全書

主編
陳禹

責任編輯
嚴瓊音

美術設計
Nora Chung

排版
辛紅梅

出版者
萬里機構出版有限公司
香港鰂魚涌英皇道1065號東達中心1305室
電話：2564 7511
傳真：2565 5539
電郵：info@wanlibk.com
網址：http://www.wanlibk.com
http://www.facebook.com/wanlibk

發行者
香港聯合書刊物流有限公司
香港新界大埔汀麗路36號
中華商務印刷大廈3字樓
電話：2150 2100
傳真：2407 3062
電郵：info@suplogistics.com.hk

承印者
中華商務彩色印刷有限公司
香港新界大埔汀麗路36號

出版日期
二零一九年五月第一次印刷

ISBN 978-962-14-7039-3

本中文繁體字版本經原出版者化學工業出版社授權出版並在香港、澳門地區發行。